踏遍陇原寻百草
——第四次全国中药资源普查甘肃省工作纪实

TABIAN LONGYUAN XUN BAICAO
——DI-SI CI QUANGUO ZHONGYAO ZIYUAN PUCHA GANSU SHENG GONGZUO JISHI

郑贵森　晋　玲◎主编

甘肃科学技术出版社

甘肃·兰州

图书在版编目（ＣＩＰ）数据

踏遍陇原寻百草 ： 第四次全国中药资源普查甘肃省
工作纪实 / 郑贵森，晋玲主编. -- 兰州 ：甘肃科学技
术出版社，2024.5
　　ISBN 978-7-5424-3199-8

　　Ⅰ．①踏… Ⅱ．①郑… ②晋… Ⅲ．①中药资源－普
查－工作概况－甘肃 Ⅳ．①R282

中国国家版本馆CIP数据核字（2024）第101937号

踏遍陇原寻百草——第四次全国中药资源普查甘肃省工作纪实

郑贵森　晋　玲　主编

责任编辑　陈学祥
封面设计　麦朵设计

出　版　甘肃科学技术出版社
社　址　兰州市城关区曹家巷1号　730030
电　话　0931-2131572(编辑部)　0931-8773237(发行部)

发　行　甘肃科学技术出版社　　　印　刷　甘肃兴业印务有限公司
开　本　889毫米×1194毫米　1/12　印　张　23$\frac{1}{3}$　插　页　1　字　数　300千
版　次　2024年9月第1版
印　次　2024年9月第1次印刷
印　数　1～1000
书　号　ISBN 978-7-5424-3199-8　　　定　价　158.00元

甘肃省第四次全国中药资源普查成果

编辑领导小组

组　长： 李金田　刘维忠

副组长： 刘伯荣　郑贵森

成　员： 甘培尚　崔庆荣　晋　玲　李成义

编辑委员会

总顾问： 黄璐琦

顾　问： 张士卿　段金廒　赵润怀　安黎哲

主　任： 郑贵森

副主任： 晋　玲

委　员（按姓氏拼音排序）：

蔡子平	陈学林	陈　垣	程亚青	崔治家	丁永辉	杜　弢	冯虎元
高海宁	何春雨	黄兆辉	雷菊芳	李成义	李建银	李善家	廉永善
蔺海明	林　丽	刘　立	刘晓娟	吕小旭	马世荣	马晓辉	马　毅
蒲　训	秦临喜	师立伟	宋平顺	孙　坤	孙少伯	孙学刚	王明伟
王　艳	王一峰	王振恒	杨扶德	杨　韬	杨永建	张东佳	张启立
张世虎	张西玲	张　勇	赵建邦	赵文龙	周天林	朱俊儒	朱田田

《踏遍陇原寻百草——第四次全国中药资源普查甘肃省工作纪实》

编 委 会

主　编： 郑贵森　晋　玲

副主编： 刘　立　马晓辉　林　丽

编　委（按姓氏拼音排序）：

陈学林　陈　垣　崔治家　冯虎元　高海宁　郭旭东　郭延秀

黄得栋　黄兆辉　姬　捷　李成义　李建银　李善家　林　丽

刘晓娟　吕小旭　马世荣　马　毅　蒲　训　宋平顺　孙　坤

孙少伯　孙学刚　王明伟　王圆圆　王振恒　席少阳　杨　韬

张　勇　赵文龙　周天林

寄语

　　甘肃地处我国黄土高原、内蒙古高原与青藏高原的交会处，地形地貌复杂，气候条件多样，中药资源种类丰富多样，而且中药材的人工采集、种植和应用历史悠久，为全国中药资源大省和中药材主产区之一，素有"千年药乡"和"天然药仓"之称。

　　第四次全国中药资源普查甘肃普查工作自2012年启动，以甘肃中医药大学为技术牵头单位，联合10余所高校和科研院所，历时10余年，对全省86个县级行政区划单元的中药资源进行了全面普查。深入调查了甘肃中药资源种类、分布和利用现状，系统整理了甘肃中药资源的总体情况，全面摸清了甘肃中药资源的家底。为更好服务于甘肃省中药资源研究与应用，甘肃省普查"伙计"们编著集成《甘肃省中药资源志要》等系列专著，并建成第四次全国中药资源普查甘肃省成果展示馆。

　　系列专著和成果展示馆详细记载了甘肃省中药资源现状和资源普查历史，是第四次全国中药资源普查甘肃工作成果的概括和总结，也是对甘肃中药资源进行系统梳理的一次历史性回顾，可为甘肃省中药资源的保护与可持续利用提供基础资料，同时可供相关专业人员在科学考察、基础研究、理论教学和实践培训等方面参考，也可用于甘肃省中药资源的科学普及和宣传，促进甘肃省中药资源的研究、保护和可持续利用，助力甘肃省中药产业的高质量发展。

中国工程院院士
中国中医科学院院长
第四次全国中药资源普查技术指导专家组组长

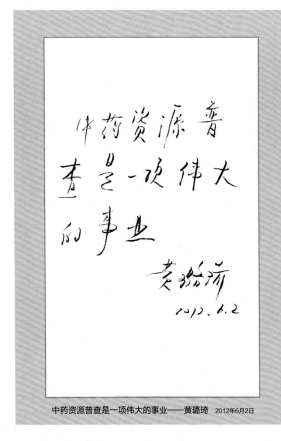

中药资源普查是一项伟大的事业——黄璐琦　2012年6月2日

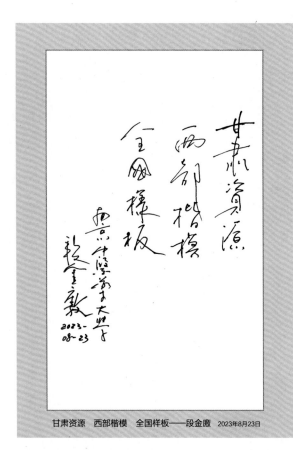

甘肃资源　西部楷模　全国样板——段金廒　2023年8月23日

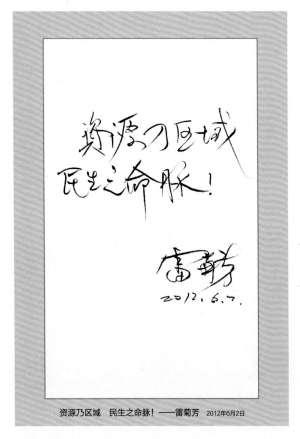

资源乃区域　民生之命脉！——雷菊芳　2012年6月2日

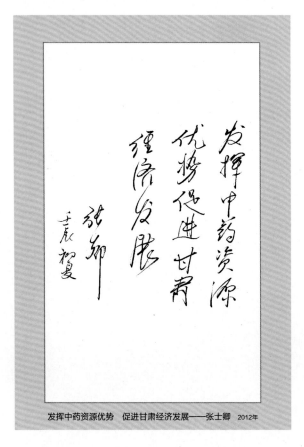

发挥中药资源优势　促进甘肃经济发展——张士卿　2012年

中药资源是国家公共卫生安全的战略性资源，是实现健康中国战略必备特需物质保障，更是中医药事业可持续发展的基础。新中国成立以来，中医药事业被党和国家作为重要的民生要事，列入各级政府的重要议事日程和各地产业发展规划。"中国医药学是伟大的宝库，应当努力挖掘，加以提高"；"中医药学是中国古代科学的瑰宝，也是打开中华文明宝库的钥匙"。

作为人口大国，中药已成为公众生活、药农、企业生产链中所需的物质和生产资料。而其在自然界存量究竟有多少？经药农种（养）植后可提供的合格药材产量是多少？散落在民间的传统的中医药、民族医药"简、便、验、廉"治疗方法还有哪些？摸清这些相关底数、探明储量、掌握质量都关乎国家、地区的国民经济发展规划、投资导向、政府财政预算等。更关乎到民族振兴、可持续健康中国建设。我国分别于1960年、1969年和1983年开展了三次中药资源普查工作，所获取的信息资料为我国中医药事业的健康发展提供了重要依据和保障。自第三次全国中药资源普查以来我国中药产业快速发展。同时，中药资源用量急剧增加，不少野生自然资源趋于濒危，环境的巨大变化也导致中药资源分布和栖息地发生改变，中药资源可持续利用面临巨大压力。家底不清、信息不对称，令中药资源保护措施和产业政策制定依据不足。为解决这一问题，促进中药资源绿色可持续发展，由国家中医药管理局组织、中国工程院院士黄璐琦领衔、我国中药领域顶级专家学者和各地中药材专业人士参与的全国第四次中药资源普查工作于2011年开始试点，并于2017年正式全面开展。

第四次全国中药资源普查甘肃省试点工作自2011年启动。甘肃省政府成立中药资源普查领导小组，主管副省长担任领导小组组长，下设办公室（在省中医药管理局）。甘肃中医药大学为项目牵头单位，成立了甘肃省中药资源普查办公室，时任副校长郑贵森教授担任项目负责人，晋玲教授担任技术负责人，全省12所高校及相关科研单位参加。历经10年，足迹遍布甘肃全省14个市（州）、86个县（区），完成了野外普查任务和部分内业整理任务。

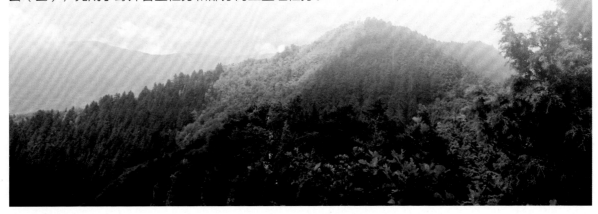

2012年3月，首先启动了第四次全国中药资源普查，甘肃省（试点）第一批普查工作，包括成县、甘谷、合水、和政、华亭、徽县、金塔、康乐、临洮、临泽、陇西、碌曲、民乐、岷县、渭源、永登、漳县、舟曲18个市、县（区），并于2016年11月在张掖进行了验收。

2013年3月，启动第四次全国中药资源普查甘肃省第二批普查工作。普查区域为：宕昌、合作、积石山、靖远、礼县、灵台、麦积、民勤、宁县、肃北、肃南、天祝、文县、武都、武山、西和、夏河、榆中、正宁、庄浪20个市、县（区），于2018年1月在兰州进行了验收。

2014年7月，启动第四次全国中药资源普查甘肃省第三批普查工作。普查区域为：康县、两当、迭部、临潭、卓尼、玛曲、古浪、华池、张家川、山丹、敦煌、临夏县12个市、县（区），分别于2018年7月、11月在兰州分两批进行了验收。

2017年7月，启动第四次全国中药资源普查甘肃省第四批普查工作，普查区域为：泾川、瓜州、永靖、崆峒、景泰、崇信、玉门、环县、永昌、高台、清水、秦州12个市、县（区），于2019年11月在兰州进行了验收。

2018年10月，启动第四次全国中药资源普查甘肃省第五批普查工作。普查区域为：东乡、临夏市、广河、皋兰、城关、安宁、七里河、西固、红古、安定、镇原、西峰、庆城、阿克塞、肃州、嘉峪关、静宁、甘州、凉州、秦安、会宁、平川、白银区、金川、通渭25个市、县（区）。于2020年11月在兰州进行了验收。

人们常说"十年磨一剑"，十几年间全省共组织实地调查代表区域数量408个，已完成样地3174个，样方套15 747个；普查到野生药用植物资源3135种，有蕴藏量的434种；栽培资源129种，病虫害344种；市场调查主流品种460种；访问了600余名老中医，搜集了1277条传统知识/民间验方。采集腊叶标本123 482份，药材标本6638份，种质资源2878份。拍摄照片3130余万张，上传

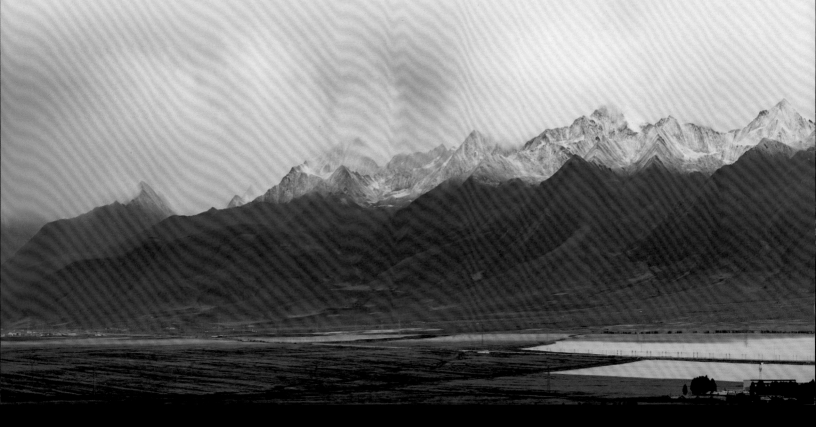

数据库538 562张，录制影像资料3771份。由于国家普查方案统一使用地球地理信息系统，布置各地样带、样线、样方设置，又采取现场使用PDA设备数据自动形成上报技术，所有的环节都必须科学、精准、可操控，无形中增加了工作难度，当然也保证了成果的高质量。甚至有些数据是冒着地震、泥石流、洪水、荒漠酷暑或严寒获得，极其珍贵、极具历史价值。其中，大数据上传、标本制作、标识标注、交送国家库、验收、数据补录，是经专家组严格把关，反复确定形成最终成果。可以说，按照国家普查办的方案和甘肃省卫生健康委、省中医药管理局的要求，圆满地按时、超量完成了国家第四次中药资源普查任务。

历时10年的普查还动员团结了省内外优秀的、一切可请用的高端人才资源，特别是产生了普查工作之外可喜的系列新成果。分别是：人才培养，培养博、硕士研究生、本科生等各类人才共计2100余人；科学论著，出版《甘肃省中药资源志要》、《甘肃药用植物图鉴》（上、下册）等相关专著20余部；学术成果，发表相关学术论文200余篇，获批授权专利30余项，软件著作权3项，起草各类标准56项，获奖15项；发表新种3种、新记录属18个、新记录种79种；设计陇药日历、陇药扑克等科普资料5项；建成第四次全国中药资源普查甘肃省成果展示馆等科学展馆3个；基地建设，建成2000余亩（1亩=666.67平方米）当归等甘肃道地药材种子种苗繁育基地，建立甘肃省道地药材种质资源库；普查队在子午岭等地发现国家一类重点保护动物金钱豹先后被CCTV等媒体报道；建设重点学科，以甘肃道地药材和珍稀濒危中药资源为重点开展科学研究，先后建成了和政药用植物园、中药资源动态监测网络和预警体系、陇药产业创新研究院、甘肃珍稀中药资源保护与开发利用工程中心；建立动态监测平台，依托甘肃中医药大学建立中药资源动态监测甘肃省省级中心，下设陇西、宕昌、岷县三个监测站，陇东、河西、陇南三个监测点；制订地方产业规划，依据调查成果数据资料，为所有普查区域的县市区制定科学、适宜、符合当地种养殖的中药产业发展规划，为甘肃省政府和地方政府制定中药产业发展战略规划、优化中医药产业布局和各类资源配置提供了基础数据和重要依据；培养建立科研团队，通过普查，

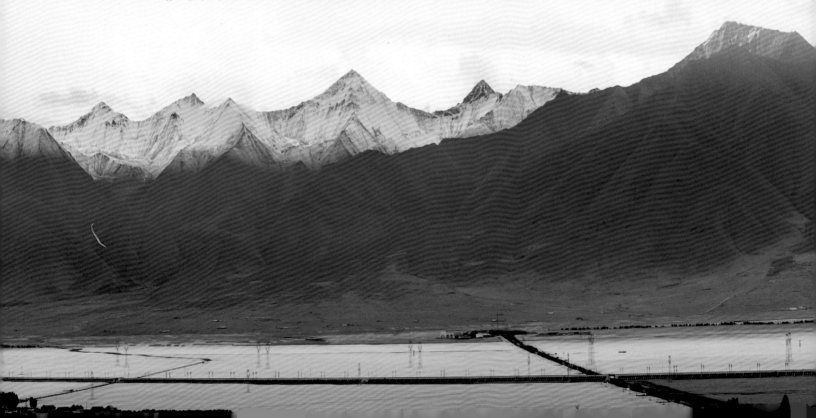

形成了覆盖全省的中药资源普查与多学科参与的科研团队，由甘肃中医药大学牵头，联合包括兰州大学、甘肃农业大学、西北师范大学、甘肃医学院、河西学院、陇东学院等省内12家高校及科研院所，动员团结从事中药学、药学、植物学、动物学、农学、林学、生态学、信息工程等多个专业的专家学者及各层次学生参与，形成了集资源调查、人才培养、科学研究、数据挖掘、成果转化、平台建设、推广应用、标准制定、行业服务、政府咨询、种质开发、科普教育为一体的创新工作"甘肃新模式"，培养了一批吃苦耐劳、业务精良的专业人员；建立了覆盖全省中药资源普查与科研团队，奠定了后续调查、研究与开发基础。

人们又说"千年等一回"是歌曲里的唱词，而能参与这样一次历久十几年的资源普查，对大多数普查人来说无疑是今生难得。回望2012年3月上午普查动员会的场景还历历在目，恍如昨日。而今，第四次全国中药资源普查甘肃省野外工作已圆满结束，降下帷幕。下一步我们期望甘肃中医药人能通过高效转化资源普查成果，进一步提升中药材全行业科研水平，促进中药产业可持续发展与生态环境保护相协调，助推陇药产业高质量发展，巩固拓展脱贫攻坚成果，同乡村振兴有效衔接，形成新质生产力，为服务地方社会经济发展、促进全民健康继续贡献自己的力量，让中医药事业造福广大人民群众。我们正满怀信心，奋力前行。以"心系大局勇挑重担、艰苦奋斗战胜一切困难、实事求是一切从实际出发、齐心协力精诚团结"的大别山精神，去开启新的历史征程。

为纪念、总结第四次中药资源普查特编撰出版此书，为了难忘，也为了感谢，特别感谢所有参与、关心支持、技术指导、质控把关、相关服务的队员、领导、专家、校内各部门、各县（市、区）同仁们为第四次（全国）甘肃中药资源普查所付出的努力和心血！真挚地感谢各协作单位的同道"伙计"们！

让我们忙并快乐着分享普查的每件事、每一天汇成的故事！

编　者
2024年4月

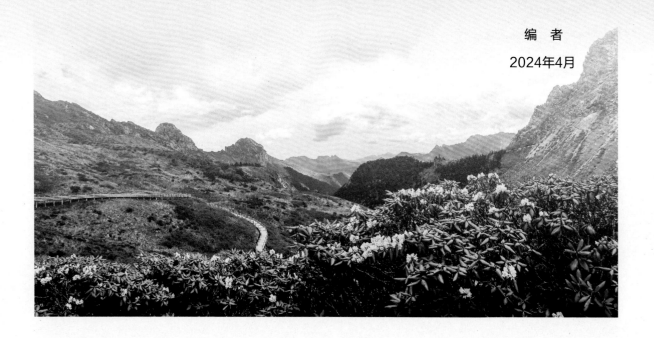

目录

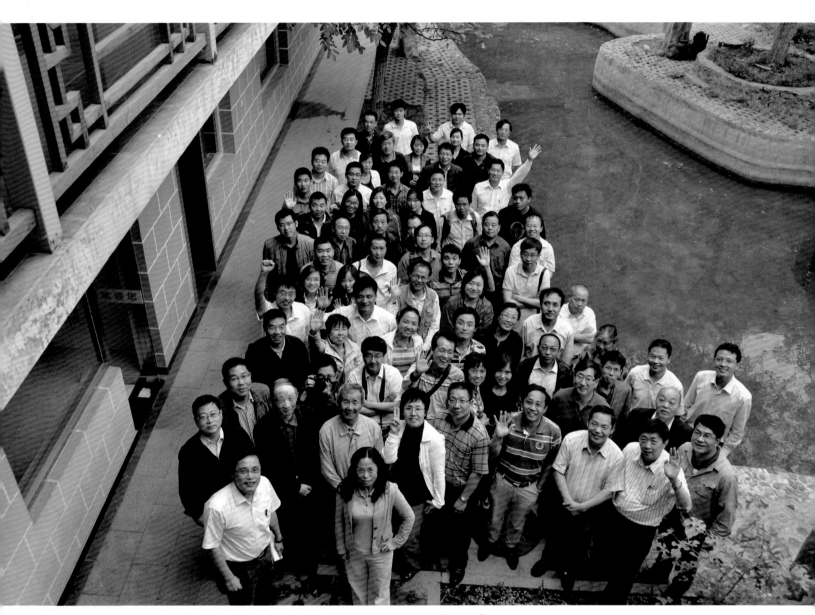

参加国家级培训班的"伙计们"

甘肃中药资源概况

　　甘肃地处我国黄土高原、内蒙古高原与青藏高原的交会处，地形地貌复杂，气候条件多样，中草药资源丰富，为全国中药材资源大省和主产区之一。在第四次全国中药资源普查中，甘肃省86个县（区）共调查到中药资源3626种，药用植物3135种，隶属192科955属，其中，藻菌地衣类植物14科21属25种、苔藓类植物3科3属3种、蕨类植物22科35属106种、裸子植物7科18属45种、被子植物146科878属2956种，含珍稀濒危药用植物126种、国家一级保护植物10种、二级保护植物91种，我国特有植物48种；动物药448种，隶属148科326属，其中无脊椎动物67科91属，脊椎动物81科235属；矿物药43种。摸清了甘肃省中药资源的家底，中药资源种类数为第三次普查（1510种）的2.4倍，极大地丰富了甘肃省中药资源的本底数据。根据甘肃省所处地理位置、气候类型及药材生物学特性，将全省划分为四个药材生态适宜区。

陇南山地亚热带、暖温带湿润药区

　　包括陇南市、天水市清水县、秦巴山地和甘南州舟曲县的东部。海拔700～3600米，年降水量400～1000毫米，年均气温6～15℃。该区山大沟深，地势陡峭，草木茂盛，气候温和，药用植物种类繁多，素有"天然药库"之称，有药用植物资源1900余种。代表性的天然野生药材有红芪、纹党、杜仲、大黄、黄芪、半夏、山茱萸、竹节参、白芷、川贝母、天麻、辛夷、厚朴、五味子、川楝子、女贞子、连翘、葛根、猪苓、银杏、红豆杉、海金沙等。大面积栽培的药材有红芪、纹党、当归、大黄、黄连、杜仲、银杏、半夏、天麻、重楼等。

陇中陇东黄土高原温带半湿润、半干旱药区

包括定西市、天水市大部及平凉、庆阳、兰州、白银等市。海拔1400～3000米，年降水量300～600毫米，年均气温6～10℃。该区土层深厚，光照充足，干旱少雨，适宜于喜阳耐旱药材的生长，有药用植物资源1800余种。代表性的天然野生药材有党参、黄芪、柴胡、黄芩、防风、地黄、红芪、沙棘、半夏、香加皮、知母、远志、桃仁、杏仁、百合、薤白、车前子、蒲公英、枸杞、苍耳子、款冬花、苦参、槐米等。大面积栽培的药材有黄芪、党参、柴胡、防风、枸杞、黄芩、牛蒡子、款冬花等。

青藏高原东缘、祁连山北麓高寒湿润药区

包括甘南州、临夏州大部，定西市南部的岷县、渭源县、漳县，祁连山北麓的天祝县、民乐县、肃南县、肃北县的南部。海拔2000米以上，年降水量400～1000毫米，年均气温2～7℃。该区高寒阴湿，气候冷凉，有药用植物资源1400余种。具有青藏高原特色的药材有：冬虫夏草、雪莲、绿绒蒿、铁棒锤、红景天、独一味、秦艽、羌活、赤芍、祖师麻、甘肃丹参等。大面积栽培的药材有当归、秦艽、羌活、黄芪、大黄、板蓝根等。

河西走廊温带、暖温带干旱药区

包括武威、金昌、张掖、酒泉、嘉峪关五市。东起乌鞘岭，西至甘新边界，南依祁连山和阿尔金山，北接腾格里和巴丹吉林沙漠，大部分地区为典型的内陆干旱区。海拔900～3600米，年降水量50～250毫米，年均气温5～10℃，大陆性荒漠气候特征明显。该区有药用植物资源800余种。具有荒漠地带特色的药材有甘草、麻黄、锁阳、肉苁蓉、白刺、苦豆子、骆驼刺、骆驼蓬、沙茴香、沙地旋覆花等。大面积栽培的药材有甘草、肉苁蓉、麻黄、枸杞、小茴香、红花等。

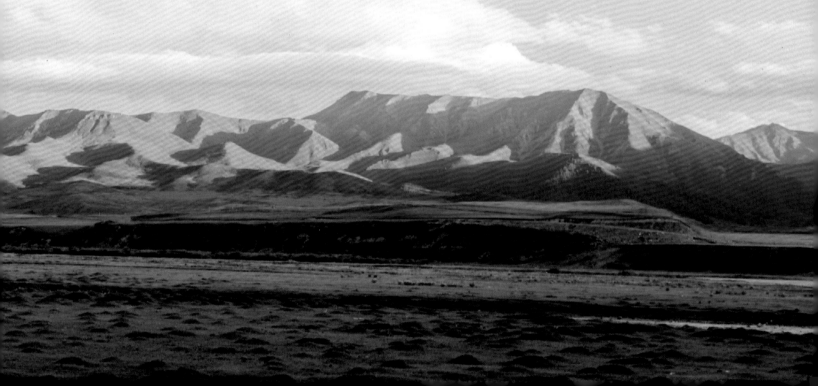

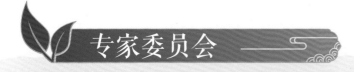

专家委员会

顾问

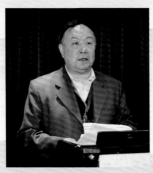

段金廒

时任南京中医药大学副校长

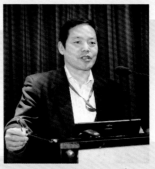

赵润怀

中国药材公司研究员

主任委员

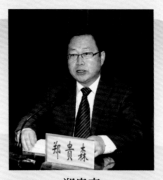

郑贵森

第四次全国中药资源普查甘肃省项
目负责人，时任甘肃中医药大学副校长

副主任委员

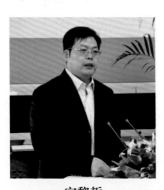

安黎哲

北京林业大学校长，时任
甘肃省植物学会理事长、兰州大
学副校长

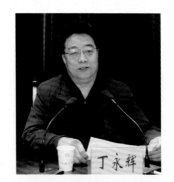

丁永辉

时任甘肃省药学会理事长，
甘肃省食品药品监督管理局副局
长、主任药师

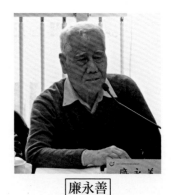

廉永善

时任甘肃省植物学会副理
事长、西北师范大学教授

省级专家委员会成员

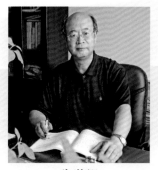

张世卿
全国名中医、甘肃中医药大学教授

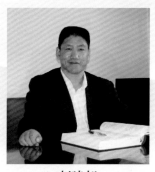

赵建邦
甘肃省药品检验研究院主任药师

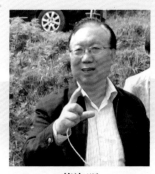

蔺海明
甘肃农业大学教授

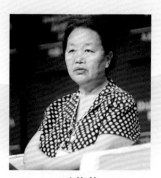

雷菊芳
奇正藏药股份有限公司董事长

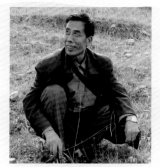

朱俊儒
甘肃省药品检验研究院主任药师

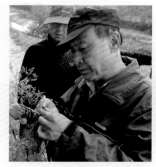

秦临喜
奇正藏药股份有限公司主任药师

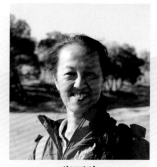

张西玲
甘肃中医药大学教授

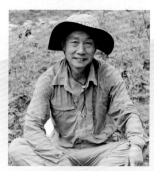

孙学刚
甘肃农业大学教授

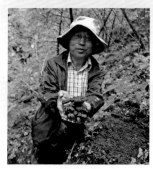

陈学林
西北师范大学教授

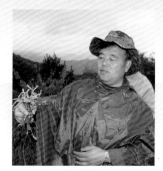

李成义
甘肃中医药大学教授

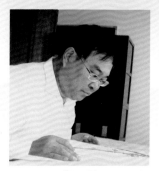

张勇
河西学院教授

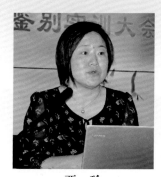

晋玲
第四次全国中药资源普查甘肃省项目
技术负责人、甘肃中医药大学教授

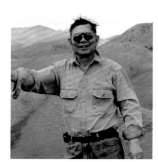

杨永建
兰州大学教授

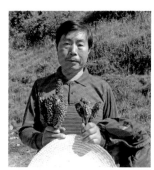

陈垣
甘肃农业大学教授

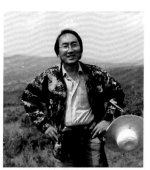

宋平顺
甘肃省药品检验研究院主任药师

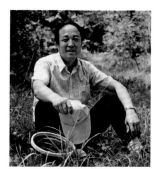

周天林
陇东学院教授

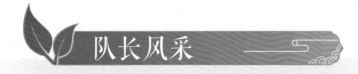

队长风采

普查队队长

　　第一批队长由省内高层次学科带头人、科研和教学成果卓著的专家担任；第二批、第三批队长则由第一批队长亲自带领、培养、推荐与自我报名相结合遴选确定；第四批、第五批队长由各普查队中多次参与普查工作，具有扎实的专业知识、丰富野外工作经验和熟悉普查工作的年轻队员担任，通过"传帮带"培养年轻骨干力量，保证了"一事十年"的连续性与质量保障。

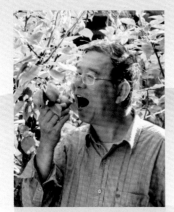

兰州大学
杨永建教授

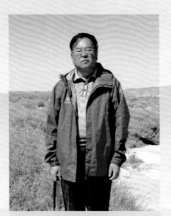

河西学院
张勇教授

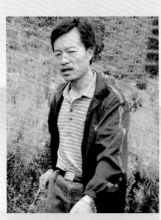

西北师范大学
孙坤教授

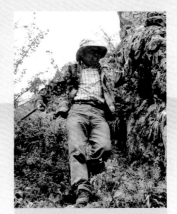

西北师范大学
陈学林教授

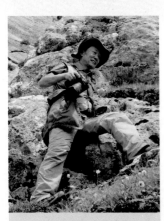

甘肃农业大学
孙学刚教授

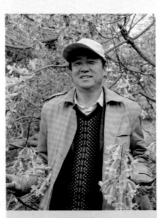

陇东学院
周天林教授

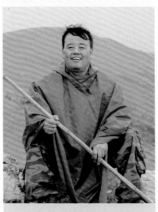

甘肃中医药大学
李成义教授

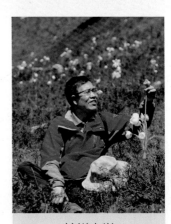

兰州大学
冯虎元教授

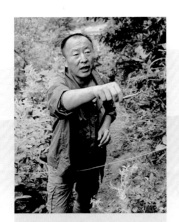

西北师范大学
王一峰教授

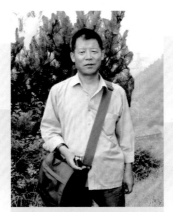

兰州大学
蒲训教授

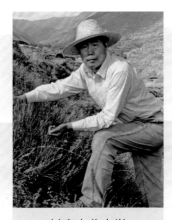

甘肃农业大学
陈垣教授

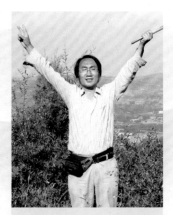

甘肃省药品检验研究院
宋平顺主任药师

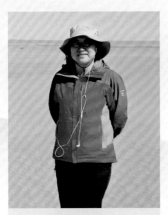

甘肃中医药大学
晋玲教授

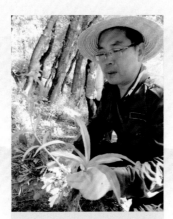

甘肃中医药大学
杨扶德教授

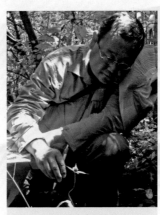

甘肃中医药大学
杜弢教授

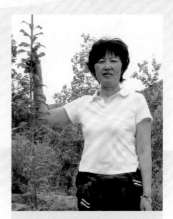

甘肃医学院
程亚青教授

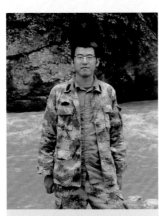

甘肃中医药大学
崔治家教授

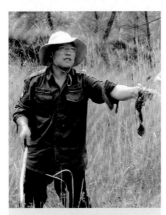

甘肃中医药大学
王振恒副教授

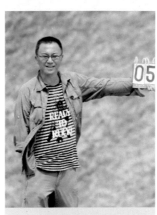

甘肃中医药大学
马毅副教授

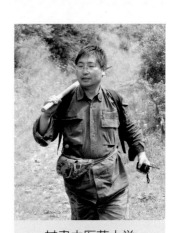

甘肃中医药大学
王明伟副教授

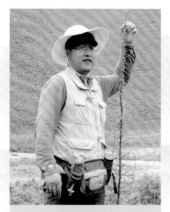

兰州大学
李建银讲师

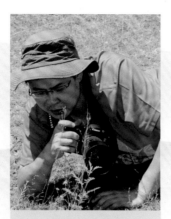

甘肃中医药大学
杨韬实验师

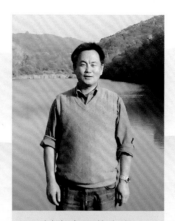

甘肃中医药大学
孙少伯讲师

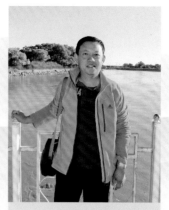

兰州理工大学
李善家教授

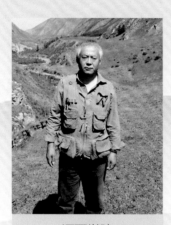

河西学院
高海宁副教授

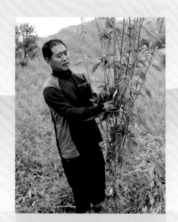

陇南师范高等专科学校
黄兆辉副教授

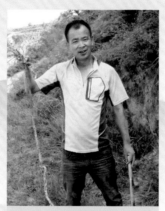

陇东学院
马世荣副教授

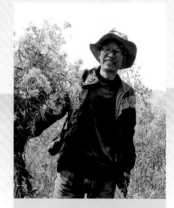

西北师范大学
张世虎副教授

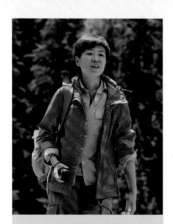

甘肃农业大学
刘晓娟副教授

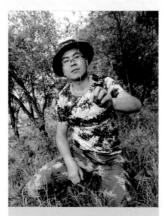

甘肃中医药大学
刘立实验师

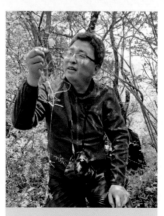

甘肃中医药大学
马晓辉实验师

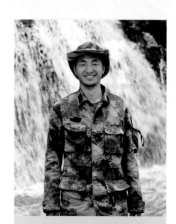

甘肃中医药大学
张启立讲师

管理与培训、工作进程

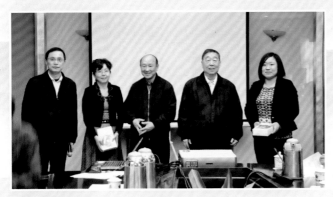

2012年3月14日，王永炎院士和肖培根院士向普查试点省颁发
普查技术规范（北京）

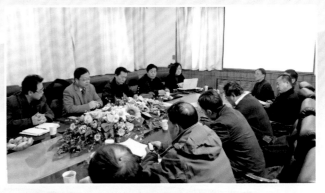

2012年3月5日，甘肃省普查工作（第一批）技术负责人
分工会（兰州）

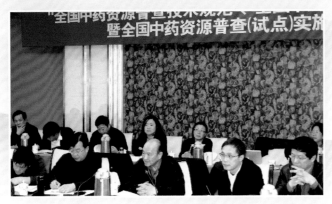

2012年3月14日，全国中药资源普查省级实施方案
审定会（北京）

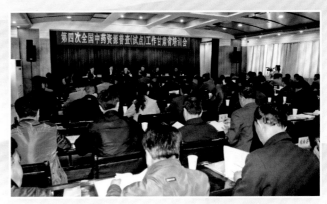

2012年4月13日，甘肃省技术培训会（兰州）

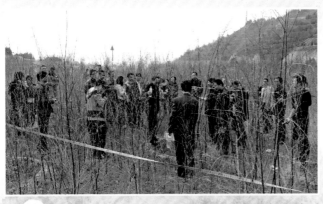

2012年4月14日，甘肃省普查野外技术培训现场（兰州）

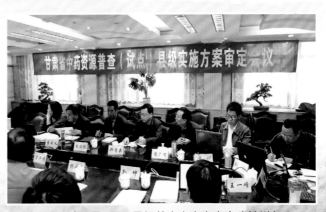

2012年5月4日，县级普查方案审定会（兰州）

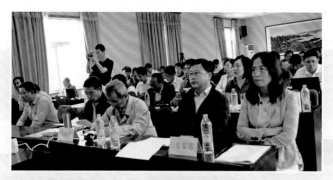

2012年5月13日，国家数据库培训会（北京）

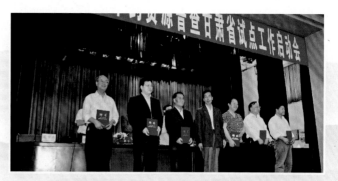

2012年6月2日，为甘肃省中药资源普查专家组
颁发聘书（兰州）

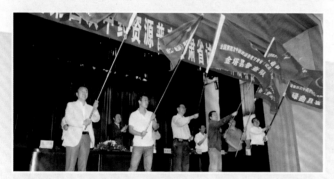

2012年6月3日，甘肃省普查工作（第一批）授旗仪式（兰州）

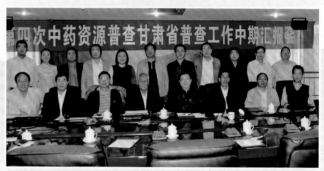

2012年9月22日，甘肃省普查工作（第一批）
中期汇报会（兰州）

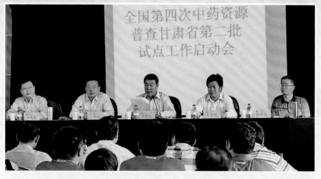

2013年3月23日，甘肃省普查工作（第二批）中药资源普查
电视电话启动会（兰州）

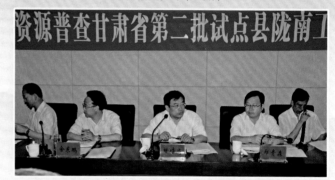

2013年6月9日，甘肃省普查工作（第二批）推进会（陇南）

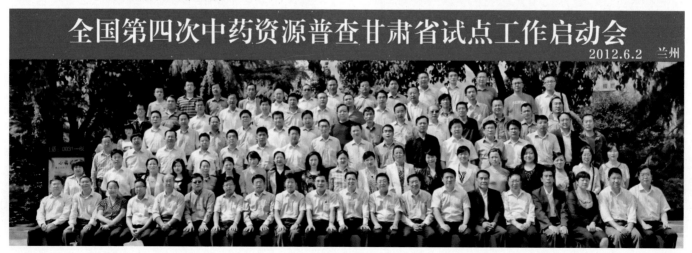

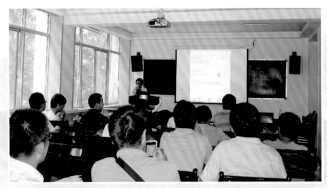

2013年6月25日，野外工作及GPS使用培训会（兰州）

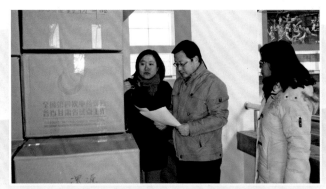

2013年12月26日，省普查领导小组办公室副主任郑贵森
副校长检查普查实物上交情况

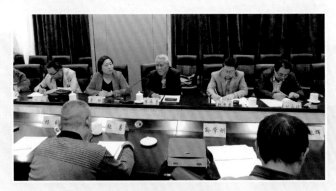

2015年9月11日，甘肃省普查工作（第三批）
中期汇报会（兰州）

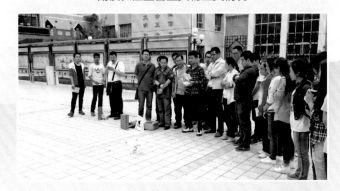

2016年9月29日，甘肃省无人机操作技术培训（兰州）

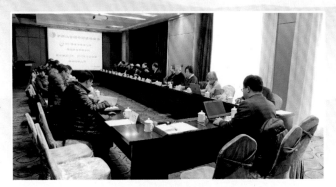

2017年11月10日，甘肃省普查（第四批）
县级实施方案审核会议（兰州）

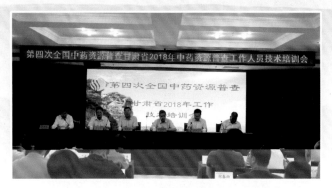

2019年6月12日，2018年甘肃省普查工作技术
培训会（陇南成县）

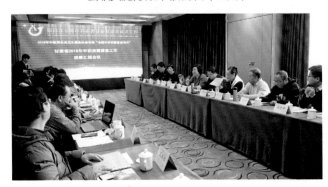

2020年1月11日，甘肃省普查工作（第五批）
进展汇报会（兰州）

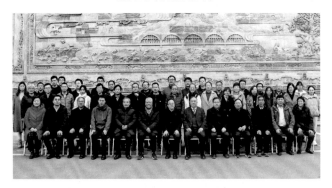

2020年11月29日，甘肃省第五批普查县省级验收会（兰州）

领导关怀

　　为了促进甘肃中药资源普查工作顺利开展，高质量完成各项既定任务，普查工作开展期间，国家中医药管理局派出督导组专家多次莅临甘肃督导、调研、指导工作，助力甘肃省圆满完成五批14个市（州）、86个县（区）的普查任务。

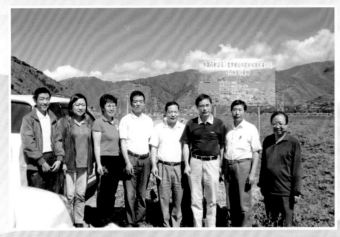

2012年8月18日，黄璐琦组长、赵润怀研究员调研甘肃普查工作

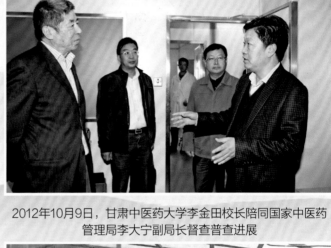

2012年10月9日，甘肃中医药大学李金田校长陪同国家中医药管理局李大宁副局长督查普查进展

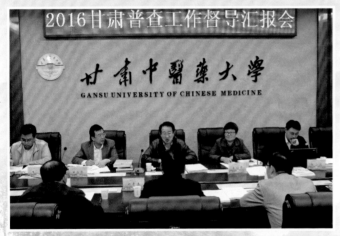

2016年10月14日，国家中医药管理局督导甘肃普查工作

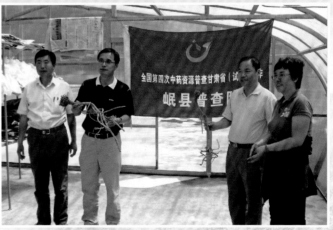

2012年8月19日，黄璐琦组长一行在岷县督导普查工作

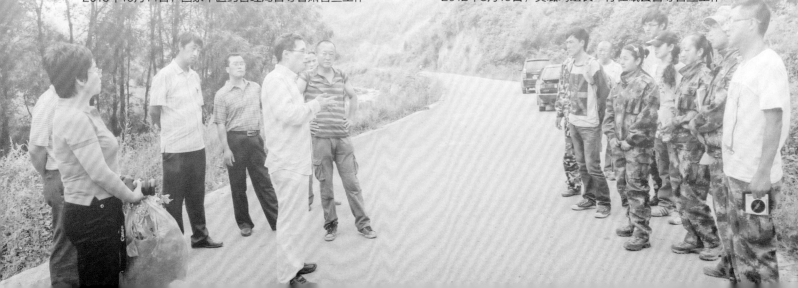

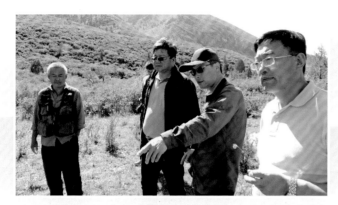

2014年8月18日，省中医药管理局甘培尚局长陪同国家专家组督查野外调查工作

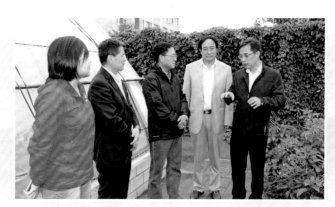

2016年9月12日，黄璐琦院士在庆阳督查普查工作

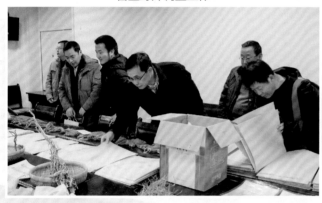

2013年1月14日，黄璐琦组长在甘肃检查腊叶标本制作质量

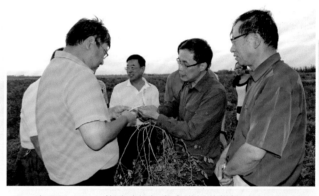

2014年8月17日，黄璐琦组长在金塔甘草基地检查药材质量

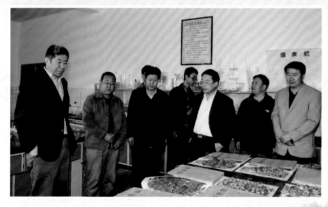

2012年10月9日，国家中医药管理局李大宁副局长在甘肃视察普查队内业整理情况

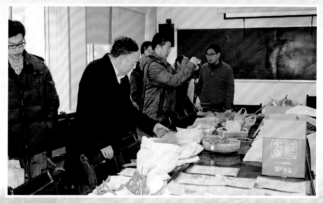

2013年1月14日，国家中医药管理局领导督导甘肃普查工作

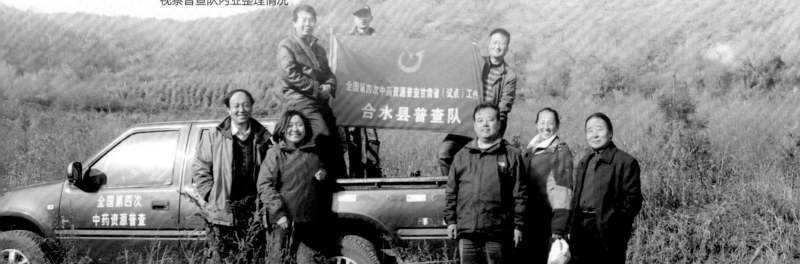

专家指导

　　为切实做好第四次全国中药资源普查工作，甘肃省中药资源普查试点工作吸引来自高校、科研机构、医院、企业等多行业，涉及中药学、中医学、植物学、动物学、药学、农学、管理学等专业的19位甘肃省相关领域顶尖专家组成专家指导组。普查10年间，专家组为普查工作提供技术培训和咨询建议等。专家组恪尽职守，心系普查，克服年龄、身体及恶劣自然条件等因素，亲临普查一线指导工作，全面把关普查任务完成质量，确保普查方案的科学性，技术操作的标准性及调查数据的可靠性。

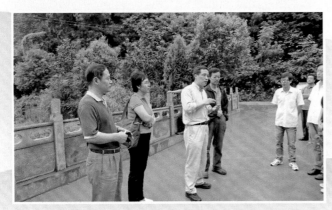

2012年8月17日，国家专家组督查甘肃普查工作

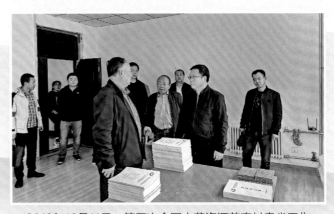

2019年10月11日，第四次全国中药资源普查甘肃省工作调研督导

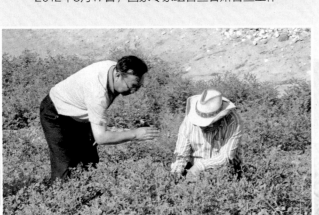

2013年7月18日，甘肃省普查专家检查甘草制种田

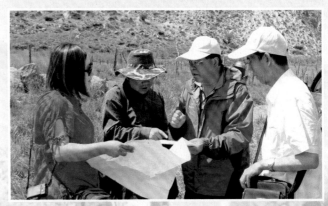

2013年8月2日，甘肃省普查专家组在肃南野外督查

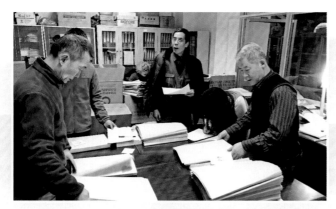

2017年12月22日，甘肃省普查专家组检查内业整理工作

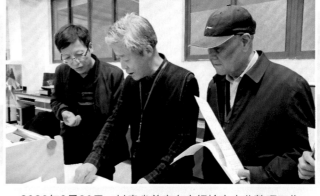

2020年9月30日，甘肃省普查专家组检查内业整理工作

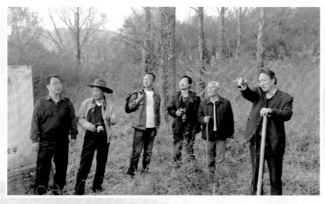

2013年10月22日，甘肃省普查专家组在合水督查

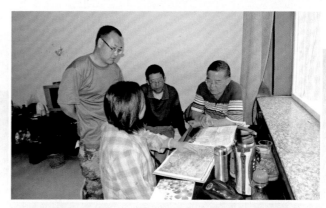

2012年7月31日，甘肃省普查专家组检查内业整理工作

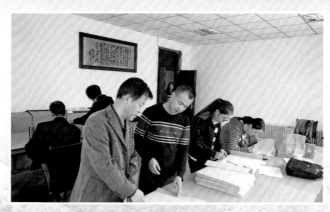

2019年9月21日，甘肃省普查专家组检查内业整理工作

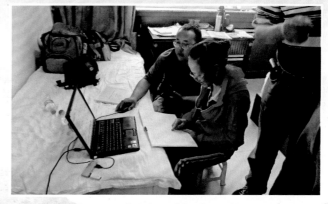

2012年7月31日，督导组队数据库录入情况进行督察

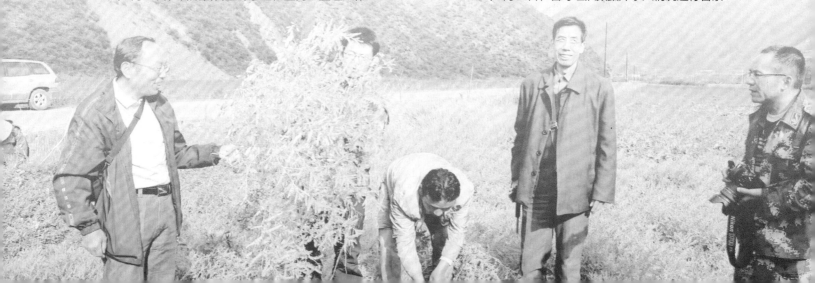

野外工作

　　第四次全国中药资源普查甘肃省普查工作由甘肃中医药大学牵头，联合兰州大学、西北师范大学、甘肃农业大学、甘肃省药品检验研究院等十余家高等院校和科研单位，组建了64支普查队伍，不避严寒酷暑，不畏雨雪风沙，出入深山密林，跋涉戈壁黄沙，历时十载，足迹遍布陇原大地，共实地调查408个代表区域，完成3174个样地，15 747个样方套。历时十年，全面盘点摸清了甘肃省作为中药资源大省的家底。

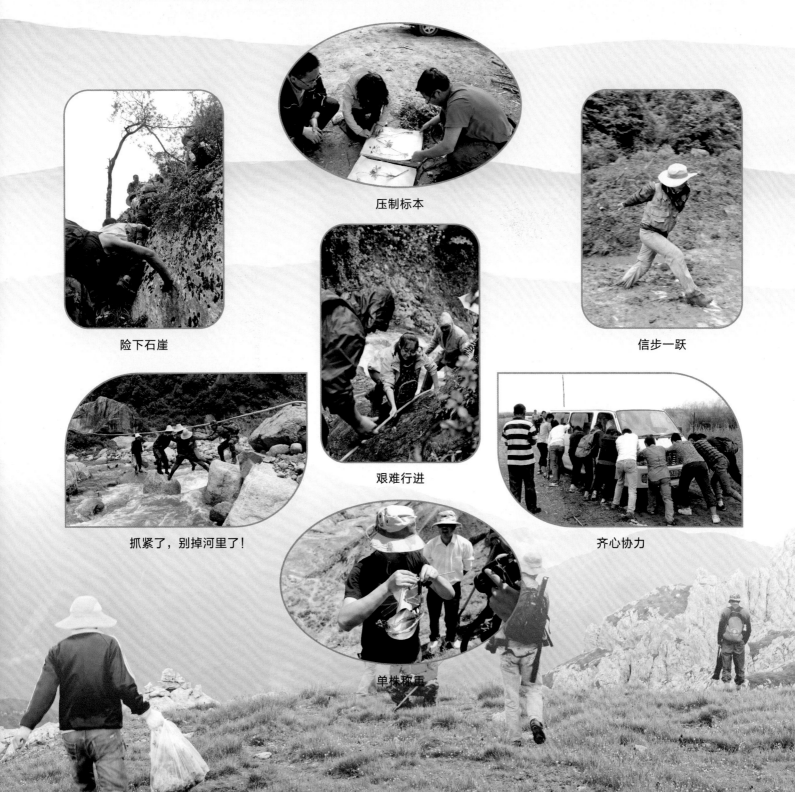

压制标本

险下石崖

信步一跃

艰难行进

抓紧了，别掉河里了！

齐心协力

单株称重

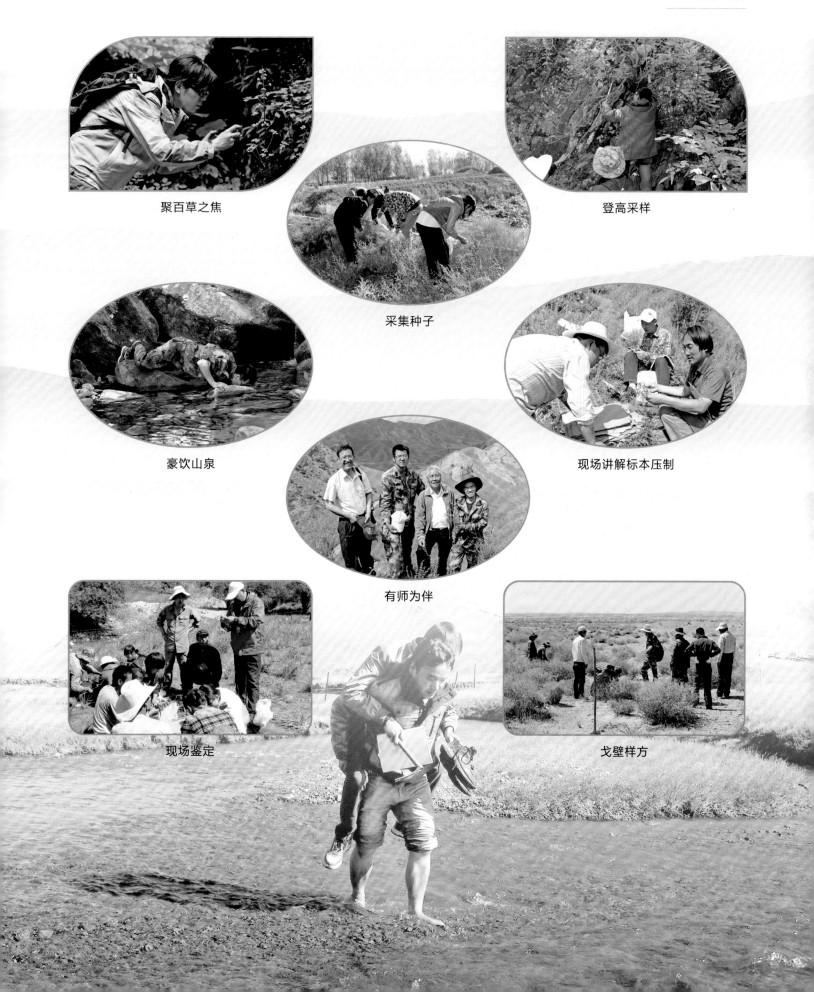

聚百草之焦

登高采样

采集种子

豪饮山泉

现场讲解标本压制

有师为伴

现场鉴定

戈壁样方

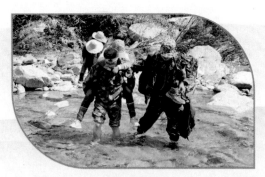

跋山涉水

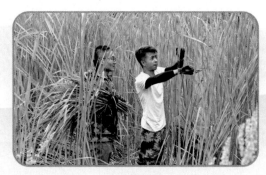

采收蒲黄

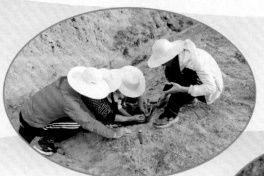

采挖沙苁蓉

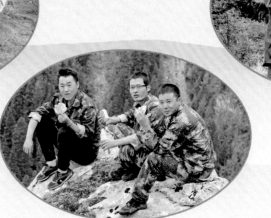

难忘的野餐

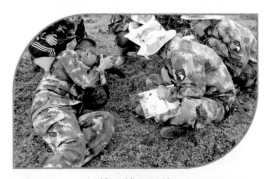

现场教学

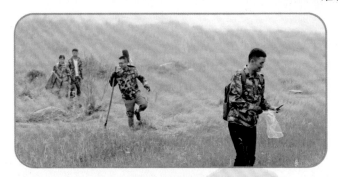

雨中寻找标本

拍下精彩照片

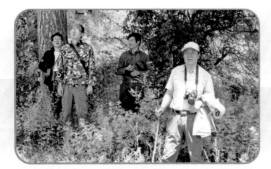

动物药调查

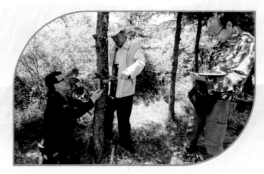

布设红外相机

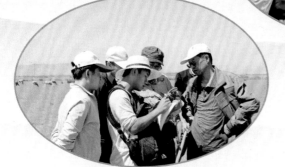

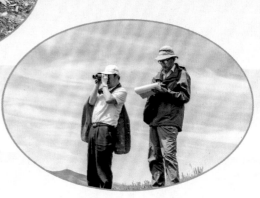

研究样地、线路

甘南高原调查药用动物

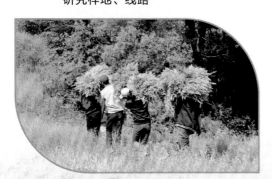

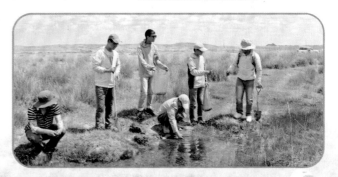

收获药材薪蓂

水生植物调查

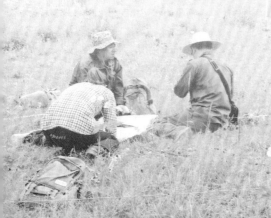

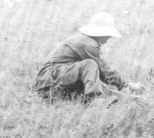

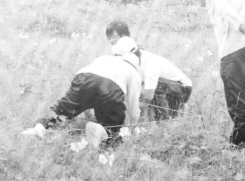

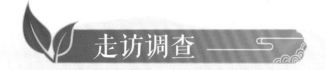

走访调查

传统知识调查

重点调查药物应用方面的知识与经验，包括：传统知识的持有人、药用部位、栽培采收、性味、功效、主治病种、配伍、禁忌、加工方法、用法、疗效、来源和应用历史、重要价值等内容。

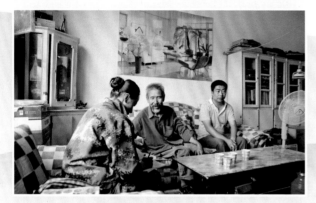

徽县队传统知识调查

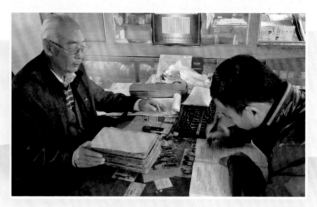

民乐队走访老中医

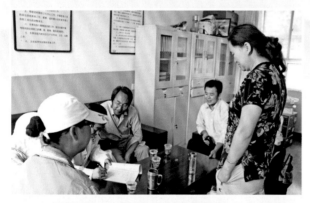

临洮队在康家集乡卫生院采访中医大夫

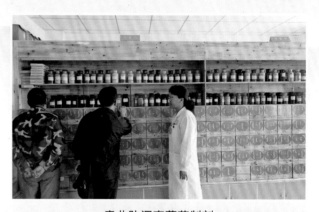

肃北队调查蒙药制剂

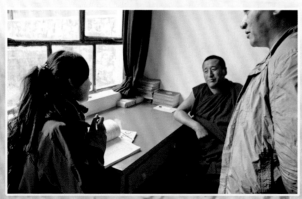

碌曲队访问藏医院

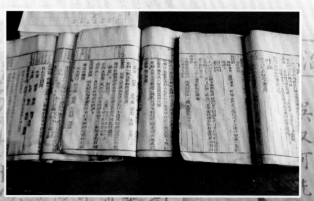

医学古籍

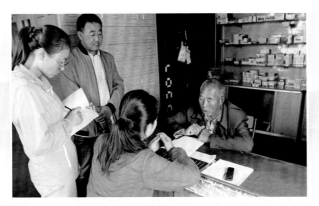

崇信队走访黄寨乡张明洼村老中医

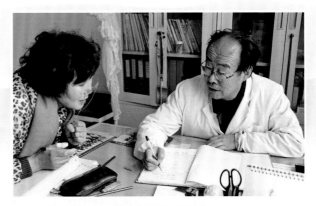

崆峒队走访老中医

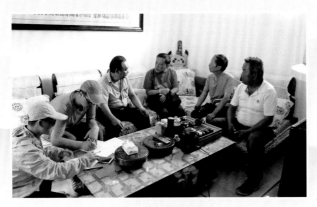

瓜州队走访老中医

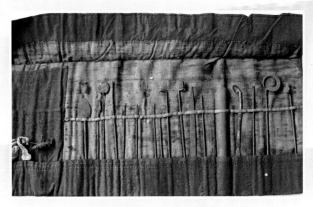

何家医生——医疗器械

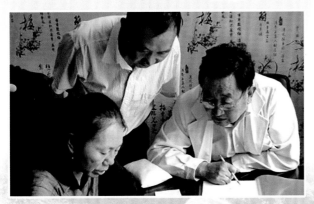

岷县队走访老中医

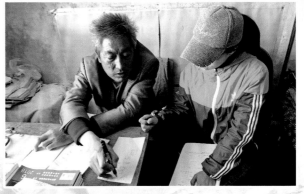

景泰队走访老中医

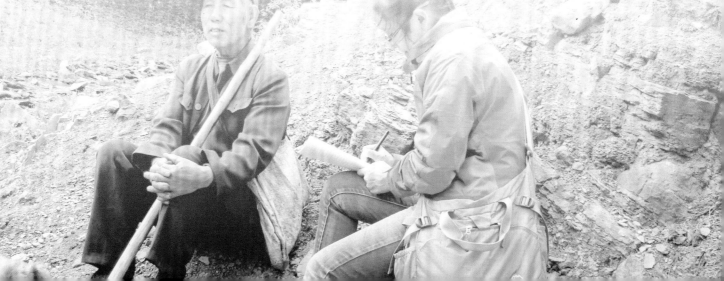

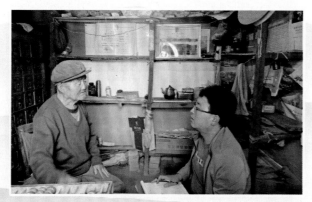

通渭队走访老中医

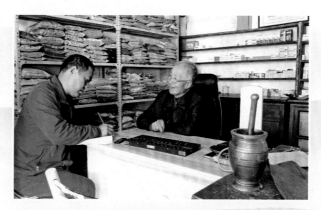

清水队传统知识调查

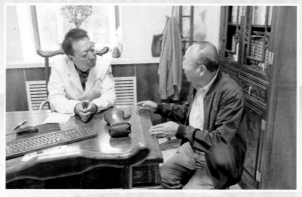

兰州队走访西固区中医大夫柳树昌

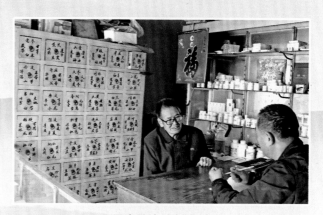

景泰队走访村名医

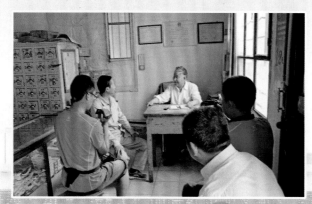

民勤队传统知识调查

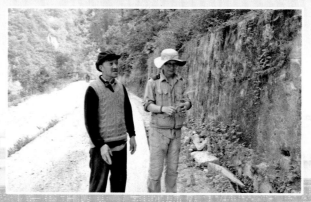

舟曲队员与民间中医交流药材鉴别和用药知识

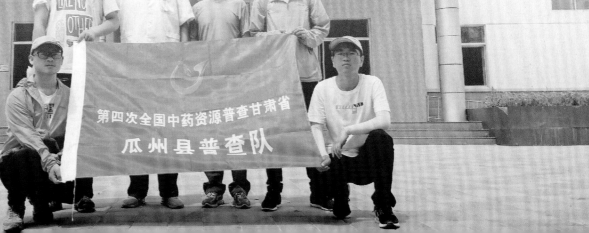

市场调查

通过走访县域内中药材收购站、药材市场、药材收购个体户等药材产生的最初环节，饮片厂、专业药材市场等中间环节，制药厂、相关企业、医院中（草）药房、中医诊所等药材使用终端环节，以获得县域内药材年供应原始数据、流通环节数据和药材需求量数据。

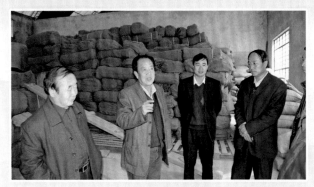

合水队药材市场调查

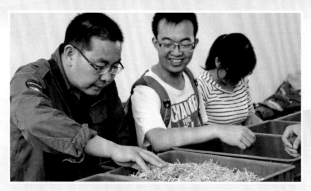

陇西队药材市场调查

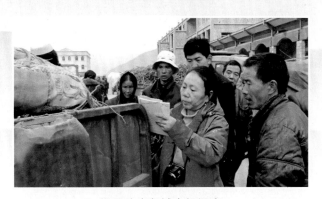

岷县队当归城市场调查

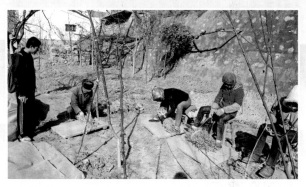

武都队了解红芪初加工知识

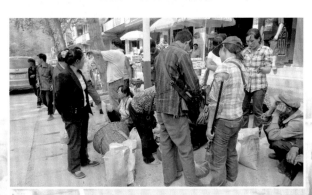

陇南乡镇集市交易天麻、五倍子

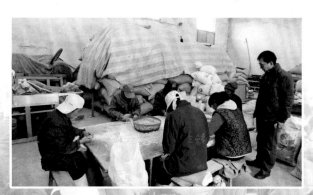

药材加工调查

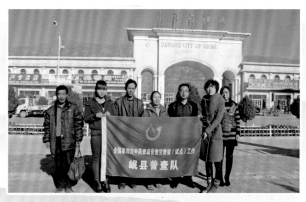

岷县队走访调查当归城药材市场

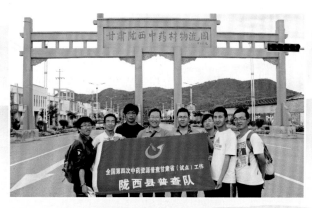

陇西队走访药材物流园

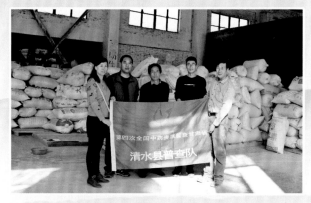

清水队走访中药材加工企业

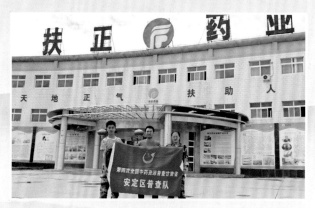

安定队走访药企

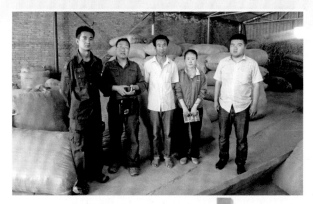

灵台队走访药材收购站

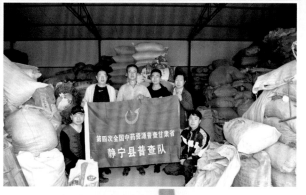

静宁队走访中药材储藏库房

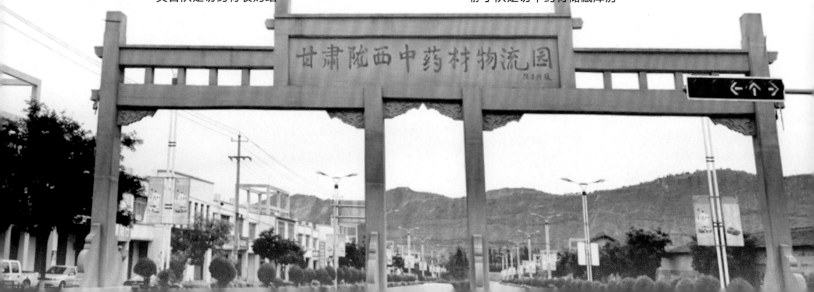

栽培调查

　　栽培调查主要通过走访调查和现地调查完成，明确县域内栽培药用植物资源的种类、分布、面积、产量等信息。深入田间地头，了解品种选育、病虫害与防治、产地加工等相关情况，为区域栽培药材生产布局的制定、产业发展方向的掌控、优质药材栽培技术体系的建立提供基础数据，服务药用植物资源的区域性开发和合理保护。

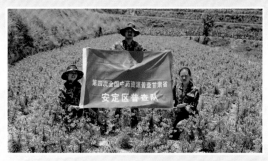
安定队走访百合栽培基地

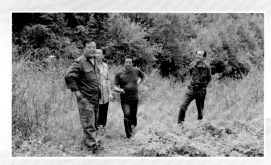
甘谷队走访当归育种基地

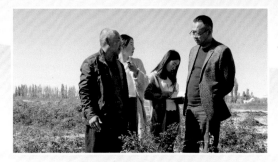
高台队调查甘草栽培情况

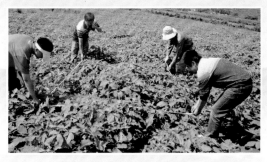
华亭队走访川芎栽培情况

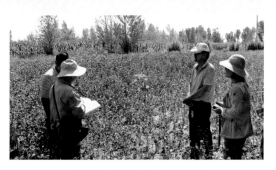
金塔队走访红花种植基地

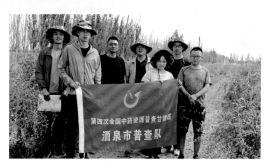
酒泉队走访枸杞栽培基地

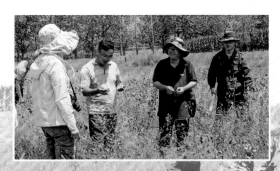
崆峒队调查桔梗种植情况

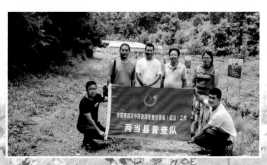
两当队走访中药材栽培示范基地

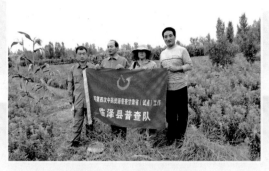

临泽队走访甜叶菊栽培基地

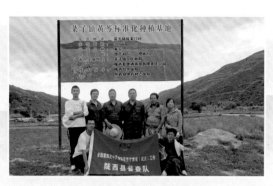

陇西队调查黄芩栽培情况

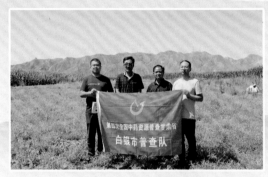

白银队走访黄芪栽培基地

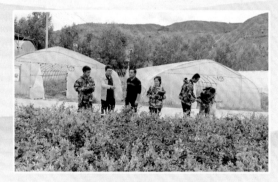

通渭队走访金银花育苗基地

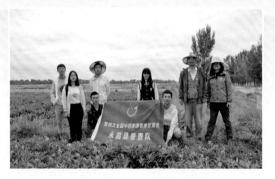

永昌队走访芍药栽培基地

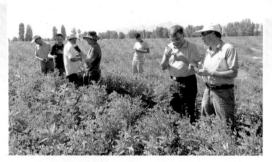

山丹队走访调查大地农业种植合作社

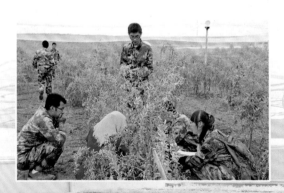

靖远队走访枸杞种植户

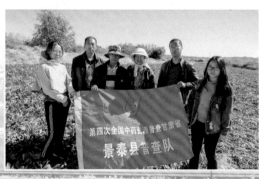

景泰队走访板蓝根种植基地

内业整理

中药资源普查除了野外标本采集外，还包括内业整理工作，主要有：数据填报，腊叶标本制作、分类和鉴定，药材初加工，种质除杂筛选，影像资料审核筛选，普查数据资料统计汇总，编制调查报告和发展规划等。

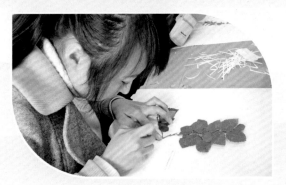

康乐队标本制作

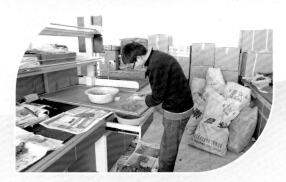

碌曲队种子除杂处理

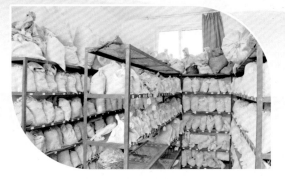

合水队药材样品库房

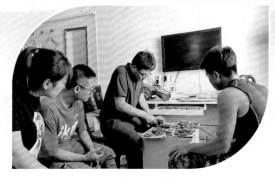

酒泉队药材切片

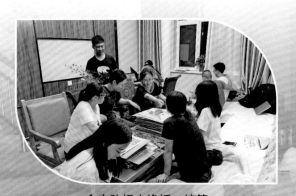

会宁队标本换纸、挂签

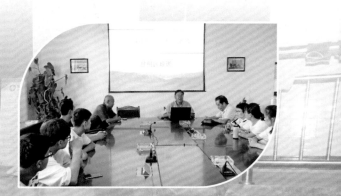

甘州队普查队员培训

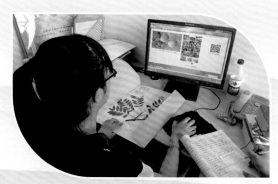

灵台队核对标本信息

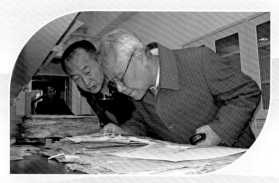

廉永善教授鉴定标本

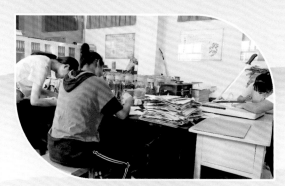

静宁队腊叶标本贴签

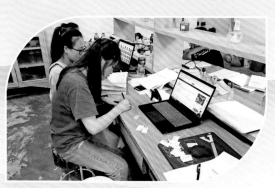

安定队整理采集记录

玉门队整理种子样品

通渭队室内晾晒药材

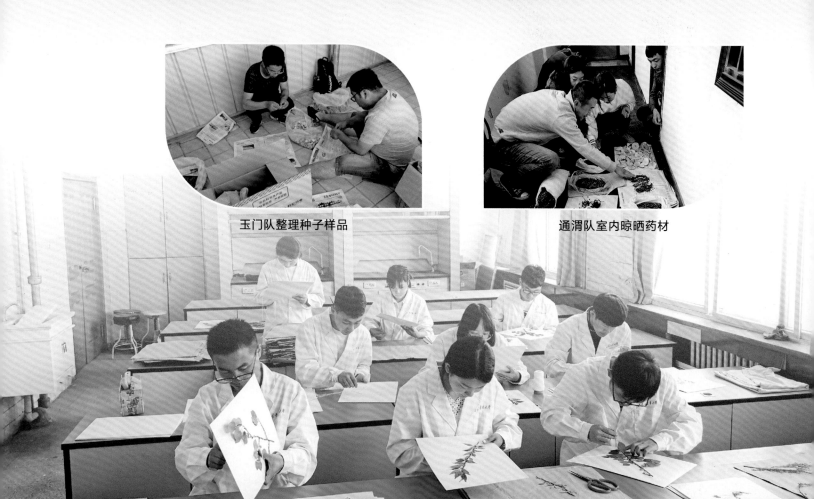

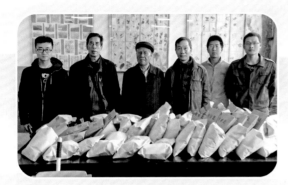

专家组验收种质

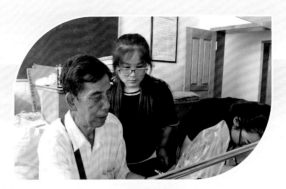

专家组验收药材

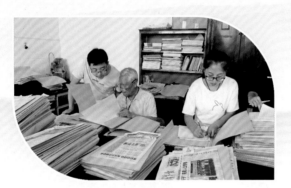

专家组验收腊叶标本

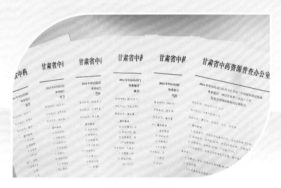

省级验收反馈

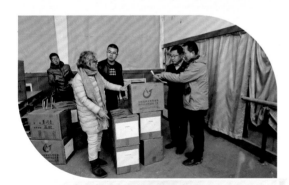

实物上交

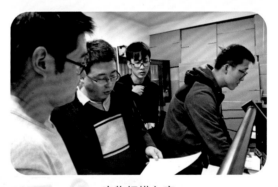

实物扫描入库

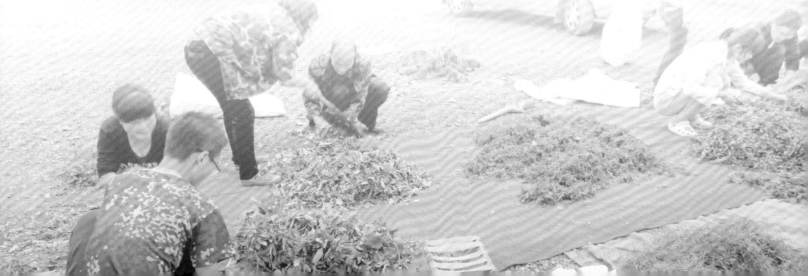

代表性中药资源

十大陇药

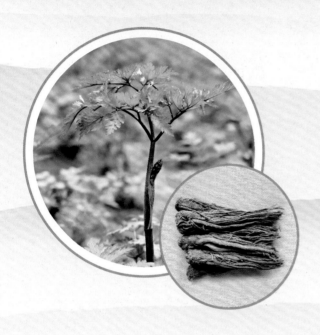

当归

来源：伞形科植物当归Angelica sinensis（Oliv.）Diels的干燥根。

功效：补血活血，调经止痛，润肠通便。

主产县区：岷县、宕昌、漳县、卓尼、临潭、渭源等，栽培。甘肃产当归占全国商品量的75%~95%；尤以岷县、宕昌等地所产的"岷归"品质最佳，驰名海内外。

2001年岷县被中国特产之乡推荐暨宣传活动组委会授予"中国当归之乡"称号、2003年获得国家质检总局"岷归"原产地标记认定；2002年"岷县当归"获得国家质检总局颁发的国家地理标志保护品种证书；2015年"岷县当归"被国家工商管理总局认定为"驰名商标"。

黄芪

来源：豆科植物蒙古黄芪 Astragalus membranaceus（Fisch.）Bge. var. mongholicus（Bge.）Hsiao 或膜荚黄芪A. membranaceus（Fisch.）Bge.的干燥根。

功效：补气升阳，固表止汗，利水消肿，生津养血，行滞通痹，托毒排脓，敛疮生肌。

主产县区：陇西、渭源、岷县、宕昌、漳县、临洮、武都、礼县、西和、康乐、临夏、和政、积石山、宁县、正宁、西峰、镇原等，栽培。

2001年陇西县被中国特产之乡推荐暨宣传活动组委会授予"中国黄芪之乡"称号；2003年"陇西黄芪"获得国家质检总局颁发的国家地理标志保护品种证书；2014年"宕昌黄芪"通过农业部农产品地理标志产品登记。

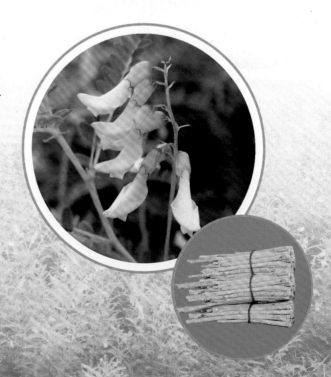

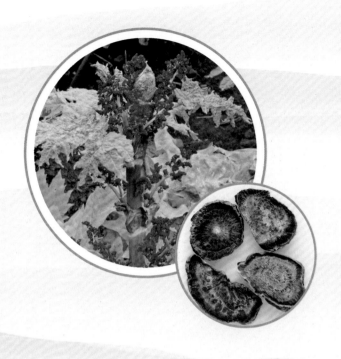

大黄

来源：蓼科植物掌叶大黄*Rheum palmatum* L.或唐古特大黄*R. tanguticum* Maxim. ex Balf.的干燥根及根茎。

功效：泻下攻积，清热泻火，凉血解毒，逐瘀通经，利湿退黄。

主产县区：掌叶大黄——礼县、西和、武都、文县、宕昌、康县、清水、岷县、漳县、渭源、临洮、庄浪、华亭、泾川、舟曲、临潭、合作、榆中、凉州、古浪、天祝等，野生或栽培；唐古特大黄——夏河、玛曲、碌曲、舟曲、迭部、卓尼、康乐、临洮、山丹、天祝、古浪、永登等，野生或栽培。

"礼县大黄"1957年以"中国铨黄"出口；1988年正式注册"铨水牌"商标，2005年获得国家质检总局颁发的国家地理标志保护品种证书。2001年礼县被中国特产之乡推荐暨宣传活动组委会授予"中国大黄之乡"称号。

党参

来源：桔梗科植物党参*Codonopsis pilosula*（Franch.）Nannf.（白条党的原植物）或素花党参*C. pilosula* Nannf. var. *modesta*（Nannf.）L.
T. Shen（纹党的原植物）的干燥根。

功效：健脾益肺，养血生津。

主产县区：纹党——文县、武都、宕昌、舟曲等；白条党——渭源、陇西、通渭、临洮、甘谷、合水、武山、榆中、康乐、和政、岷县、漳县、卓尼、临潭、宕昌、迭部等，栽培。

甘肃党参的种植面积和产量位居全国之首。2001年渭源县被中国特产之乡推荐暨宣传活动组委会授予"中国党参之乡"称号；2003年"陇西白条党参"和"渭源白条党参"获得国家质检总局颁发的国家地理标志保护品种证书；"文县纹党"1984年获国家外经贸部"出口商品荣誉证书"、2008年获得国家质检总局颁发的国家地理标志保护品种证书。

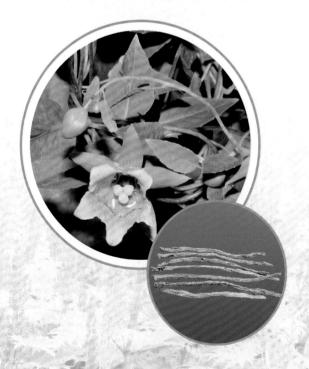

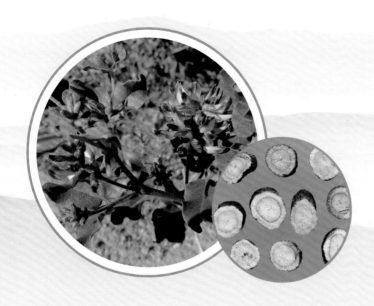

甘草

来源：豆科植物甘草*Glycyrrhiza uralensis* Fisch.的干燥根。

功效：补脾益气，清热解毒，祛痰止咳，缓急止痛，调和诸药。

主产县区：民勤、金塔、临泽、瓜州、敦煌、民乐、高台、肃南、凉州、金昌、永登、榆中、积石山、陇西、漳县、渭源、宕昌、礼县、西和、武山、清水、静宁、灵台、庆城、正宁、镇原、环县等，栽培。

2010年"民勤甘草"获得国家质检总局颁发的国家地理标志保护品种证书。

板蓝根

来源：十字花科植物菘蓝*Isatis indigotica* Fort.的干燥根。

功效：清热解毒，凉血利咽。

主产县区：民乐、永昌、山丹、陇西、临洮、宕昌、迭部、甘谷、合水、华池、环县、灵台、靖远、榆中、永登、庄浪等，栽培。

2012年民乐县被中国特产之乡推荐暨宣传活动组委会授予"中国板蓝根之乡"称号。

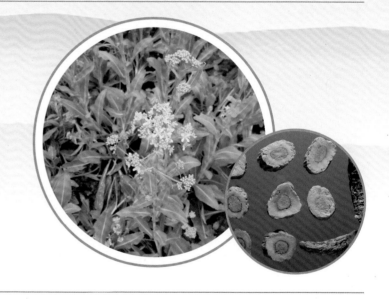

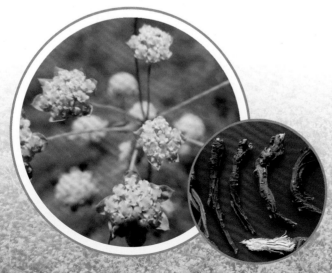

柴胡

来源：伞形科植物柴胡*Bupleurum chinense* DC.或狭叶柴胡*B. scorzonerifolium* Willd.的干燥根。

功效：疏散退热，疏肝解郁，升举阳气。

主产县区：柴胡——正宁、宁县、庆城、合水、镇原、灵台、庄浪、华亭、秦安、甘谷、武山、文县、康县、礼县、西和、两当、徽县、陇西、通渭、岷县、榆中等，多栽培；狭叶柴胡——正宁、宁县、镇原、甘谷、临洮、康乐、东乡、临潭、迭部等，多野生。

黄芩

来源：唇形科植物黄芩*Scutellaria baicalensis* Georgi的干燥根。

功效：清热燥湿，泻火解毒，止血，安胎。

主产县区：陇西、岷县、临洮、渭源、漳县、宕昌、徽县、成县、两当、文县、华亭、崇信、灵台、泾川、庆城、华池、正宁、榆中、康乐、清水、武山、凉州、永昌等，栽培。

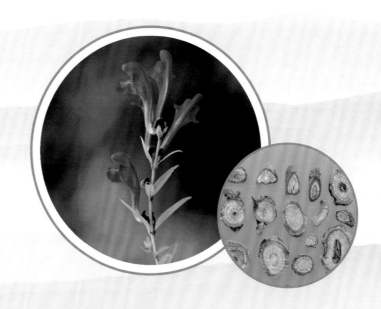

款冬花

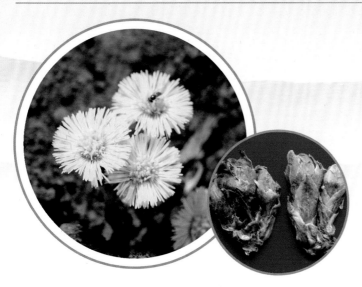

来源：菊科植物款冬*Tussilago farfara* L.的干燥花蕾。

功效：润肺下气，止咳化痰。

主产县区：灵台、庄浪，野生；陇西、漳县、通渭、临洮、渭源、庄浪、康乐、和政、积石山、广河、东乡、灵台、华亭、崇信、甘谷、合水、武山、麦积、西和等，栽培。

"灵台冬花"1979年在广交会上被评为国家优质产品。

枸杞子

来源：茄科植物宁夏枸杞*Lycium barbarum* L.的干燥成熟果实。

功效：滋补肝肾，益精明目。

主产县区：景泰、靖远、玉门、临泽、高台、金塔、瓜州、民勤、山丹、古浪、永登等，栽培。

"瓜州枸杞"2011年获得中国绿色食品发展中心的A级认证、2012年获得国家质检总局颁发的地理标志保护品种证书；"靖远枸杞"2012年获得国家质检总局颁发的地理标志保护品种证书；景泰的"黄河石林枸杞"注册为甘肃著名商标。

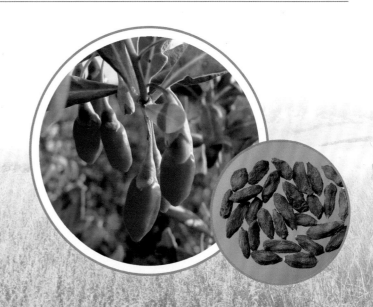

甘肃特色药材

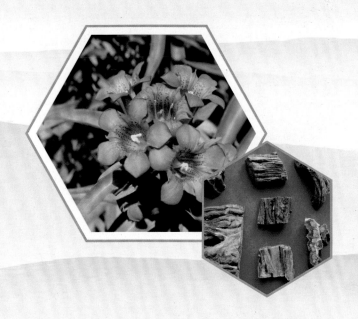

秦艽

来源：龙胆科植物秦艽*Gentiana macrophylla* Pall.、麻花秦艽*G. straminea* Maxim.、粗茎秦艽*G. crassicaulis* Duthie ex Burk或小秦艽*G. dahurica* Fisch.的干燥根。

功效：祛风湿，清湿热，止痹痛，退虚热。

主产县区：粗茎秦艽——合作、碌曲、玛曲、舟曲、漳县、临洮、和政等，野生；秦艽——华亭、正宁、两当、成县、岷县、康乐、陇西等；麻花秦艽——迭部、卓尼等；小秦艽——宁县、碌曲等；野生或栽培。

红芪

来源：豆科植物多序岩黄芪*Hedysarum polybotrys* Hand.-Mazz的干燥根。

功效：补气升阳，固表止汗，利水消肿，生津养血，托毒排脓，敛疮生肌。

主产县区：民乐、榆中、景泰、临洮、渭源、陇西、漳县、岷县、康乐、玛曲、夏河、卓尼、迭部、舟曲、宕昌、武都、文县、徽县、礼县、西和、甘谷、武山、庄浪等。

《中国药典》一部，1977年版作为黄芪来源之一，1985年版将其从黄芪中分出，单列为红芪。1980年甘肃开始红芪的人工栽培。1984年武都"米仓山红芪"荣获国家外贸部《出口商品荣誉证书》。2016年"武都红芪"获得国家地理标志产品认证。

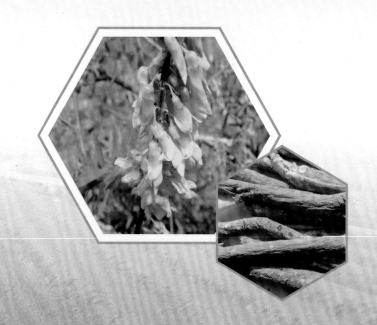

羌活

来源：伞形科植物羌活 *Notopterygium incisum* Ting ex H. T. Chang 或宽叶羌活 *N. forbesii* H. de Boiss. 的干燥根茎及根。

功效：解表散寒，祛风除湿，止痛。

主产县区：天祝、古浪、民勤、碌曲、临潭、卓尼、夏河、合作、康乐、和政、岷县、宕昌、文县、武山、陇西、渭源、临洮等，野生或栽培。

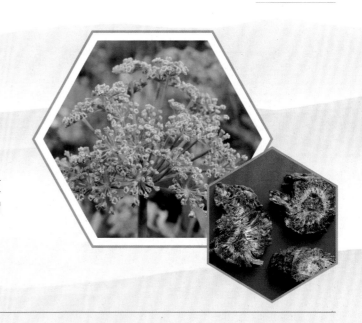

肉苁蓉

来源：列当科植物肉苁蓉 *Cistanche deserticola* Y. C. Ma 的干燥肉质茎。

功效：补肾阳，益精血，润肠通便。

主产县区：敦煌、瓜州、金塔、玉门、临泽、高台、民勤等，野生或栽培。

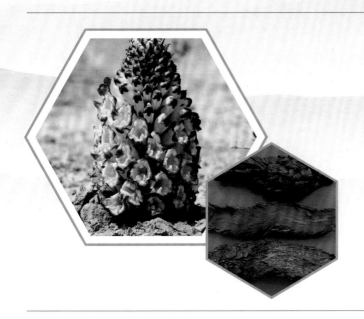

锁阳

来源：锁阳科植物锁阳 *Cynomorium songaricum* Rupr. 的干燥肉质茎。

功效：补肾阳，益精血，润肠通便。

主产县区：敦煌、瓜州、金塔、高台、玉门、山丹、民勤、永昌、肃南、临泽、古浪、景泰、天祝等，野生。

2004年瓜州县被中国特产之乡推荐暨宣传活动组委会授予"中国锁阳之乡"称号。

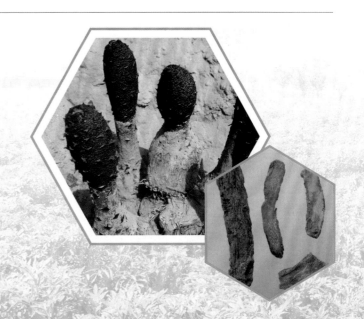

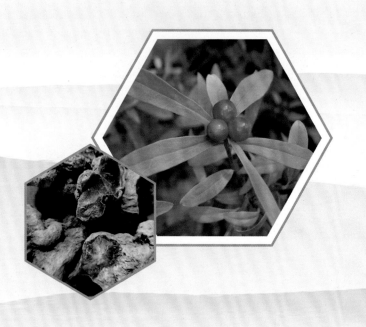

祖师麻

来源：瑞香科植物黄瑞香*Daphne giraldii* Nitsche或唐古特瑞香*D. tangutica* Maxim.的干燥茎皮或根皮。

功效：有小毒；祛风湿，活血止痛。

主产县区：黄瑞香——永登、榆中、靖远、临洮、渭源、漳县、岷县、永靖、积石山、和政、康乐、夏河、迭部、舟曲、宕昌、武都、成县、徽县、礼县、西和、麦积、武山、庄浪、华池等，野生；唐古特瑞香——肃南、山丹、民勤、古浪、天祝、永登、榆中、景泰、渭源、临夏、积石山、碌曲、玛曲、夏河、临潭、卓尼、文县、张家川等，野生。

玫瑰（苦水玫瑰）

来源：蔷薇科植物玫瑰*Rosa rugosa* Thunb.ʹKushuiʹ的干燥花蕾。

功效：行气解郁，和血，止痛。

主产县区：永登、民勤、景泰、康乐、临洮、徽县、环县等，多栽培。

甘肃玫瑰种植起源于永登县苦水镇，经过长期栽培，形成了地域性特有品种"苦水玫瑰"。清《甘肃通志》载："玫瑰花出兰州，而以永登县苦水乡所产质量最优。"

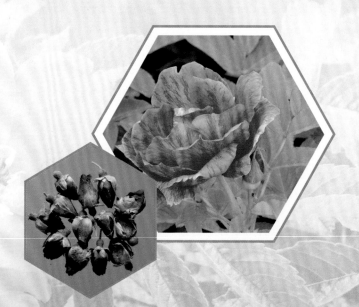

红豆杉 *Taxus chinensis*（Pilg.）Rehder

药材名：红豆杉。

功效：抗肿瘤（活性成分为紫杉醇）。

珍稀濒危程度：一级国家重点保护野生植物，《濒危野生动植物种国际贸易公约》（附录Ⅱ），《世界自然保护联盟濒危物种红色名录》易危种。

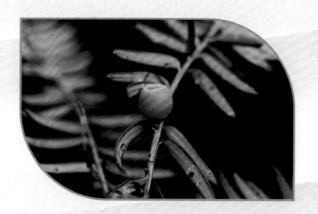

中麻黄 *Ephedra intermedia* Schrenk ex Mey.

药材名：麻黄。

功效：发汗散寒，宣肺平喘，利水消肿。

珍稀濒危程度：二级国家重点保护野生植物，《世界自然保护联盟濒危物种红色名录》近危种。

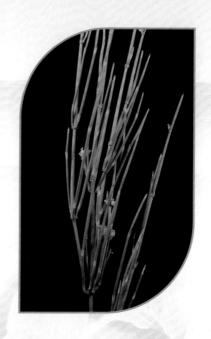

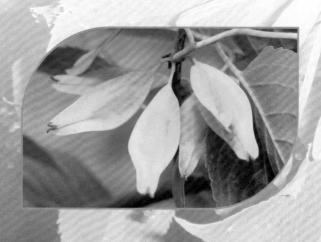

杜仲 *Eucommia ulmoides* Oliver

药材名：杜仲。

功效：补肝肾，强筋骨，安胎。

珍稀濒危程度：《中国生物多样性红色名录　高等植物卷》易危种，中国特有种。

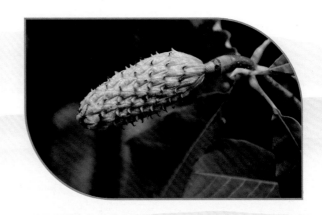

厚朴 *Magnolia officinalis* Rehd. et Wils.

药材名：厚朴。

功效：燥湿消痰，下气除满。

珍稀濒危程度：二级国家重点保护野生植物，中国特有种。

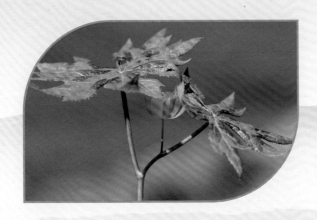

桃儿七 *Sinopodophyllum hexandrum*（Royle）Ying

药材名：小叶莲。

功效：调经活血。

珍稀濒危程度：二级国家重点保护野生植物。

南方山荷叶 *Diphylleia sinensis* H. L. Li

药材名：窝儿七。

功效：清热解毒，活血祛瘀，祛风除湿。

珍稀濒危程度：二级国家重点保护野生植物，《濒危野生动植物种国际贸易公约》（附录Ⅱ），《世界自然保护联盟濒危物种红色名录》低危种。

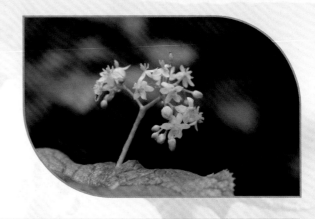

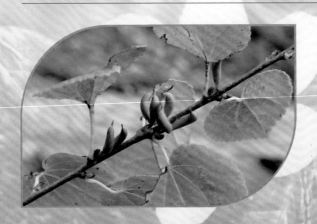

连香树 *Cercidiphyllum japonicum* Sieb. & Zucc.

药材名：连香树。

功效：祛风，定惊，止痉。

珍稀濒危程度：二级国家重点保护野生植物，《中国生物多样性红色名录　高等植物卷》低危种。

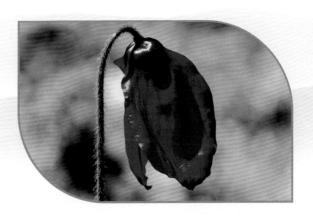

红花绿绒蒿 *Meconopsis punicea* Maxim.

药材名：红花绿绒蒿。

功效：镇痛，止咳，固涩。

珍稀濒危程度：二级国家重点保护野生植物，《中国生物多样性红色名录　高等植物卷》低危种。

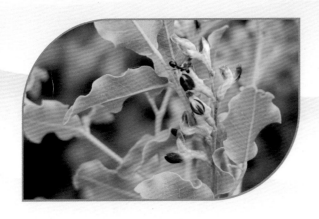

胀果甘草 *Glycyrrhiza inflata* Batal.

药材名：甘草。

功效：补脾益气，清热解毒，祛痰止咳，缓急止痛，调和诸药。

珍稀濒危程度：二级国家重点保护野生植物，《中国生物多样性红色名录　高等植物卷》低危种。

喜树 *Camptotheca acuminata* Decne.

药材名：喜树。

功效：清热解毒，散结消癥。

珍稀濒危程度：二级国家重点保护野生植物，《中国生物多样性红色名录　高等植物卷》低危种，中国特有种。

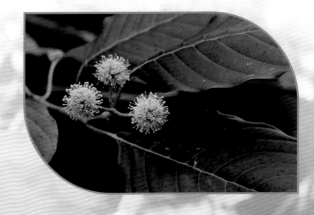

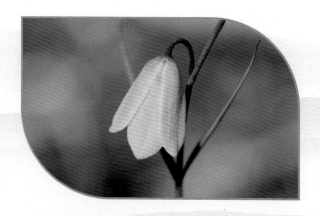

甘肃贝母 *Fritillaria przewalskii* Maxim. ex Batalin

药材名：川贝母。

功效：清热润肺，化痰止咳，散结消肿。

珍稀濒危程度：《中国生物多样性红色名录　高等植物卷》易危种，中国特有种。

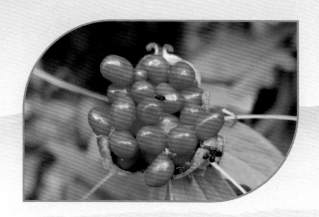

七叶一枝花 *Paris polyphylla* Smith

药材名：重楼。

功效：清热解毒，消肿止痛，凉肝定惊。

珍稀濒危程度：二级国家重点保护野生植物，《中国生物多样性红色名录　高等植物卷》近危种。

毛杓兰 *Cypripedium franchetii* Wils.

药材名：鸡嗉子花。

功效：利水消肿，祛风活血。

珍稀濒危程度：一级国家重点保护野生植物，《濒危野生动植物种国际贸易公约》（附录Ⅱ），《中国生物多样性红色名录　高等植物卷》易危种。

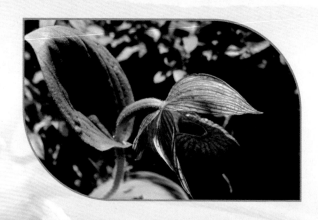

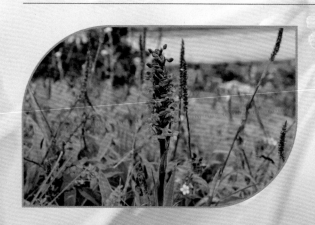

手参 *Gymnadenia conopsea* （L.）R. Br.

药材名：手掌参。

功效：祛瘀活血，补肾助阳。

珍稀濒危程度：二级国家重点保护野生植物，《濒危野生动植物种国际贸易公约》（附录Ⅱ）。

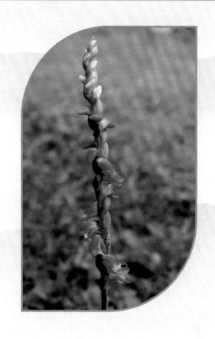

绥草 *Spiranthes sinensis*（Pers.）Ames

药材名：盘龙参。

功效：益气养阴，清热解毒。

珍稀濒危程度：二级国家重点保护野生植物，《濒危野生动植物种国际贸易公约》（附录Ⅱ），《中国生物多样性红色名录高等植物卷》低危种。

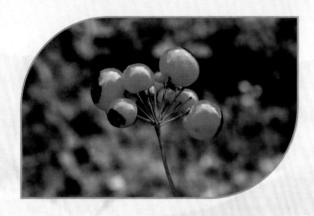

珠子参

Panax pseudoginseng Wall. var .*bipinnatifidus*（Seem.）Li

药材名：珠子参。

功效：补肺养阴，祛瘀止痛，止血。

珍稀濒危程度：《中国生物多样性红色名录　高等植物卷》近危种。

白及 *Bletilla striata*（Thunb. ex Murray）Rchb. F.

药材名：白及。

功效：收敛止血，消肿生肌。

珍稀濒危程度：二级国家重点保护野生植物，《濒危野生动植物种国际贸易公约》（附录Ⅱ）。

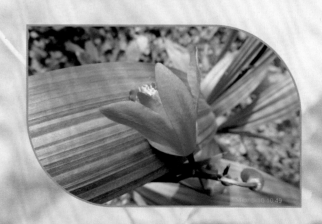

药用植物

　　调查到甘肃省药用植物3135种，隶属192科955属，其中藻菌地衣类植物14科21属25种，苔藓类植物3科3属3种，蕨类植物22科35属106种，裸子植物7科18属45种，被子植物146科878属2956种。

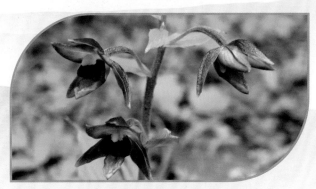

大叶火烧兰
Epipactis mairei Schlechter

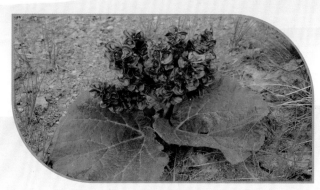

矮大黄
Rheum nanum Siev. ex Pall.

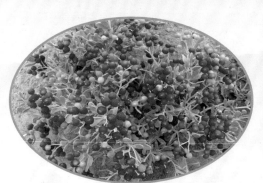

白刺
Nitraria tangutorum Bobr.

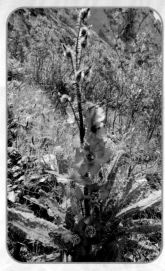

多刺绿绒蒿
Meconopsis horridula Hook. f. et Thoms.

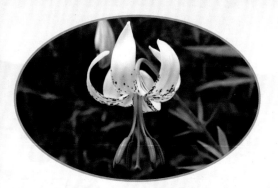

宝兴百合
Lilium duchartrei Franchet

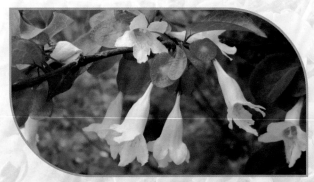

双盾木
Dipelta floribunda Maximowicz

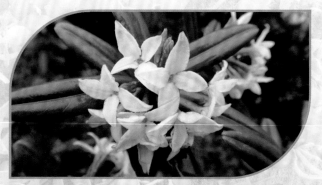

凹叶瑞香
Daphne retusa Hemsl.

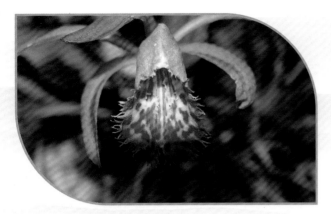

独蒜兰
Pleione bulbocodioides（Franch.）Rolfe

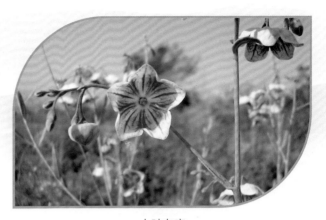

大叶白麻
Apocynum pictum Schrenk

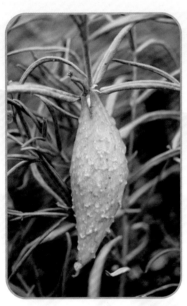

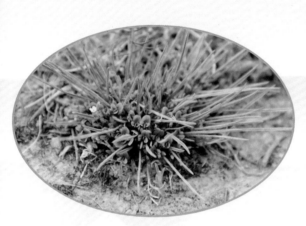

单叶黄芪
Astragalus efoliolatus Hand.-Mazz.

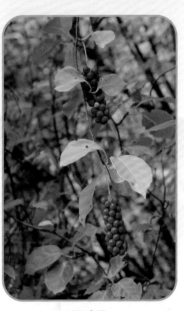

地梢瓜
Cynanchum thesioides（Freyn）K. Schum.

五味子
Schisandra chinensis（Turcz.）Baill.

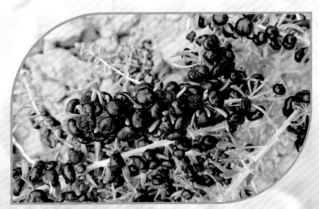

黑果枸杞
Lycium ruthenicum Murr.

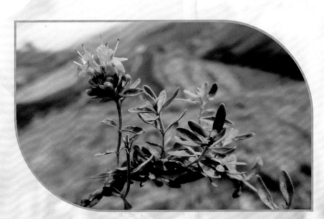

百里香
Thymus mongolicus Ronn

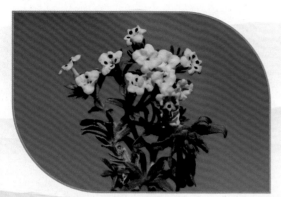

黄花软紫草
Arnebia guttata Bge.

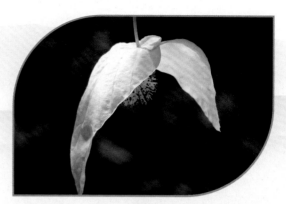

珙桐
Davidia involucrata Baill.

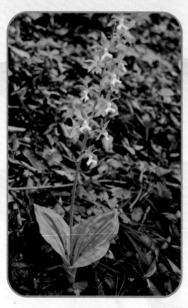

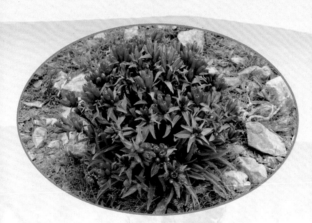

管花秦艽
Gentiana siphonantha Maxim. ex Kusnez.

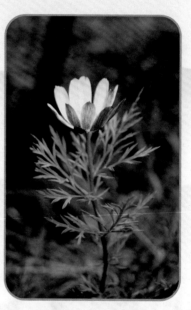

峨边虾脊兰
Calanthe yuana Tang & F. T. Wang

甘青侧金盏花
Adonis bobroviana Sim.

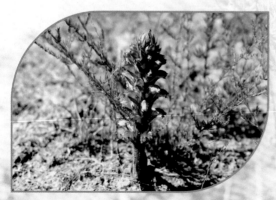

列当
Orobanche coerulescens Steph.

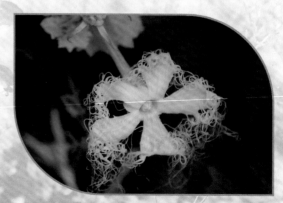

栝楼
Trichosanthes kirilowii Maxim.

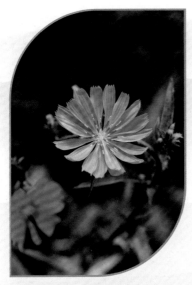

菊苣
Cichorium intybus L.

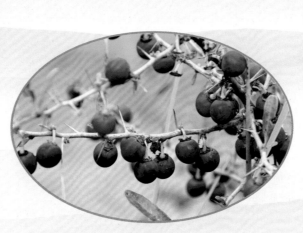

蕤核
Prinsepia uniflora Batal.

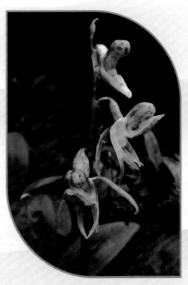

裂唇虎舌兰
Epipogium aphyllum（F.W.Schmidt）Sw

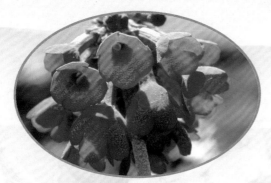

垂花穗状报春
Primula cernua Franchet

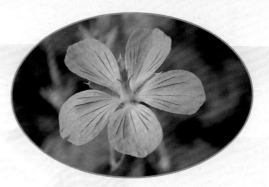

老鹳草
Geranium wilfordii Maxim.

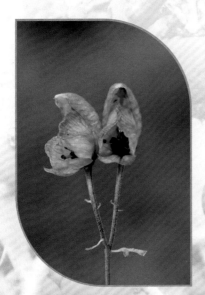

甘青乌头
Aconitum tanguticum（Maxim.）Stapf

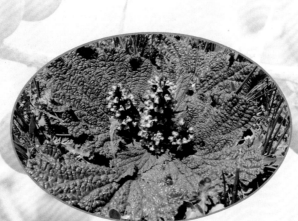

独一味
Phlomoides rotata（Benth. ex Hook. f.）Mathiesen

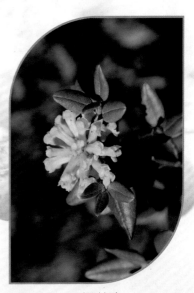

烈香杜鹃
Rhododendron anthopogonoides Maxim.

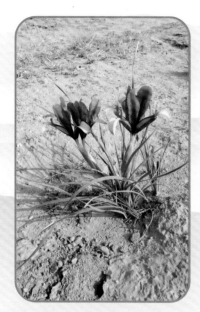

锐果鸢尾
Iris goniocarpa Baker

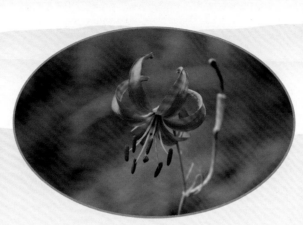

山丹
Lilium pumilum DC.

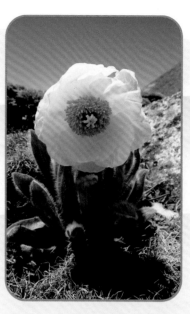

全缘叶绿绒蒿
Meconopsis integrifolia（Maxim.）Franch.

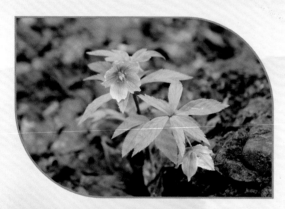

铁筷子
Helleborus thibetanus Franch.

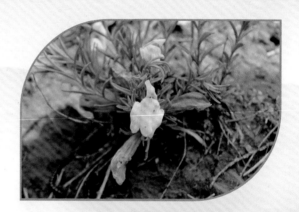

蒙古芯芭
Cymbaria mongolica Maxim.

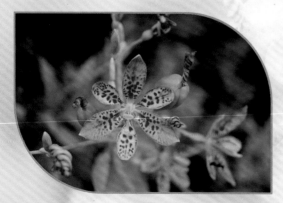

射干
Belamcanda chinensis（L.）Redouté

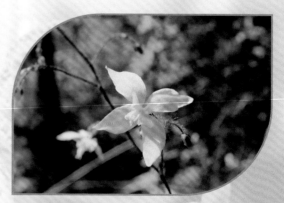

淫羊藿
Epimedium brevicornu Maxim.

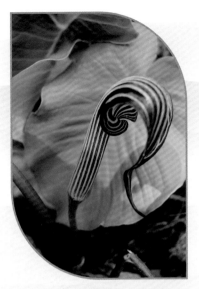

象头花
Arisaema franchetianum Engl.

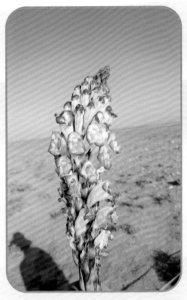

盐生肉苁蓉
Cistanche salsa（C. A. Mey.）G. Beck

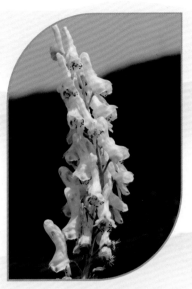

西伯利亚乌头
Polygala sibirica L.

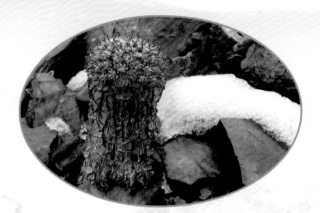

水母雪兔子
Saussurea medusa Maxim.

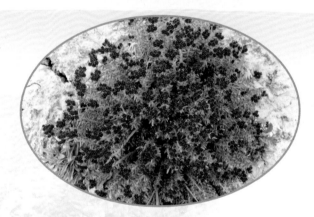

圆丛红景天
Rhodiola juparensis（Frod.）S. H. Fu

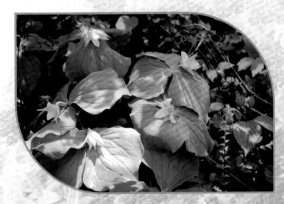

延龄草
Trillium tschonoskii Maxim

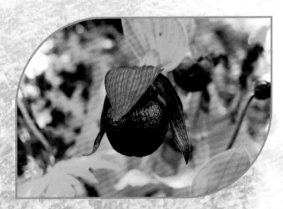

西藏杓兰
Cypripedium tibeticum King ex Rolfe

药用动物

调查到甘肃省药用动物448种，隶属148科326属，其中无脊椎动物67科91属、脊椎动物81科235属。

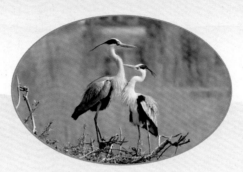

苍鹭
Ardea cinerea Linnaeus

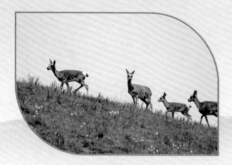

藏原羚
Procapra picticaudata Hodgson

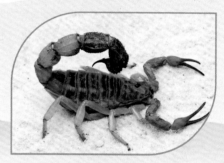

东亚钳蝎
Buthus martensii Karsch

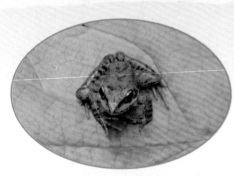

中国林蛙
Rana chensinensis David

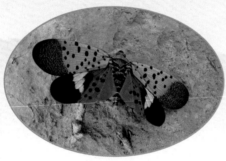

斑衣蜡蝉
Lycorma delicatula（White）

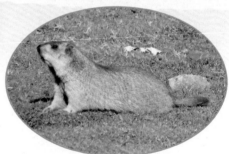

喜马拉雅旱獭
Marmota himalayana Hodgson

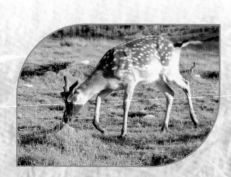

梅花鹿
Cervus nippon Temminck

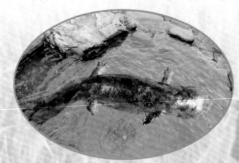

大鲵
Andrias davidianus（Blanchard）

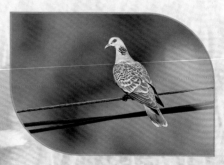

山斑鸠
Streptopelia orientalis（Latham）

药用矿物

调查到甘肃省药用矿物43种。

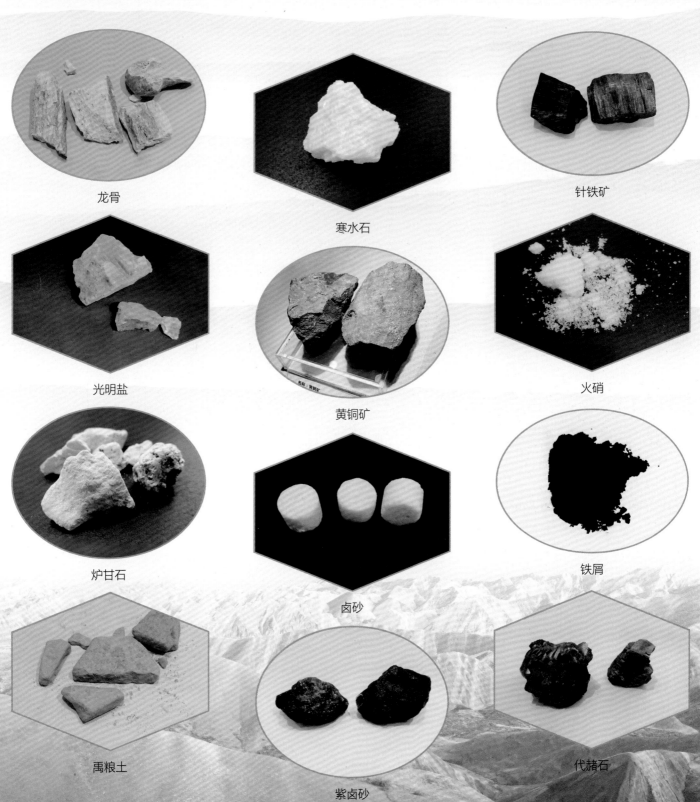

龙骨

寒水石

针铁矿

光明盐

黄铜矿

火硝

炉甘石

卤砂

铁屑

禹粮土

紫卤砂

代赭石

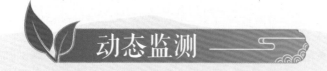

动态监测

甘肃省中药原料质量监测技术服务中心

　　甘肃省中药原料质量监测技术服务中心（简称"省级中心"）为国家中药资源动态监测平台甘肃省分支机构，主要承担全省中药材重点产区的栽培产量、流通量、质量、价格以及野生中药材相关信息的动态监测。同时承担甘肃省道地药材标准制订、道地药材生产基地认定、企业农户技术指导、中药产业发展咨询等工作。省级中心依托甘肃中医药大学建设。

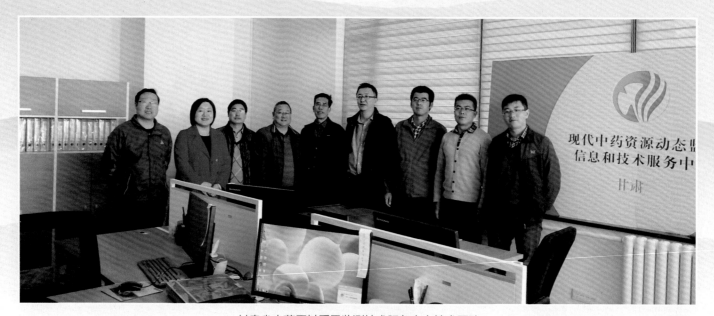

甘肃省中药原料质量监测技术服务中心技术团队

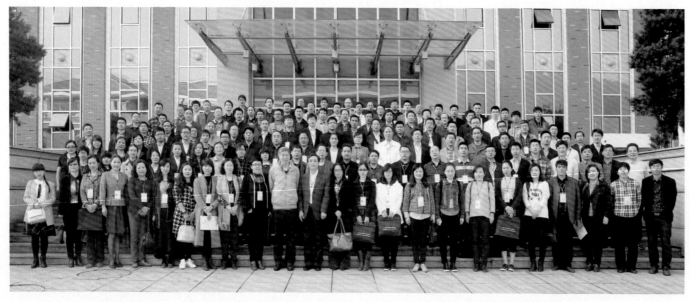

2016年3月7日，参加全国中药资源动态监测信息和技术服务体系（监测站）建设经验交流会（丽水）

动态监测体系

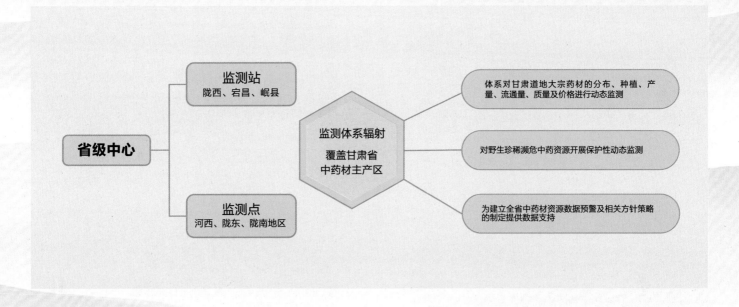

省级中心

监测站
陇西、宕昌、岷县

监测点
河西、陇东、陇南地区

监测体系辐射
覆盖甘肃省
中药材主产区

体系对甘肃道地大宗药材的分布、种植、产量、流通量、质量及价格进行动态监测

对野生珍稀濒危中药资源开展保护性动态监测

为建立全省中药材资源数据预警及相关方针策略的制定提供数据支持

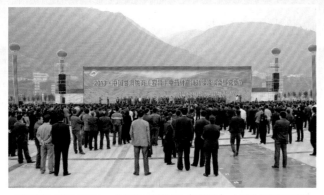

2013年10月12日，中国甘肃陇南（宕昌）中药材产销对接洽谈会暨党参节

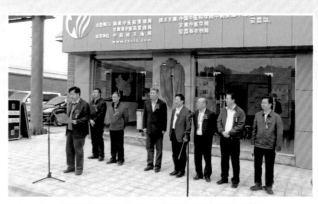

2012年10月12日，宕昌监测站揭牌仪式

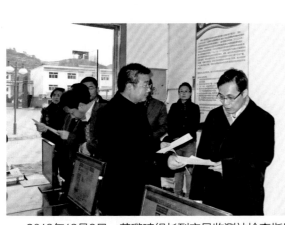

2013年12月3日，黄璐琦组长到宕昌监测站检查指导

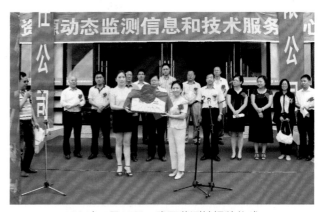

2014年7月10日，陇西监测站揭牌仪式

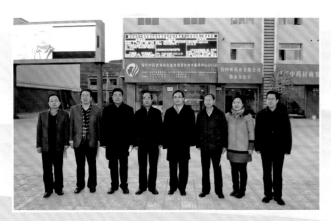

2013年12月3日，黄璐琦组长考察宕昌监测站建设情况

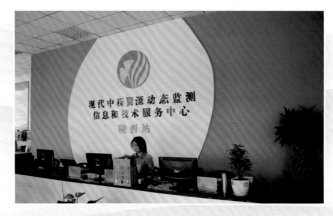

2013年12月10日，陇西动态监测站

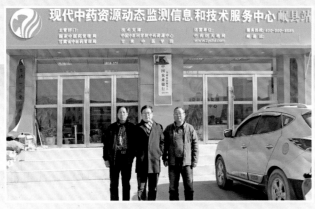

2015年12月7日，郑贵森副校长赴岷县监测站调研

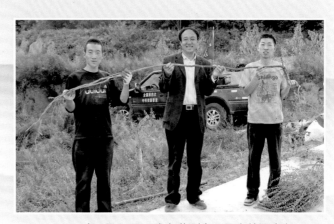

2020年9月29日，陇东监测点开展户外调查

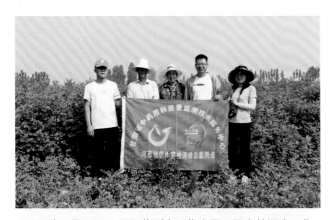

2020年7月21日，河西监测点工作人员开展户外调查工作

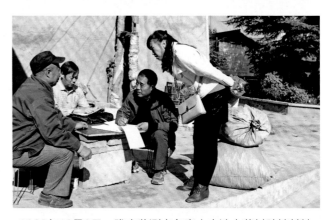

2020年10月2日，陇南监测点负责人走访中药材种植基地

道地药材认定

　　根据《甘肃省道地药材认定管理办法（试行）》（甘卫发〔2015〕199号）文件要求，省级中心负责组织道地药材标准制定，道地药材生产企业申报材料的审核、现场检查和评审工作。截至2020年，已组织制定岷当归、陇黄芪、白条党（纹党）、陇南红芪、甘草、板蓝根、大黄、枸杞子、肉苁蓉和苦水玫瑰花等10项道地药材标准。12家药材生产企业通过道地药材基地认定，涉及种植面积达36.62万亩。道地药材认定工作的开展对打造甘肃道地药材品牌，扩大甘肃道地药材影响力，提升甘肃道地药材产值具有深远的影响。

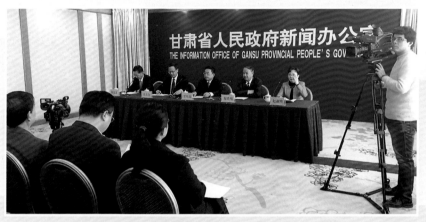

2016年3月1日，道地药材基地认定新闻发布会（兰州）

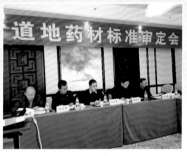

2019年12月31日，道地药材标准审定会（兰州）

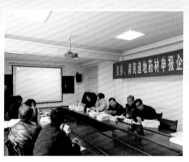

2019年1月4日，审核党参、黄芪道地药材生产企业材料（兰州）

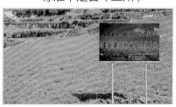

陇西向阳中药材合作社党参道地药材种植基地

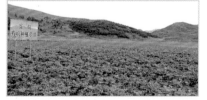

顺兴合当归道地药材种植基地

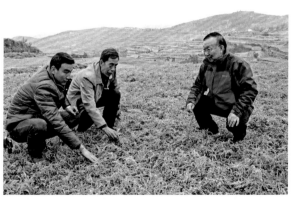

2017年10月9日，省级中心专家赴甘肃中天药业有限责任公司进行现场检查

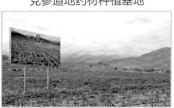

九州天润当归道地药材种植基地

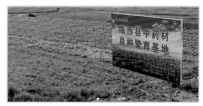

甘肃中天药业集团道地药材种质繁育基地

服务中药材产业

　　省级中心立足产业需求，主动对接开展技术、信息和扶贫服务工作。针对当归、大黄、苦水玫瑰和肉苁蓉等甘肃省道地药材产业发展问题组织召开了专题研讨会并提供产业发展规划；参与筹办中国（甘肃）中医药产业博览会"四新论坛"；组织承办甘肃省中药材产业"百人计划"培训会等各级各类产业技术培训29场，培训人员近万人；为52家企业开展技术咨询服务；协助原甘肃省林业厅制定了《甘肃省林业厅关于加强药用植物资源保护工作的通知》（甘林办函〔2018〕824号）。为甘肃省中药材产业发展充分发挥了谋划、支撑、宣传、桥梁的智库作用。

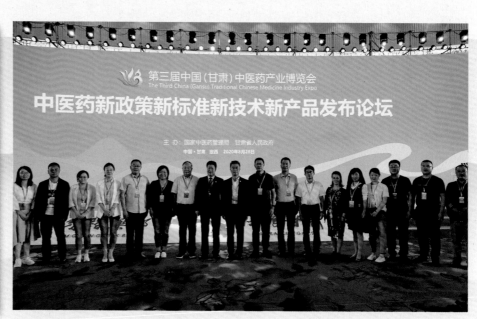

2020年8月28日，第三届药博会"四新论坛"——道地药材标准发布（陇西）

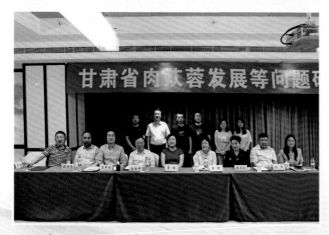

2020年6月5日，召开肉苁蓉产业发展问题研讨会（兰州）

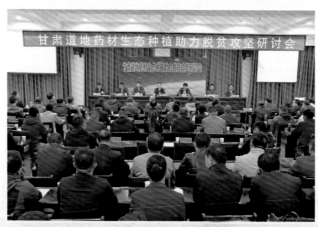

2019年9月24日，甘肃道地药材生态种植助力脱贫攻坚研讨会（宕昌）

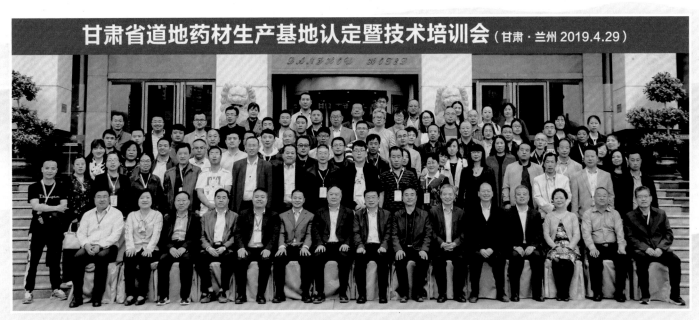

2019年4月29日，道地药材生产基地认定暨技术培训会（兰州）

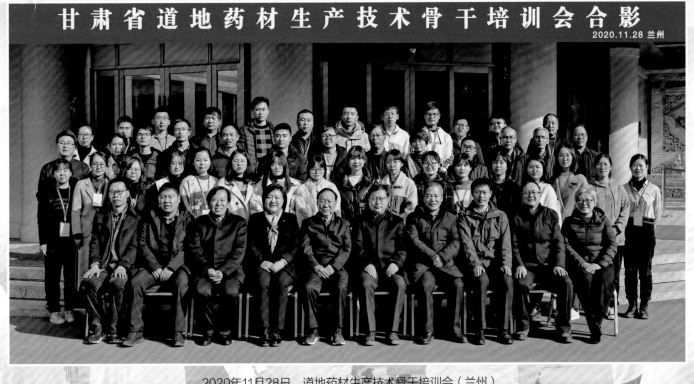

2020年11月28日，道地药材生产技术骨干培训会（兰州）

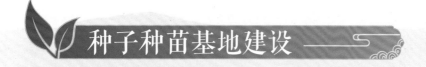

种子种苗基地建设

甘肃省中药材种子种苗繁育基地建设简况

根据国家中医药管理局《关于印发2012年中医药部门公共卫生专项资金项目工作任务方案的通知》（国中医药规财发〔2012〕27号）要求，我省立项建设国家基本药物所需重要中药材原料种子种苗繁育基地，并依托甘肃中医药大学建成甘肃省中药材种子种苗良种繁育技术服务中心。

自2012年项目实施，已建成当归、党参、黄芪、甘草、板蓝根、柴胡甘肃道地大宗药材种子繁育基地约3.5万亩，种苗繁育基地约26万亩。显著推进了甘肃中药材种子种苗产业化发展。

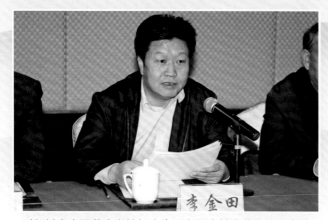

时任甘肃中医药大学校长李金田在国家基本药物所需中药材种子种苗繁育基地建设甘肃省项目启动会上发言

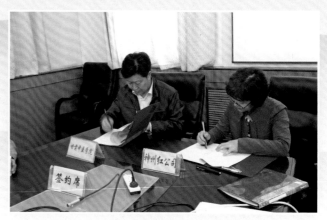

项目负责人李金田教授与合作单位签署协议书

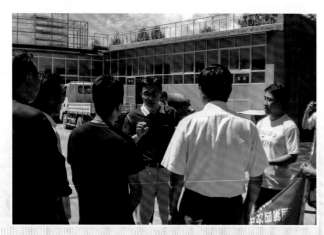

2013年8月18日，国家专家组在甘肃指导种子种苗繁育基地建设

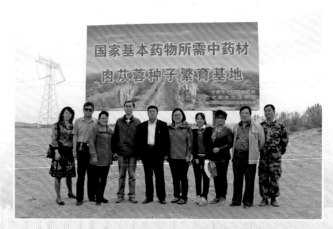

专家检查肉苁蓉基地

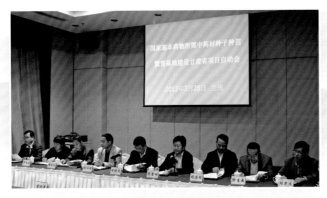

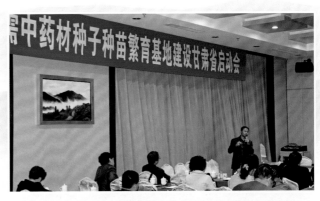

2013年3月28日，国家基本药物所需中药材种子种苗
繁育基地建设甘肃省项目启动会（兰州）

2013年3月28日，国家基本药物所需中药材种子种苗
繁育基地建设甘肃省项目培训现场（兰州）

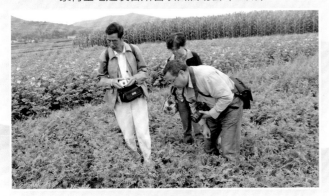

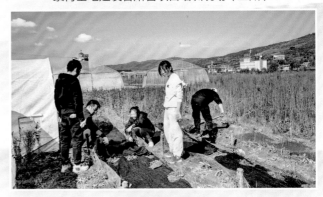

专家检查红芪制种田

田间指导学生科研

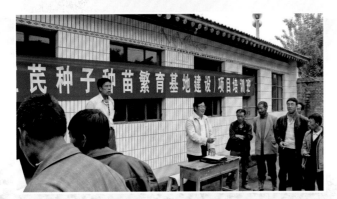

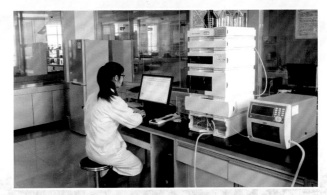

种子种苗繁育基地培训

中药材种子种苗质量检测中心

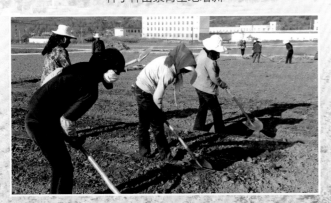

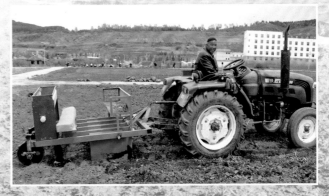

党参育苗

根茎类药材移栽

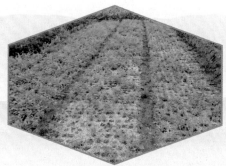

红芪种苗等级试验

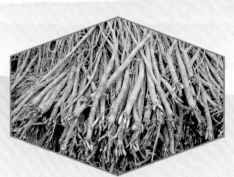

红芪种苗

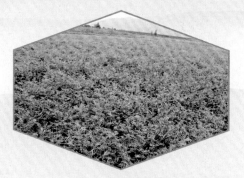

红芪制种田

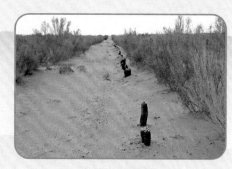

肉苁蓉制种基地

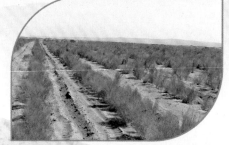

种植肉苁蓉寄生的梭梭林

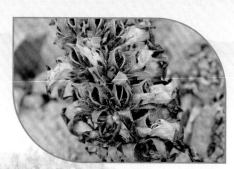

肉苁蓉果穗

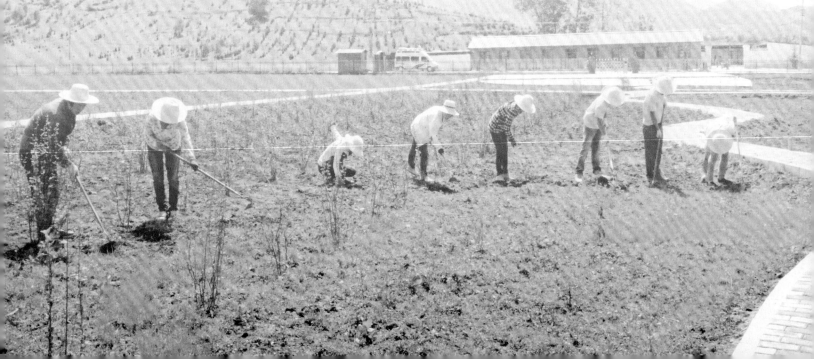

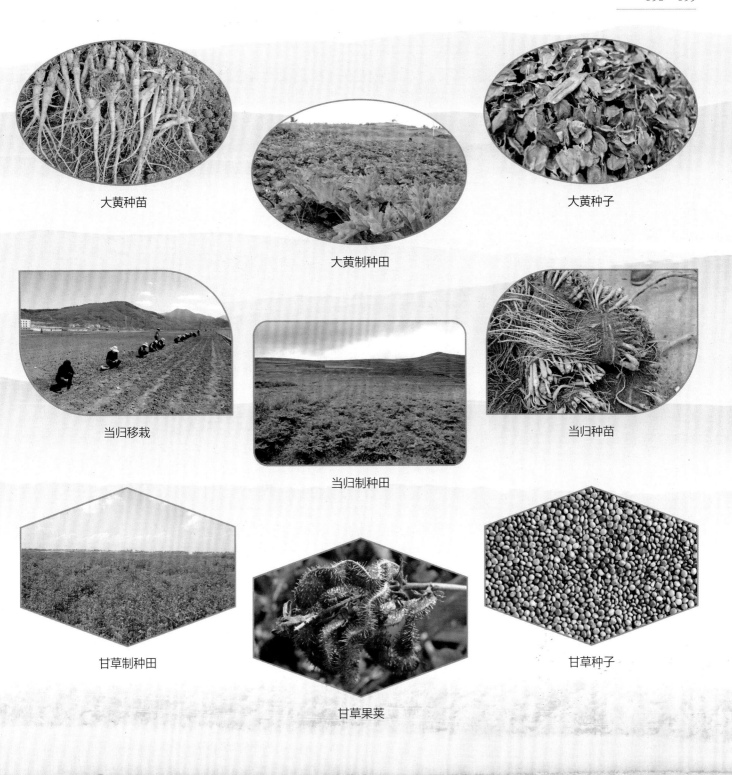

大黄种苗

大黄制种田

大黄种子

当归移栽

当归制种田

当归种苗

甘草制种田

甘草果荚

甘草种子

甘肃中医药大学和政药用植物园

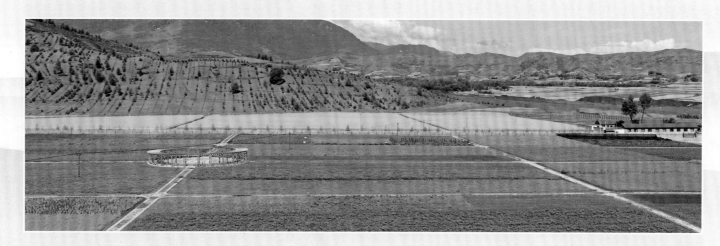

甘肃中医药大学和政药用植物园（以下简称和政药园）是依托第四次全国中药资源普查——2012年中医药部门公共卫生专项"国家基本药物所需中药原料资源调查和监测项目"中药材种子种苗繁育基地建设，于2014年建立的甘肃省国家基本药物所需重要中药材的原料药材种子种苗繁育基地核心基地。集药用植物种质资源保存与开发利用、中药材生产实践教学、中药材新品种新技术研究与推广、中医药旅游及科普文化传播等功能为一体的综合性基地。2022年12月，和政药园被甘肃省科技厅认定为"甘肃省科普基地"。

和政药园距离兰州市140公里，紧邻国家AAAA级风景区松鸣岩。园区海拔2330米，年平均降雨量660毫米，无霜期110天，年平均气温5.1℃。早霜9月中旬，晚霜5月中旬，属高寒阴湿地区。目前建有约120亩的种质资源圃、收集并活体保存药用植物150余种，建成100平方米的种子常温库房及2000升的低温库，保存种质资源1100余份。

作为甘肃中医药产业发展综合示范区的重要组成部分，和政药园在资源保存、教学实践、科学研究、产业示范和社会服务等方面取得了长足发展，已成为我省中医药事业发展的重要基地，也是甘肃中医药大学对外宣传的重要窗口，成为我校中药学类专业综合性教学实践基地，至今已有10届本科生、累计2000余人次在此开展实践学习。随着和政药园国内知名度的提升，每年有来自省内外高校和研究机构的师生及从业者前来参观交流，并多次承办相关专业技术培训班。依托丰富的药用植物资源和专业的科研团队，和政药园已成为药用植物基础研究和中药材生产技术研究与推广的基地。常年承担国家中药材产业技术体系、中医药行业科研专项等国家级、省部级科研项目20余项，与中国中医科学院、广西药用植物园、兰州大学、长江大学、沈阳农业大学、甘肃省农科院等单位建立合作关系，共同开展药用植物基因组测序、植物病理、新品种选育等研究。先后引进四倍体黄芩D20、中柴2号柴胡、陇芪2号黄芪等新品种8个，推广中药材机械化移栽、种子丸粒化新技术等，其中，"松鸣一号"菘蓝2023年被农业农村部授予植物新品种权。

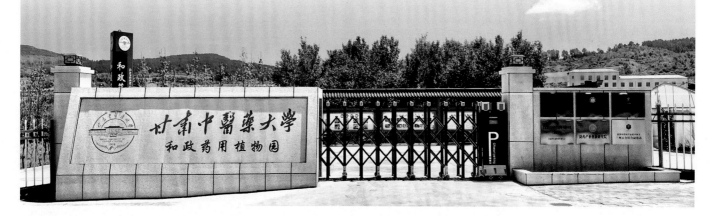

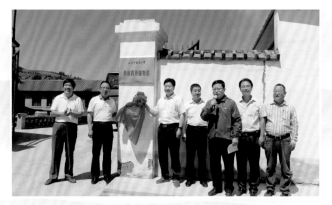

2015年7月11日，甘肃中医药大学和政药用植物园揭牌

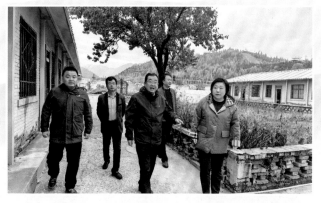

2023年10月25日，甘肃中医药大学王学军书记、晋玲副校长
一行调研甘肃中医药大学和政药用植物园

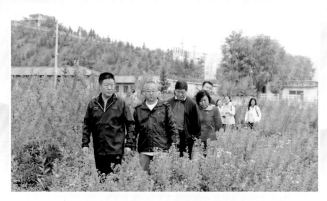

2020年7月24日，李金田校长一行调研
甘肃中医药大学和政药用植物园

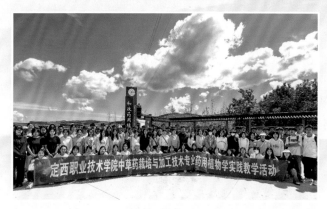

2024年6月21日，定西职业技术学院师生来和政药用植物园
开展实践教学和现场观摩

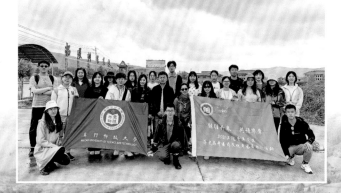

2019年6月16日，澳门科技大学师生来和政药用植物园访问交流

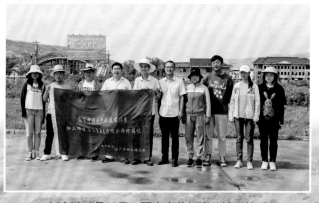

2020年8月10日，国家中药材产业技术体系
质量与品质综合评价岗位团队访问交流

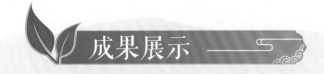

一、普查结果

调查到甘肃省中药资源3626种，药用植物3135种，隶属192科955属，其中藻菌地衣类植物14科21属25种、苔藓类植物3科3属3种、蕨类植物22科35属106种、裸子植物7科18属45种、被子植物146科878属2956种；药用动物448种，隶属148科326属，其中无脊椎动物67科91属、脊椎动物81科235属；药用矿物43种。中药资源种类数为第三次普查（1510种）的2.4倍，极大地丰富了甘肃省中药资源的本底数据。

采集制作腊叶标本123 482份、药材标本6638份、种子样品2878份、拍摄照片3130余万张、录制影像资料3771份；主要栽培药材129种，全面统计危害甘肃省中药材栽培的344种病虫害；市场主流品种460种；访问名老中医600余位，收集到传统知识/民间验方1277条。全面完成86个市（县、区）中药资源普查工作，为每个市（县、区）制定中药资源发展规划，补充完善了甘肃省中药区划理论。

二、人才培养

培养各级各类中药人才共2100余人（博士、硕士、本科生及各县区基层中药资源技术人才），大幅度提升了中药资源从业人员的技术水平和科研能力，为甘肃省中药产业发展奠定了坚实的人才基础。

三、研究成果

发现新种3个，新记录属18个，新记录种79个；发表学术论文200余篇，相关学位论文24篇；出版和编写专著20余部；获授权专利30余项；软件著作权3项；制定各类标准56项；获奖15项；获批科研平台3个。

四、科普宣传

大力开展科普宣传教育，建立第四次全国中药资源普查甘肃省成果展示馆、建立甘肃药用植物科普基地网站、建成甘肃中医药大学百草园、建成和政药用植物园、设计制作陇药扑克和日历、制作第四次全国中药资源普查甘肃省成果宣传画册等一系列科普作品，初步形成了甘肃省中药科普线上与线下的网络系统。

五、技术服务

依托甘肃省中药原料质量监测技术服务中心组织开展甘肃省道地药材认定工作，开展中医药产业技术培训30余场次，累计培训人员12 000余人次；针对当归、大黄、苦水玫瑰、肉苁蓉等甘肃省道地药材产业发展问题召开专题研讨并提供产业发展规划。

普查形成的一批标志性科研成果，为振兴发展中药产业奠定了坚实基础。总结普查之法、科研之术及服务体系，培养锻炼专业人才队伍，不断创新发展。

新种

发现新种3个，分别为苦苣苔科马铃苣苔属文县马铃苣苔*Oreocharis wenxianensis* X. J. Liu & X. G. Sun.，由文县普查队长孙学刚教授发现于甘肃文县；五味子科八角属甘肃八角*Illicium gansuense* Z.F.Bai & Xue L.Chen.和石蒜科葱属舟曲韭*Allium zhouquense* Z.F.Bai & Xue L.Chen，由武都区普查队长陈学林教授分别发现于甘肃武都区和舟曲县。

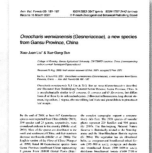
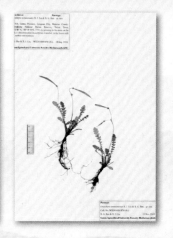
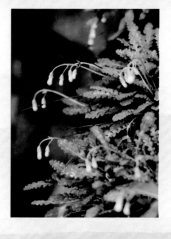
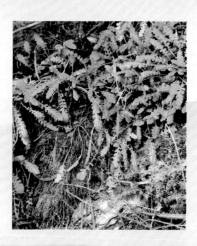
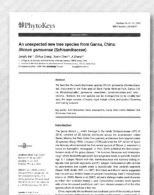
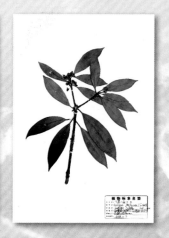
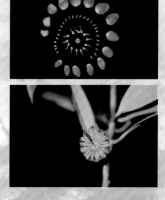
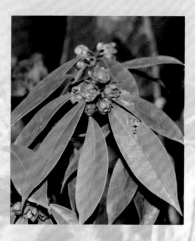
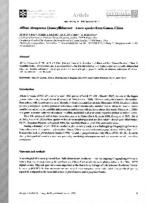
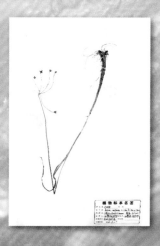
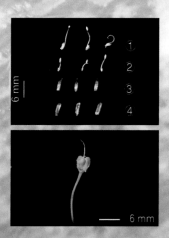
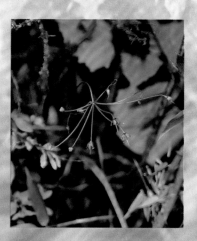

甘肃新分布——属

序号	属中文名	属拉丁名	序号	属中文名	属拉丁名	序号	属中文名	属拉丁名
1	冷兰属	*Frigidorchis*	7	刺蒴麻属	*Triumfetta*	13	节肢蕨属	*Arthromeris*
2	母菊属	*Matricaria*	8	黄肉楠属	*Actinodaphne*	14	薄唇蕨属	*Leptochilus*
3	联毛紫菀属	*Symphyotrichum*	9	辐花属	*Lomatogoniopsis*	15	苦葛属	*Toxicopueraria*
4	艾纳香属	*Blumea*	10	蔓龙胆属	*Crawfurdia*	16	虎刺属	*Damnacanthus*
5	天葵属	*Semiaquilegia*	11	水茫草属	*Limosella*	17	无须藤属	*Hosiea*
6	木犀属	*Osmanthus*	12	石杉属	*Huperzia*	18	龙珠属	*Tubocapsicum*

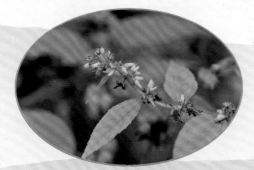

单毛刺蒴麻*Triumfetta annua*
Linnaeus

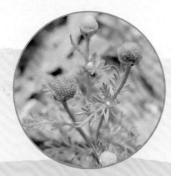

同花母菊*Matricaria matricarioides*
（Lessing）Porter ex Britton

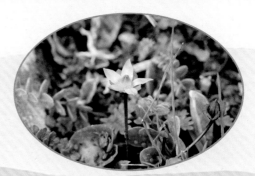

辐花*Lomatogoniopsis alpina*
T.N.Ho & S.W.Liu

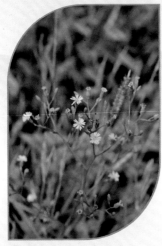

钻形紫菀*Symphyotrichum subulatum*
（Michaux）G. L. Nesom

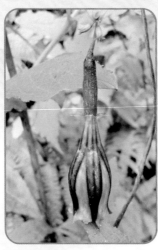

无柄蔓龙胆*Crawfurdia sessiliflora*
（Marq.）H. Smith

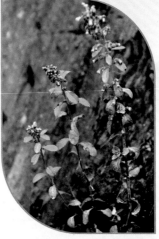

柔毛艾纳香*Blumea axillaris*
（Lamarck）Candolle
（*Blumea mollis*（D. Don）Merrill）

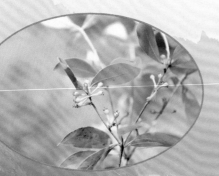

红果黄肉楠*Actinodaphne cupularis*
（Hemsley）Gamble

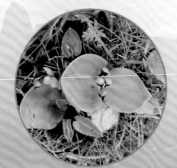

冷兰*Frigidorchis humidicola*
（K. Y. Lang & D. S. Deng）Z. J. Liu & S. C. Chen

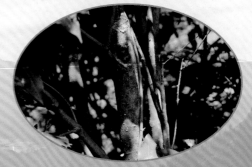

野桂花*Osmanthus yunnanensis*
（Franchet）P. S. Green

甘肃新分布——种

序号	种中文名	种拉丁名
1	宜昌蛇菰	*Balanophora henryi* Hemsl.
2	筒鞘蛇菰	*Balanophora involucrata* Hook. f.
3	叉分蓼	*Polygonum divaricatum* L.
4	平卧轴藜	*Axyris prostrata* L.
5	天葵	*Semiaquilegia adoxoides* (DC.) Makino
6	峨眉含笑	*Michelia wilsonii* Finet et Gagn.
7	红果黄肉楠	*Actinodaphne cupularis* (Hemsl.) Gamble
8	臭黄堇	*Corydalis foetida* C. Y. Wu et Z. Y. Su
9	独活叶紫堇	*Corydalis heracleifolia* C. Y. Wu et Z. Y. Su
10	尿罐草	*Corydalis moupinensis* Franchet,
11	黄堇	*Corydalis pallida* (Thunb.) Pers.
12	紫苞黄堇	*Corydalis laucheana* Fedde
13	山飘风	*Sedum majus* (Hemsley) Migo
14	异条叶虎耳草	*Saxifraga lepidostolonosa* H. Smith
15	繁缕虎耳草	*Saxifraga stellariifolia* Franchet
16	多苞蔷薇	*Rosa multibracteata* Hemsl. et Wils.
17	大红泡	*Rubus eustephanos* Focke ex Diels
18	红腺悬钩子	*Rubus sumatranus* Miquel
19	小叶三点金	*Desmodium microphyllum* (Thunberg) Candolle
20	羽叶长柄山蚂蝗	*Hylodesmum oldhamii* (Oliver) H.Ohashi & R.R.Mill
21	紫脉花鹿藿	*Rhynchosia himalensis* Bentham ex Baker var.*craibiana* (Rehder) E.Peter
22	毛白棘豆	*Oxytropis ochrantha* Turcz. var. *allipilosa* P. C. Li
23	单毛刺蒴麻	*Triumfetta annua* Linn.
24	棱果沙棘	*Hippophae goniocarpa* Y. S. Lian et al. ex Swenson & Bartish
25	松叶西风芹	*Seseli yunnanense* Franch.
26	阔萼粉报春	*Primula knuthiana* Pax
27	野桂花	*Osmanthus yunnanensis* (Franch.) P.S.Green
28	蓝钟喉毛花	*Comastoma cyananthiflorum* (Franch. ex Hemsl.) Holub
29	无柄蔓龙胆	*Crawfurdia sessiliflora* (Marq.) H. Smith
30	丝萼龙胆	*Gentiana filisepala* T. N. Ho
31	南山龙胆	*Gentiana grumii* Kusnez.
32	辐花	*Lomatogoniopsis alpina* T. N. Ho et S. W. Liu
33	西南獐牙菜	*Swertia cincta* Burk.
34	活血丹	*Glechoma longituba* (Nakai) Kupr
35	小裂叶荆芥	*Schizonepeta annua* (Pall.) Schischk.
36	连翘叶黄芩	*Scutellaria hypericifolia* Lévl.
37	清水河枸杞	*Lycium qingshuiheense* X.L.Jiang et J.N.Li
38	水茫草	*Limosella aquatica* L.
39	锡林沙参	*Adenophora stenanthina* (Ledeb.) Kitag. var.*angusti-lanceifolia* Y.Z.Zhao
40	轮叶沙参	*Adenophora tetraphylla* (Thunb.) Fisch.
41	川鄂党参	*Codonopsis heurvi* Oliv.
42	川党参	*Codonopsis pilosula* subsp. *tangshen* (Oliv.) D. Y. Hong
43	西南风铃草	*Campanula colorata* Wall.
44	柔毛艾纳香	*Blumea axillaris* (Lamarck) Candolle
45	同花母菊	*Matricaria matricarioides* (Less.) Porter ex Britton
46	牛耳风毛菊	*Saussurea woodiana* Hemsl.
47	打箭风毛菊	*Saussurea tatsienensis* Franch.
48	钻形紫菀	*Symphyotrichum subulatum* (Michaux) G.L.Nesom
49	青海黄精	*Polygonatum qinghaiense* Z. L. Wu. Et Y. C. Yang
50	剑唇兜蕊兰	*Androcorys pugioniformis* (Lindl.ex Hook.f.) K.Y.Lang
51	细花虾脊兰	*Calanthe mannii* J.D.Hooker
52	峨边虾脊兰	*Calanthe yuana* Tang & F.T.Wang
53	巴郎山杓兰	*Cypripedium palangshanense* T. Tang et F. T. Wang
54	离萼杓兰	*Cypripedium plectrochilum* Franch.
55	冷兰	*Frigidorchi humidicola* (K. Y. Lang & D. S. Deng)Z. J. Liu &S. C. Chen
56	云南苦葛	*Toxicopueraria yunnanensis* (Franch.) A. N. Egan & B. Pan bis
57	大头叶无尾果	*Coluria henryi* Batal.
58	坚核桂樱	*Lauro-cerasus jenkinsii* (Hook. f.) Yü et Lu
59	长蕊杜鹃	*Rhododendron stamineum* Franch.
60	无须藤	*Hosiea sinensis* (Oliv.) Hemsl. et Wils.
61	短刺虎刺	*Damnacanthus giganteus* (Mak.) Nakai
62	针叶龙胆	*Gentiana heleonastes* H. Smith ex Marq.
63	海枫屯	*Marsdenia officinalis* Tsiang et P. T. Li
64	浙赣车前紫草	*Sinojohnstonia chekiangensis* (Migo) W. T. Wang
65	龙珠	*Tubocapsicum anomalum* (Franchet et Savatier) Makino
66	浙荆芥	*Nepeta everardi* S. Moore
67	裂苞香科科	*Teucrium veronicoides* Maxim.
68	具柄冬青	*Ilex pedunculosa* Miq.
69	蛇足石杉	*Huperzia serrata* (Thunb.ex Murray) Trevis.
70	节肢蕨	*Selliguea lehmannii* (Mett.) Christenh.
71	龙头节肢蕨	*Selliguea lungtauensis* (Ching) Christenh.
72	矩圆线蕨	*Colysis henryi* (Baker) Ching
73	三角叶盾蕨	*Neolepisorus ovatus* f. *deltoideus* (Baker)Ching
74	峨眉凤丫蕨	*Coniogramme emeiensis* Ching et Shing
75	红盖鳞毛蕨	*Dryopteris erythrosora* (Eaton) O. Ktze.
76	黑鳞鳞毛蕨	*Dryopteris lepidopoda* Hayata
77	喙叶假瘤蕨	*Selliguea rhynchophylla* (Hooker) Fraser-Jenkins
78	雅安茯蕨	*Leptogramma yahanensis* Ching ex Y. X. Lin
79	金星蕨	*Parathelypteris glanduligera* (Kze.) Ching

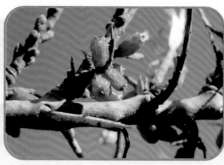

棱果沙棘 *Hippophae goniocarpa*
Y. S. Lian et al. ex Swenson & Bartish

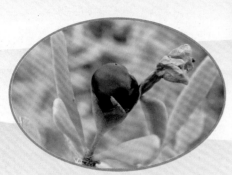

清水河枸杞 *Lycium qingshuiheense*
X. L. Jiang et J. N. Li

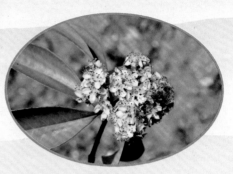

楂木石楠
Photinia davidsoniae Rehd. et Wils.

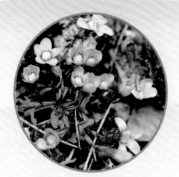

蓝钟喉毛花 *Comastoma cyananthiflorum*
（Franchet）Holub

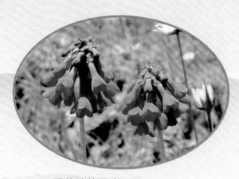

垂花穗状报春 *Primula cernua*
Franchet

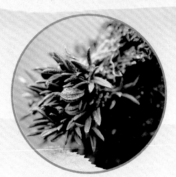

红斑盆距兰 *Gastrochilus fuscopunctatus*
（Hayata）Hayata

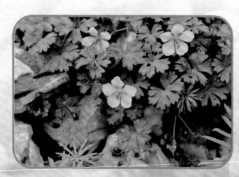

宝兴老鹳草 *Geranium moupinense*
Franchet

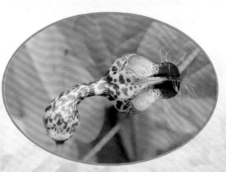

宝兴吊灯花 *Ceropegia paoshingensis*
Tsiang et P. T. Li

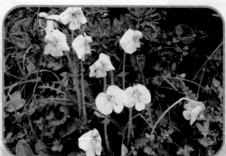

三斑刺齿马先蒿
Pedicularis armata var. *trimaculata* X. F. Lu

专著

出版和编写《中国中药资源大典·甘肃卷》、《甘肃省中药资源志要》、《甘肃药用植物图鉴》（上、下册）、《甘肃西部蒙药资源》等专著20余部。

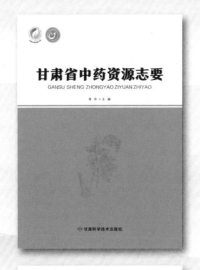

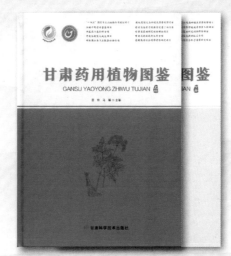

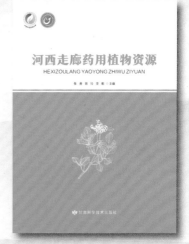

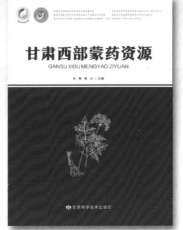

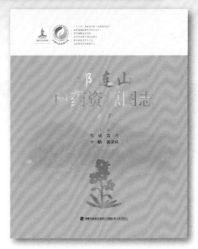

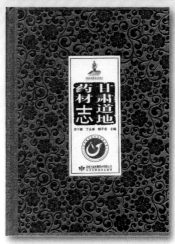

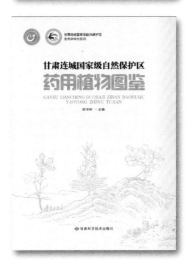

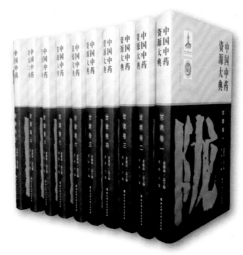

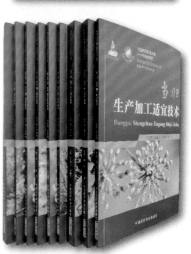

标准

普查工作实施期间，制定各类标准56项，其中制定道地药材标准8项、食品安全地方标准2项、中藏药材标准7项、中药材商品规格等级标准6项、中药材种子种苗标准5项、中药材包装仓储养护运输20项、中药炮制规范标准8项，为政府和行业提供了数据支撑和技术服务。

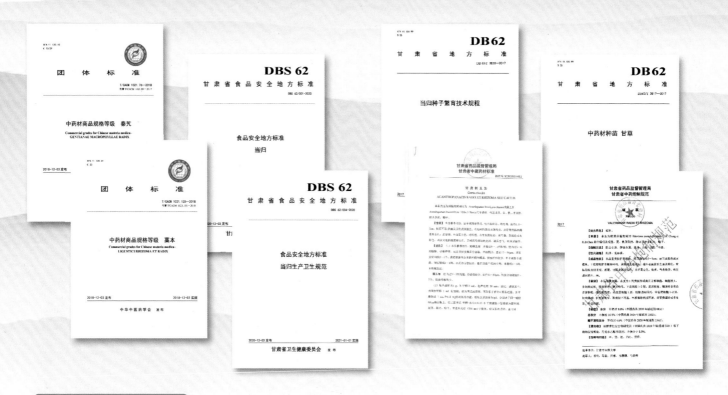

专利、软件著作权

获得授权发明专利、实用新型专利和外观设计专利共30余项，软件著作权3项。

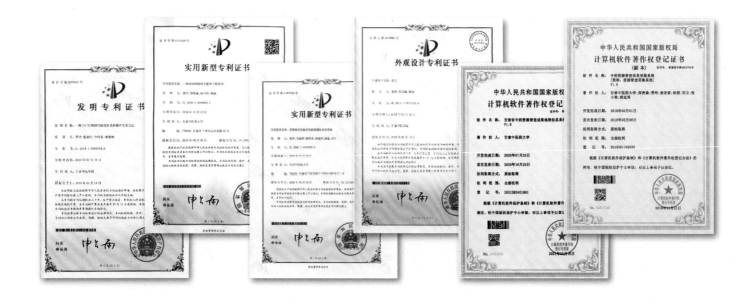

普查工作实施期间，发表县域中药资源调查、道地药材品质评价、生产区划、物种分布新记录、生产统计、珍稀药用植物开发与保护等相关学术论文200余篇。

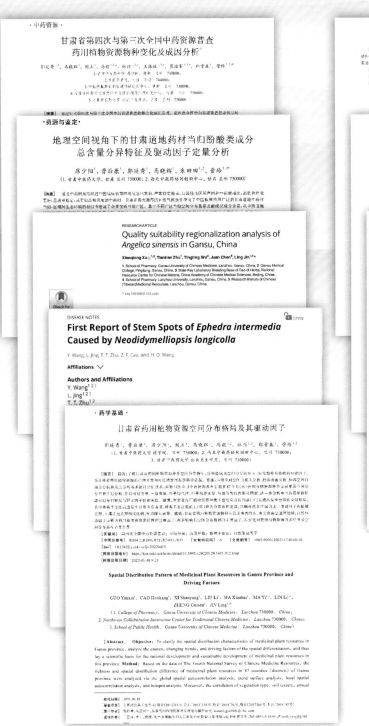

人才培养——学位论文

　　普查工作创新发展了中药资源学科及相关专业人才培养实践体系，进一步彰显传承与创新特色优势，培养研究生、本科生等各类人才2100余人。

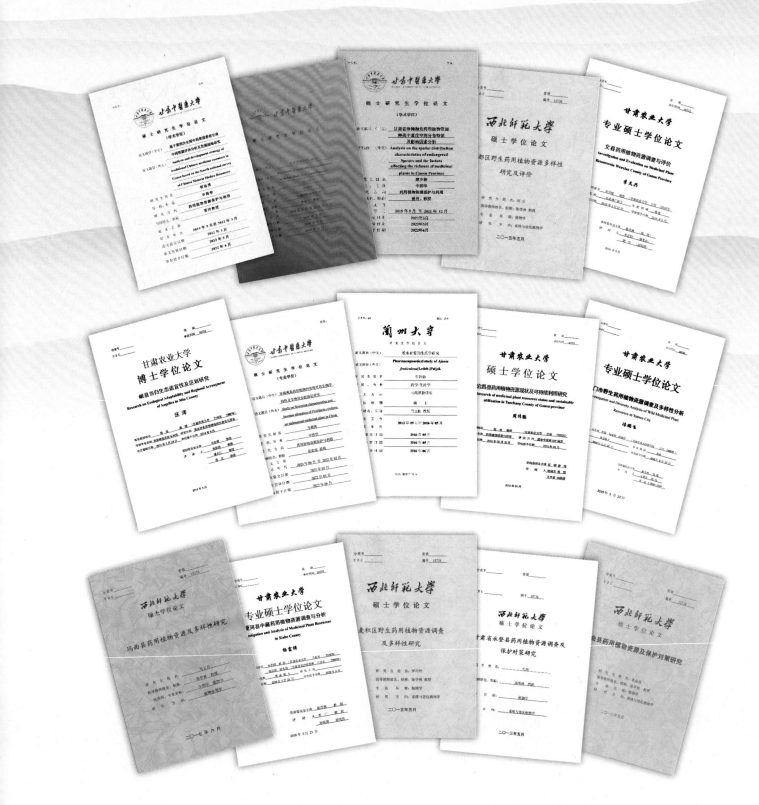

普查荣誉

普查相关成果获中国中医科学院中药资源普查科学技术奖、甘肃省科技进步奖、甘肃省高等教育教学成果奖等奖项15项。

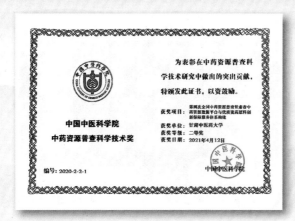
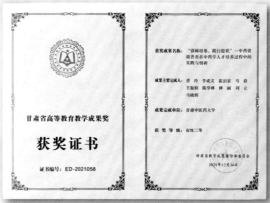

获批科研平台

围绕中药资源研究与开发利用，依托甘肃中医药大学获批教育部西北中藏药省部共建协同创新中心、甘肃省珍稀中药资源评价与保护利用工程研究中心、陇药产业创新研究院等科研平台3个。

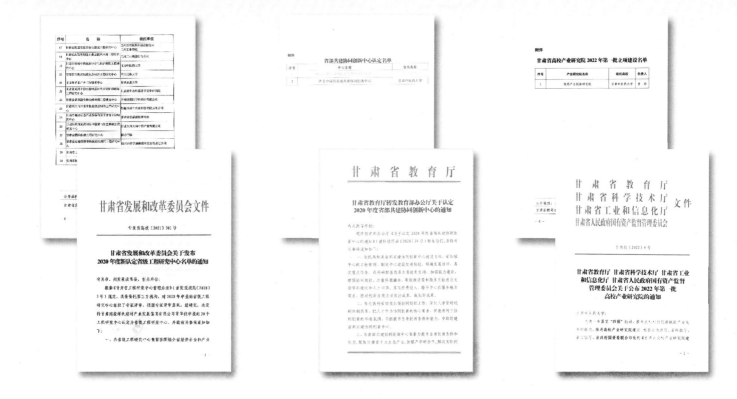

动物药调查新发现

第四次全国中药资源普查甘肃省动物类中药资源普查队在子午岭等地发现国家一类重点保护动物金钱豹先后被CCTV报道19次。

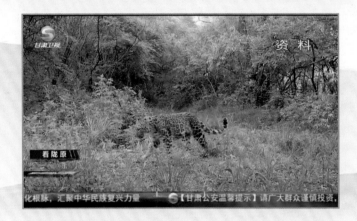
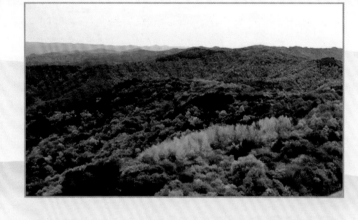

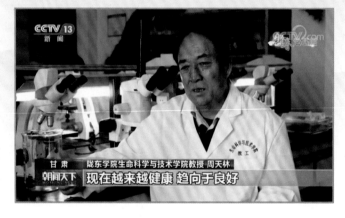

序号	报道时间	电视台	频道	栏目	题目
1	2017.7.15	中央电视台	CCTV 4	中文国际	甘肃庆阳：首次拍摄到国际一级保护动物——金钱豹
2	2018.5.3	中央电视台	CCTV 4	中国新闻	甘肃庆阳首次发现濒危物种五趾跳鼠
3	2018.5.3	中央电视台	CCTV 13	朝闻天下	甘肃庆阳首次发现濒危物种五趾跳鼠
4	2018.6.24	中央电视台	CCTV 13	新闻直播间	甘肃庆阳发现金钱豹踪迹属极小濒危种群
5	2019.4.29	中央电视台	CCTV 13	朝闻天下	甘肃庆阳红外相机拍下多只金钱豹踪迹
6	2019.4.29	中央电视台	CCTV 4	中国新闻	子午岭保护区发现金钱豹种群
7	2020.6.8	人民日报			关注物种多样性和生态平衡|陇东学院以区域特色优势研究助力地方生态文明建设
8	2021.1.24	中央电视台	CCTV 10	中国影像方志 甘肃庆阳	生态记
9	2021.5.22	中央电视台	CCTV 13	新闻直播间	庆阳这里再登央视主角是华北豹
10	2021.6.9	中央电视台	CCTV 13	共同关注	一问到底：大型猛兽踪迹频现为哪般？消失40多年华北豹何以重现甘肃子午岭？
11	2021.9.15	人民日报			38年走遍陇东山林，坚守教学科研一线|陇东学院周天林获荣获2021年第二批甘肃省"最美人物"荣誉称号
12	2021.11.24	中央电视台	CCTV 13	新闻直播间	甘肃关山林区发现金钱豹种群
13	2022.5.22	中央电视台	CCTV 13	新闻直播间	甘肃庆阳今天是国际生物多样性日华北豹再现 生态环境保护成效显著
14	2023.1.24	中央电视台	CCTV 1、4、13	朝闻天下	子午岭寻"豹"记
15	2023.1.24	中央电视台	CCTV 1、4	晚间新闻	甘肃子午岭林区华北豹种群数量年增长率15.38%
16	2023.3.5	新华社		新华每日电讯	寻豹子午岭
17	2023.3.19	新华社		新华视频	华北豹种群"乐居"中国西北子午岭
18	2023.3.20	Xinhua News		新华视频	Wild leopard population rises in nature reserve in NW china
19	2023.6.5	中央电视台	CCTV 13	朝闻天下	子午岭生态改善 华北豹数里增加

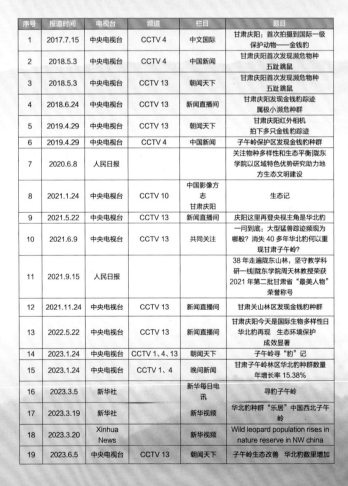
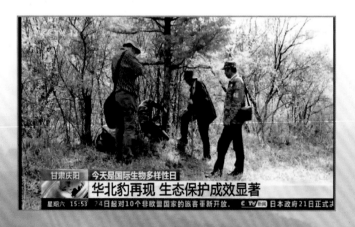

第四次全国中药资源普查甘肃省成果展示馆

第四次全国中药资源普查甘肃省成果展示馆于2022年9月29日建成使用，位于甘肃中医药大学五里铺校区图书馆三楼，占地330平方米。展馆系统梳理了甘肃省中药资源概况和特色，全面记录了第四次全国中药资源普查工作成果。肩负着宣传甘肃普查成果、讲好甘肃中药资源故事、普及甘肃中药资源知识的使命和任务。

展馆设有"陇原百草　惠泽民生""物华天宝　蕴藏奇珍""赤字丹心　草木真情""追忆往昔　谱写新篇"等四个板块。分为：甘肃中药资源、十大陇药、少数民族药与甘肃特色药材、甘肃药用种质资源、珍稀濒危药用植物、普查历史回顾与历程、领导关怀与专家指导、人才培养、省级中心、成果展示等展示区域。

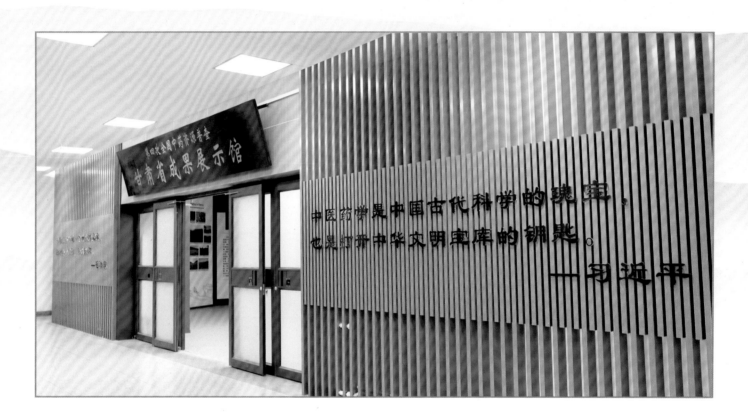

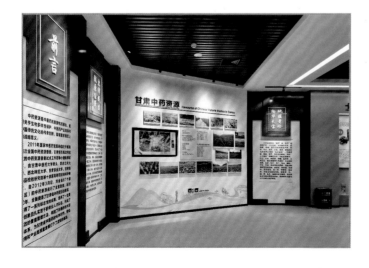

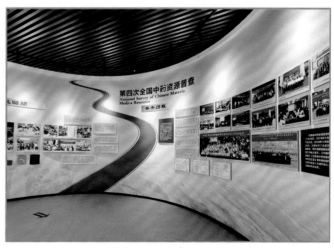

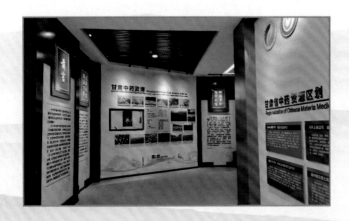

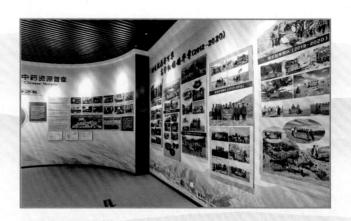

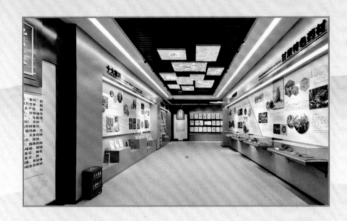

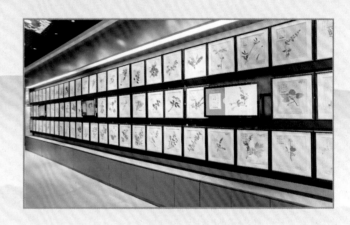

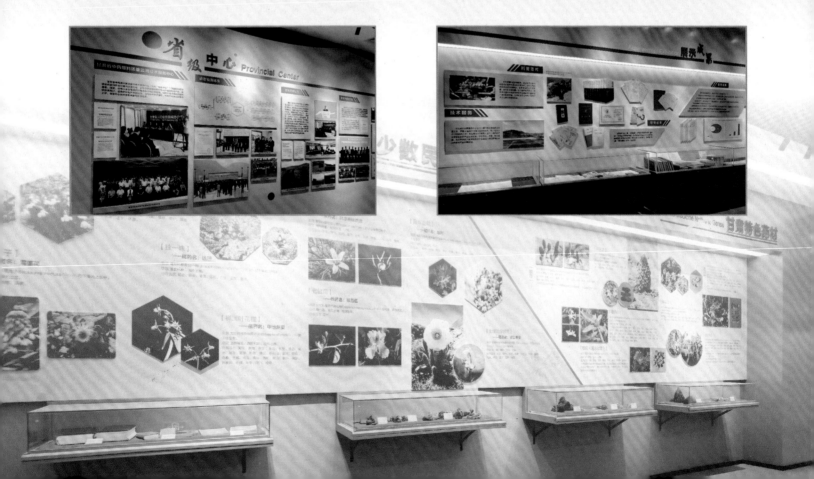

踏遍陇原寻百草　高擎红旗铸华章

第一批普查队（2012—2016）

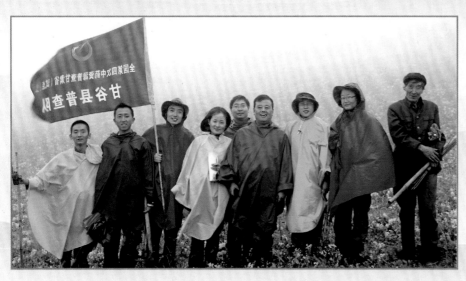

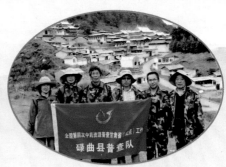

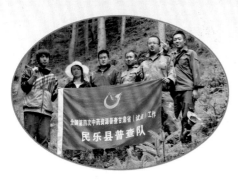

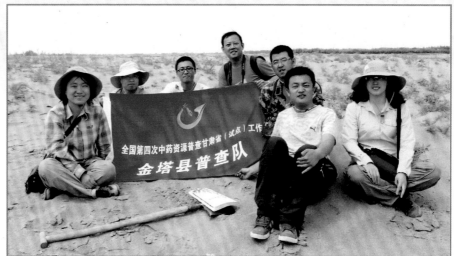

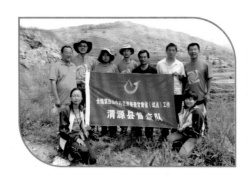

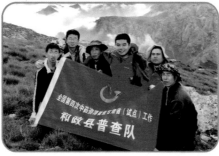

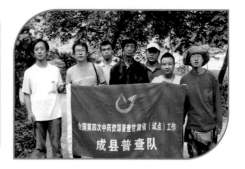

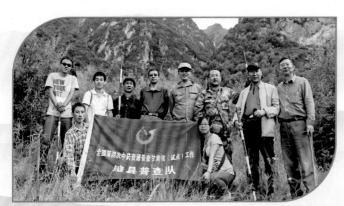

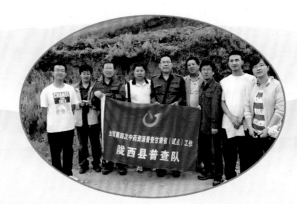

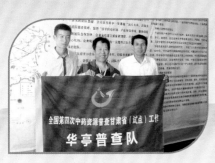

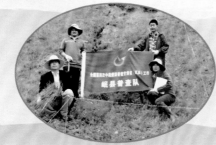

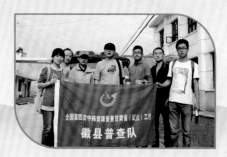

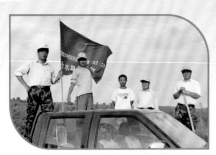

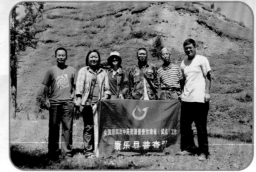

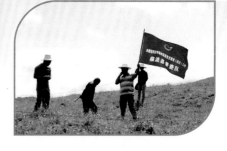

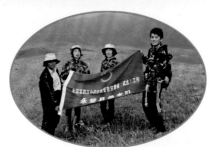

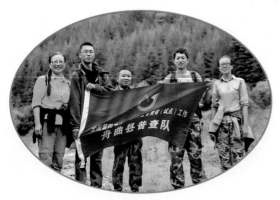

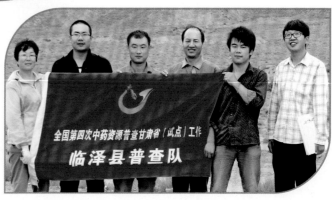

第二批普查队（2013—2017）

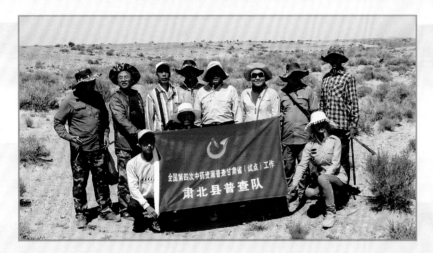

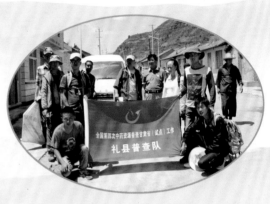

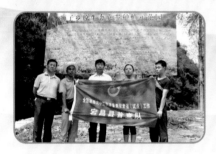

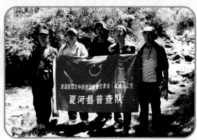

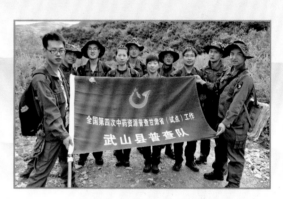

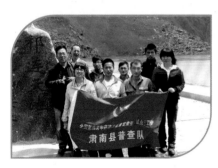

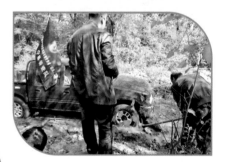

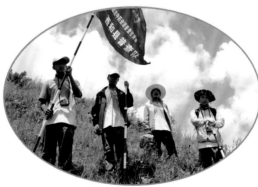

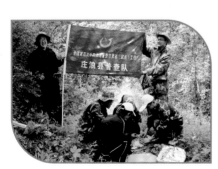

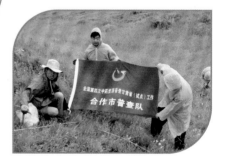

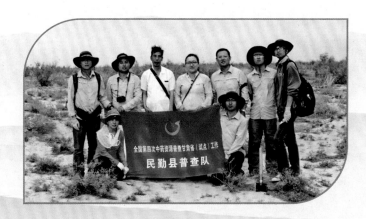

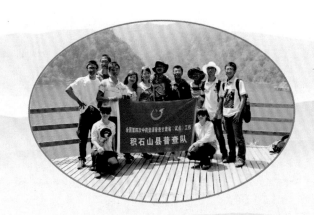

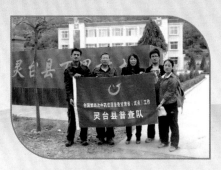

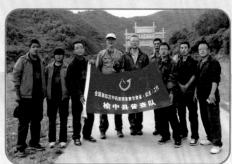

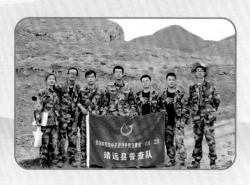

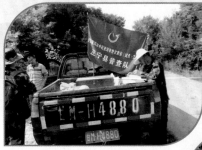

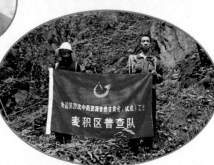

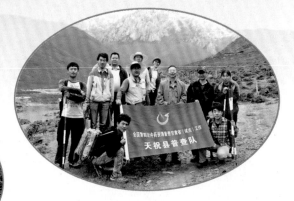

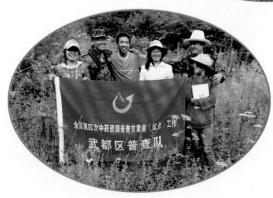

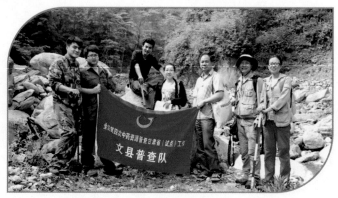

第三批普查队（2014—2018）

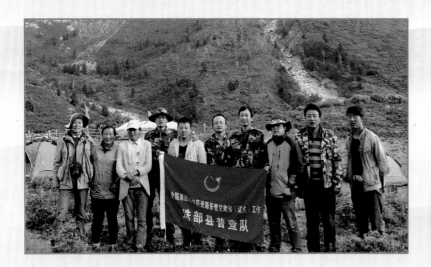

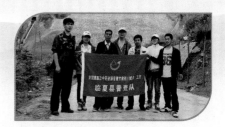

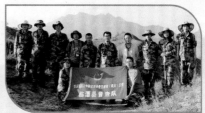

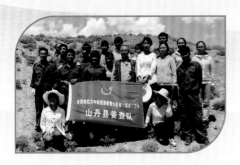

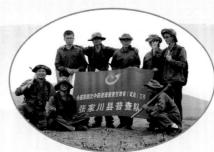

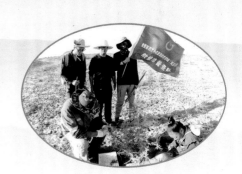

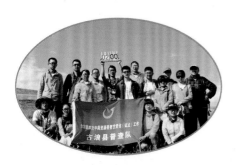

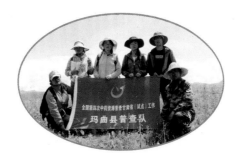

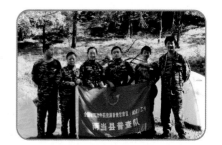

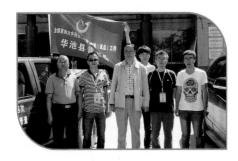

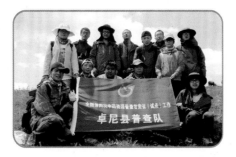

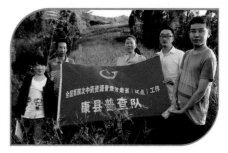

第四批普查队（2017—2019）

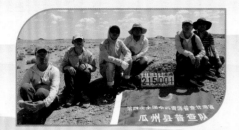

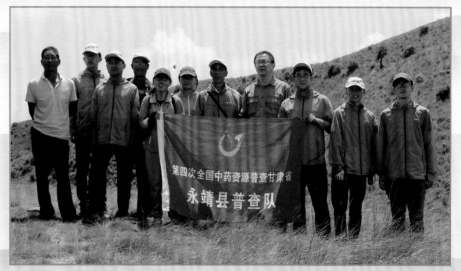

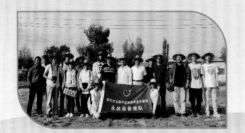

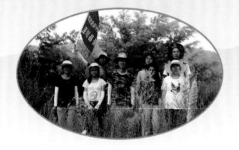

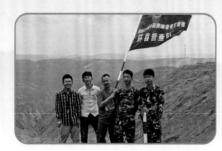

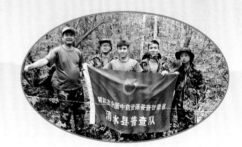

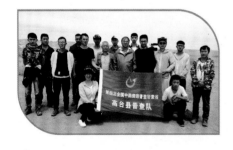

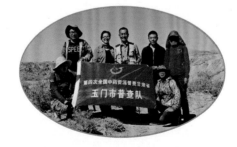

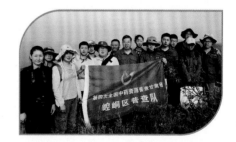

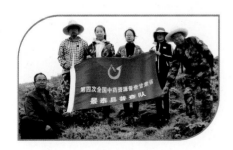

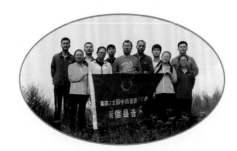

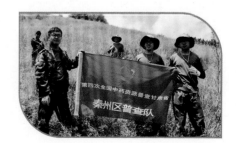

第五批普查队（2018—2020）

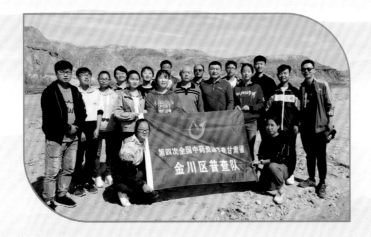

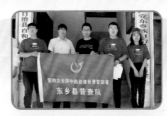

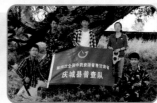

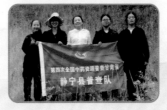

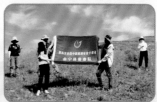

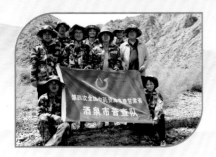

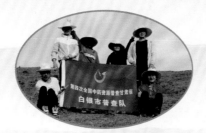

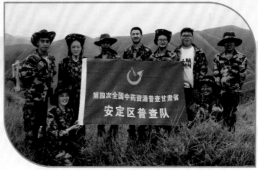

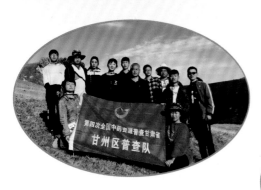

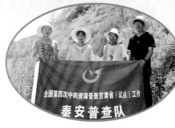

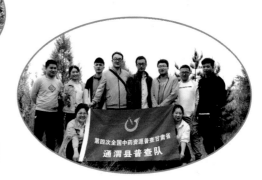

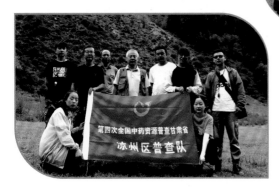

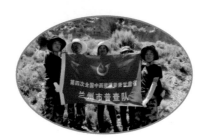

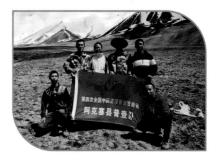

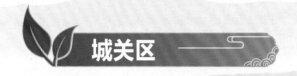

城关区

城关区普查工作2018年启动，与七里河区等5县、区合并调查，由西北师范大学陈学林担任普查队队长。

城关区位于兰州盆地东部，地处季风气候区与非季风气候区过渡地带，属典型的温带半干旱气候。"兰州号""天马号"等中欧、中亚、南亚货运班列从这里出发，是"一带一路"连接欧亚大陆桥的重要黄金节点。习近平总书记2019年8月在甘肃视察黄河兰州段生态治理保护工作时，盛赞"黄河之滨也很美"，已经成为最响亮的城市新名片。野生中药材主要有列当、地肤、枸杞、独行菜、蔄蓄、益母草、天仙子、车前等。

普查到野生药用植物102种；栽培中药材2种；中药材市场流通品种96个。走访调查中医药企业2家、中药材收购点1个；走访名老中医4人，收集民间中药单方及复方3份。市场主流品种90种。

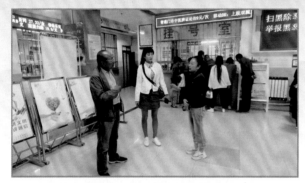

与城关区对接中药资源普查工作

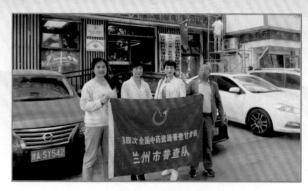

走访团结新村街道社区卫生服务中心

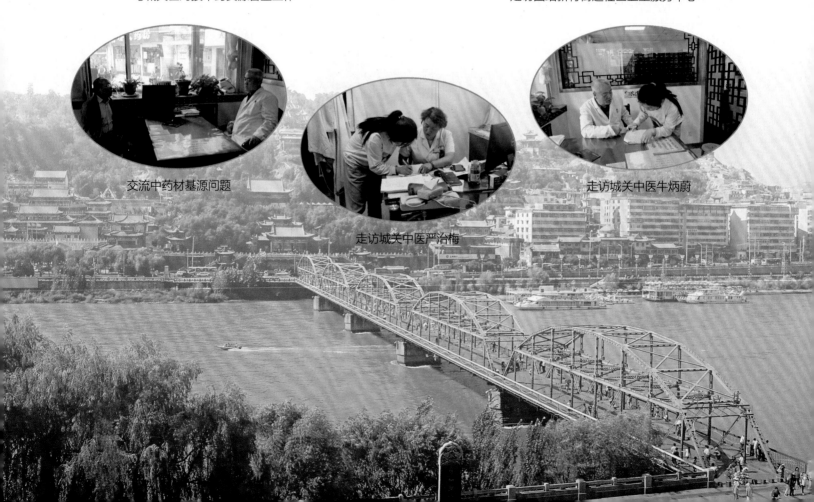

交流中药材基源问题

走访城关中医严治梅

走访城关中医牛炳蔚

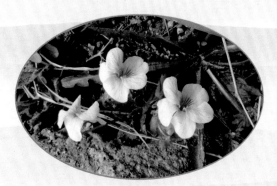

早开堇菜
Viola prionantha Bunge

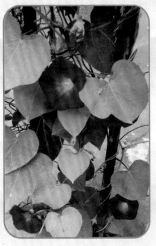

牵牛
Pharbitis nil（L.）Choisy

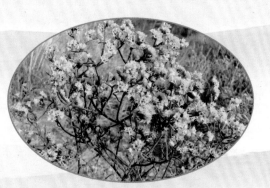

黄花补血草
Limonium aureum（L.）Hill

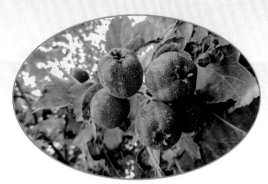

山楂
Crataegus pinnatifida Bge.

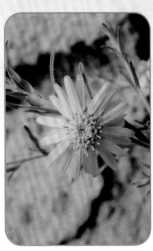

阿尔泰狗娃花
Heteropappus altaicus（Willd.）Novopokr.

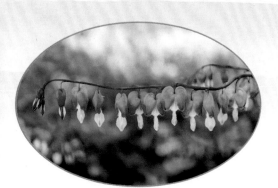

荷包牡丹
Dicentra spectabilis（L.）Lem.

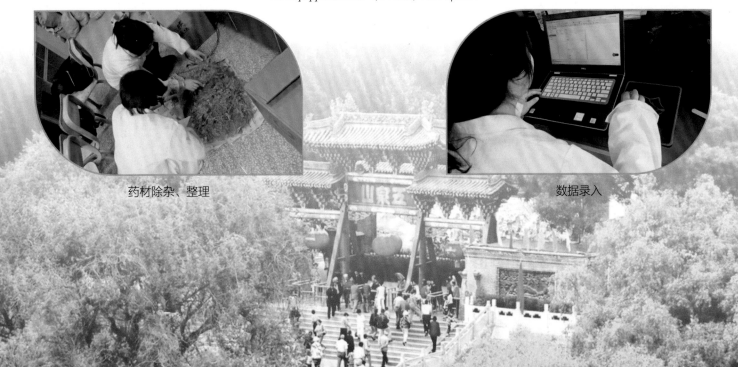

药材除杂、整理   数据录入

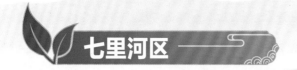

七里河区

七里河区普查工作2018年启动，与城关区等5县、区合并调查，由西北师范大学陈学林担任普查队队长。

七里河区位于兰州市中南部，地处黄河南岸，属大陆性半干旱气候，是通往古丝绸之路的重要通道。独特的自然生态环境孕育了"兰州百合"的优良品质，荣获了"国家地理标志""全国百合产业知名品牌示范区"等30多项荣誉称号，被认证为"中国优势生态区域"。野生中药材主要有小檗、野蔷薇、沙棘、丁香、珍珠梅、甘肃山楂等，栽培药材主要有百合、黄芪等。

普查到野生药用植物229种，其中有蕴藏量的2种；栽培中药材10种，其中主流栽培10种；调查到中药材市场流通品种92个。走访调查中医药企业4家、中药材收购点5个；走访名老中医4人，收集民间中药单方及复方9份。市场主流品种86种。

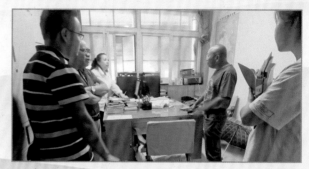

与七里河区卫健局接洽

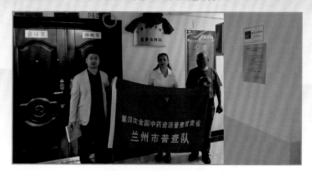

走访七里河区农业农村局

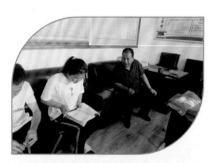

走访贝母种植户

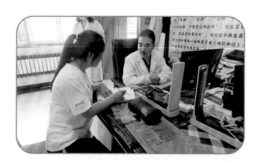

走访八里镇后五泉村卫生所

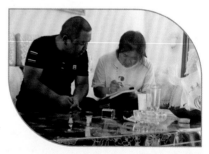

走访记录经方验方信息

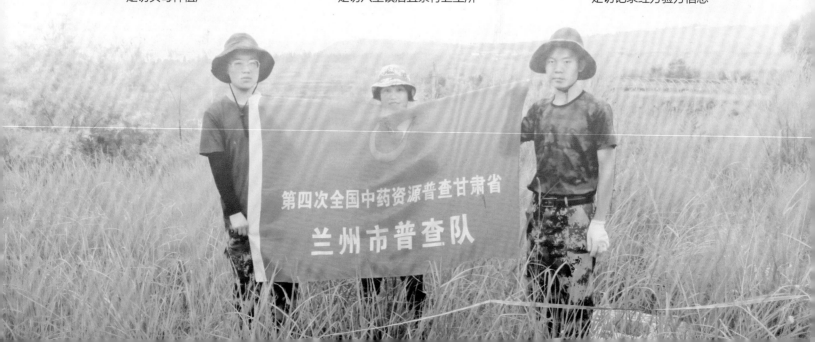

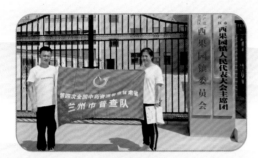

走访西果园镇

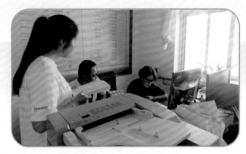

记录药用植物栽培情况

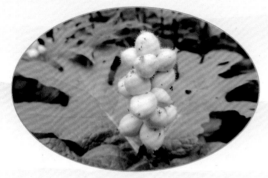

莛子藨

Triosteum pinnatifidum Maxim.

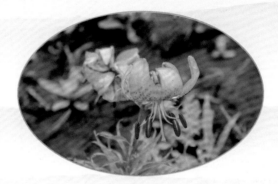

兰州百合

Lilium davidii var. *willmottiae*（E. H. Wilson）Raffill

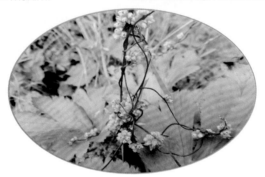

菟丝子

Cuscuta chinensis Lam.

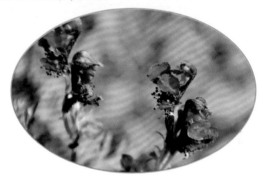

露蕊乌头

Aconitum gymnandrum Maxim.

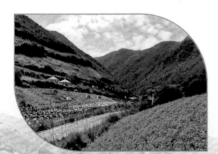

七里河兰州百合种植基地

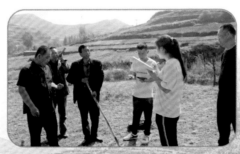

观察贝母生长状况

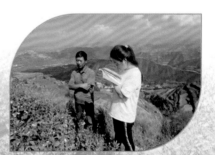

记录黄芪生长状况和年产量

西固区

西固区普查工作2018年启动，与城关区等5县、区合并调查，由西北师范大学陈学林担任普查队队长。

西固区位于兰州市西南部，地处大陆内地，远离海洋，大陆性气候显著，地势西南及南部高、东北低，黄河由西向东横穿全境。是甘肃省和兰州市核心工业区、中国西部最大的石油化工基地，素以"西部石化明珠"、"石化工业摇篮"闻名遐迩。野生中药材主要有黄芪、秦艽、升麻、赤芍、柴胡、远志、祖师麻、车前草、地骨皮等。

普查到野生药用植物82种；调查到中药材市场流通品种66个。走访调查中医药企业1家；走访名老中医1人。市场主流品种36种。

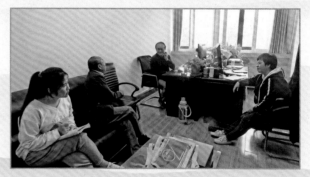

对接普查方案

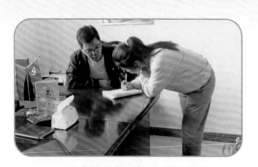

记录境内药用植物栽培情况

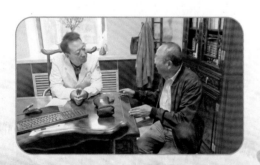

走访交流药用植物药效

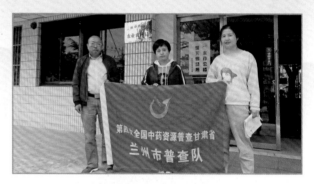

走访西固区农业农村局

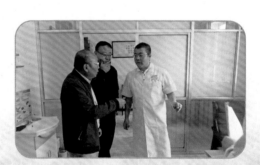

走访西固中医宋震宇

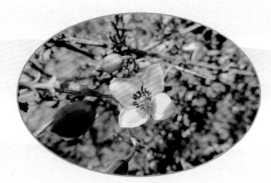

小叶铁线莲
Clematis nannophylla Maxim.

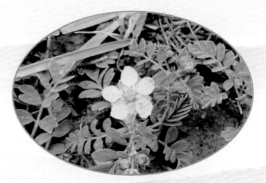

二裂委陵菜
Potentilla bifurca L.

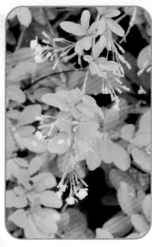

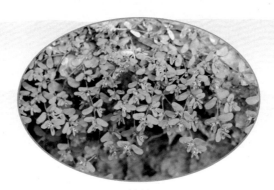

地锦
Euphorbia humifusa Willd. ex Schlecht.

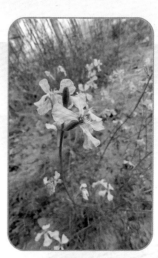

秦岭小檗
Berberis circumserrata（Schneid.）Schneid.

芝麻菜
Eruca sativa Mill.

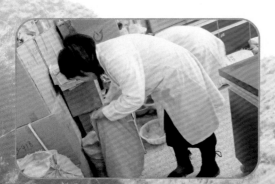

整理药材

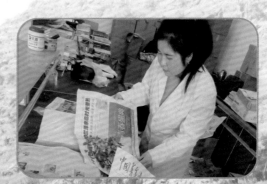

腊叶标本换纸

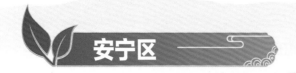

安宁区

安宁区普查工作2018年启动，与城关区等5县、区合并调查，由西北师范大学陈学林担任普查队队长。

安宁区地处兰州盆地中端，是丝绸古道上一颗璀璨明珠，属中温带气候区，四季分明，光照充足；依山傍水，土地肥沃，盛产蜜桃，是全国四大蜜桃之一"白凤桃"原产地，素有"十里桃乡"之称；辖区内黄河中药材市场是全国17家国家级中药材专业市场之一；城区绿化覆盖率高，享有"全国绿化模范县区"称号。野生中药材主要有列当、肉苁蓉、枸杞、独行菜、中麻黄、萹蓄、益母草等。

普查到野生药用植物112种；栽培中药材4种，其中主流栽培3种；中药材市场流通品种75个。走访调查中医药企业5家、中药材收购点3个；走访名老中医2人，收集民间中药单方及复方2份。市场主流品种96种。

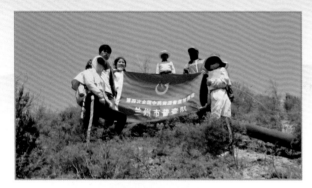

样地集体工作照

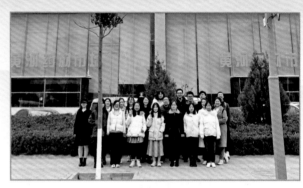

走访黄河药材市场

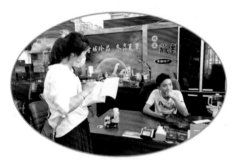

走访黄河药市商户

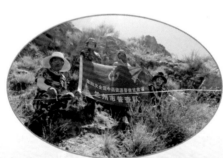

山坡样地

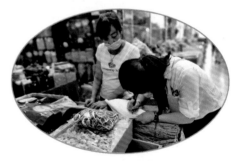

记录商户信息

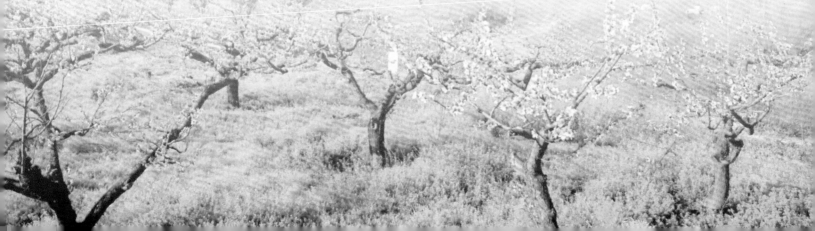

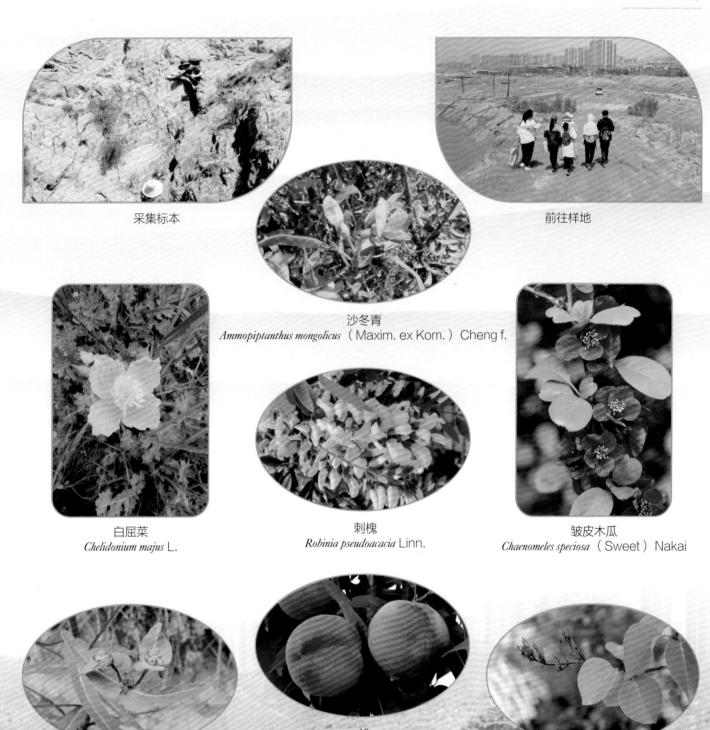

采集标本

前往样地

沙冬青
Ammopiptanthus mongolicus（Maxim. ex Kom.）Cheng f.

白屈菜
Chelidonium majus L.

刺槐
Robinia pseudoacacia Linn.

皱皮木瓜
Chaenomeles speciosa（Sweet）Nakai

甘肃大戟
Euphorbia kansuensis Prokh.

桃
Amygdalus persica L.

紫丁香
Syringa oblata Lindl.

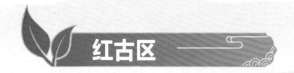

红古区

红古区普查工作2018年启动，与城关区等5县、区合并调查，由西北师范大学陈学林担任普查队队长。

红古区位于兰州市西南部，属北温带大陆性干旱气候，温差大；属黄土高原西部丘陵沟壑区，明显呈现出滩、川、台、山四种地形地貌，是兰州市的远郊区，是甘肃通往青海、西藏的咽喉要道，亚洲第一龙——马门溪龙化石出土的地方，是齐家文化、马家窑文化的发祥地之一。建成了国家级"城市矿产"示范基地、亚洲最大的炭素生产基地、甘肃省重要的煤炭和电解铝生产基地。野生中药材主要有列当、地肤、枸杞、中麻黄、车前等。

普查到野生药用植物67种；调查到中药材市场流通品种42个。走访名老中医1人，收集民间中药单方及复方1份。市场主流品种32种。

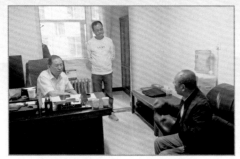

与红古区卫健局对接普查工作

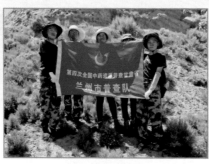

样方调查

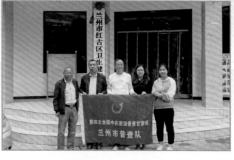

走访红古区卫健局

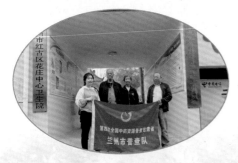

走访红古区花庄中心卫生院

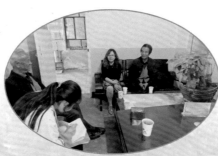

走访记录药效和药理作用

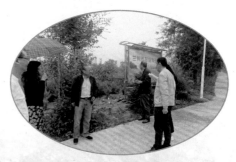

走访红古区中药材种基地

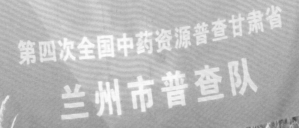

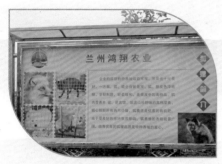

走访红古区狐狸养殖基地

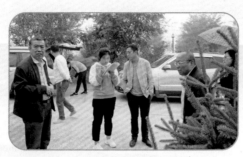

记录养殖规模和产值

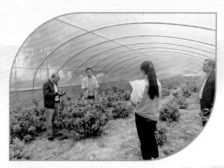

栽培基地调查

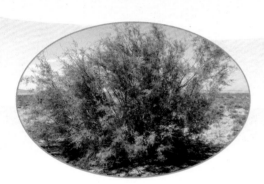

柽柳
Tamarix chinensis Lour.

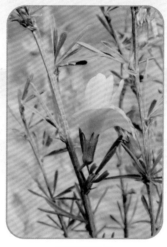

狭叶锦鸡儿
Caragana stenophylla Pojark.

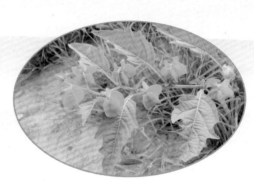

酸浆
Physalis alkekengi L.

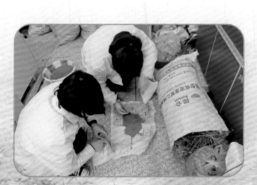

处理种子

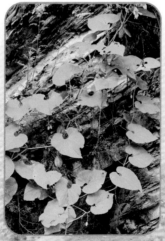

赤瓟
Thladiantha dubia Bunge

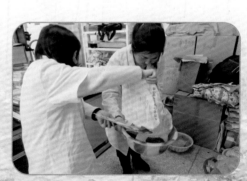

种质除杂

榆中县

榆中县普查工作2013年启动，由甘肃中医药大学马毅担任普查队队长。

榆中县位于甘肃省中部、省会兰州东郊，地势南高北低，中部低洼，呈马鞍形；属温带半干旱气候，四季分明，水热同季，春季干旱，夏季炎热，秋季多雨凉爽，冬季寒冷干燥。榆中县古镇青城因历史文化遗迹和明清古建筑群被列为"全国历史文化名镇"。

境内自然植被类型主要有草甸、灌丛、阔叶林和针叶林；主要分布的野生中药材有猪苓、云芝、马勃、地星、地钱、问荆、节节草、贯众、石苇、骨碎补、麻黄、分心木、荨麻、桑白皮、酸模、珠芽蓼、何首乌、水红花子等；栽培药材主要有黄芩、甘草、黄芪、银柴胡等，其中甘草的种植面积最大。

普查到野生药用植物244种，其中有蕴藏量的13种；栽培中药材4种，其中主流栽培2种，中药材栽培面积20万亩；调查到中药材市场流通品种5个；收集传统知识2项。

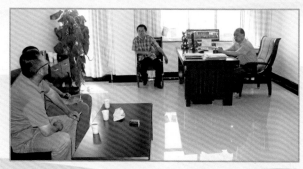

榆中县卫生局座谈调查

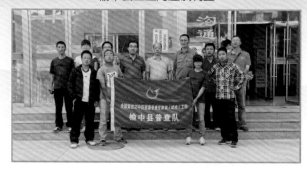

普查队员与榆中县卫生局领导合影

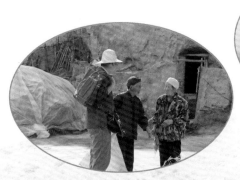

宋家窑社传统知识调查

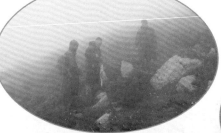

马衔山上雾中作业

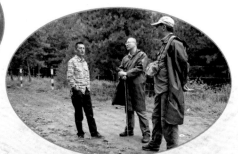

小水岔沟护林员介绍传统知识

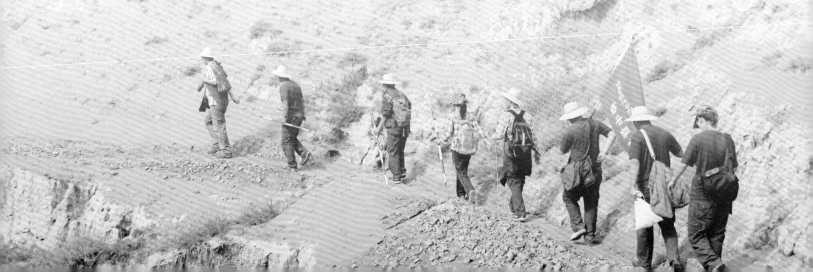

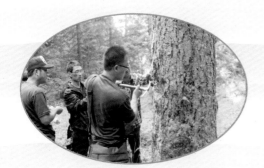

兴隆山采集松胶

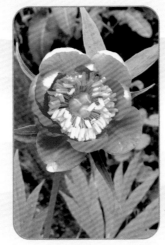

川赤芍
Paeonia veitchii Lynch

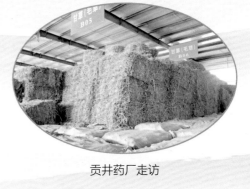

贡井药厂走访

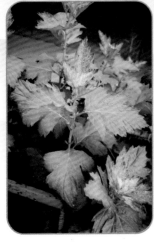

艾
Artemisia argyi H. L é v. & Vaniot

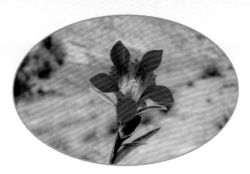

达乌里秦艽
Gentiana dahurica Fisch.

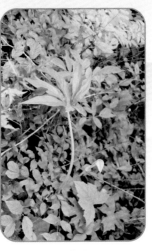

一把伞南星
Arisaema erubescens（Wall.）Schott

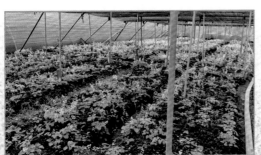

榆中淫羊藿种植基地

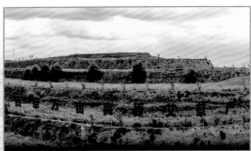

榆中艾草种植基地

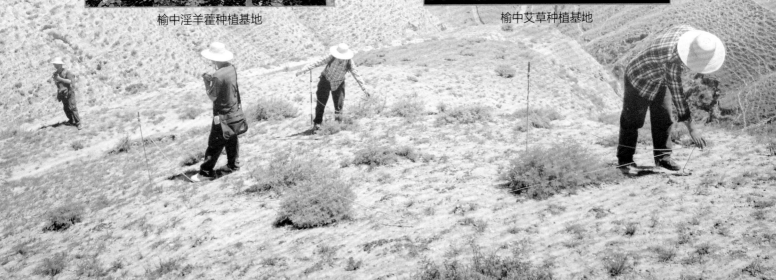

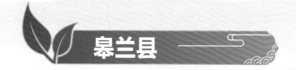

皋兰县

皋兰县普查工作2018年启动，与城关区等5县、区合并调查，由西北师范大学陈学林担任普查队队长。

皋兰县地处甘肃中部，位于黄河上游，属陇西黄土高原；境内国家AAAA级旅游景区——什川古梨园拥有百年以上古梨树近万株，被吉尼斯认证为"世界第一古梨园"，被列为国家"首批重要农业文化遗产"；"什川软儿梨"被原农业部评为全国"一村一品"特色产业并荣获2018年度中华品牌商标博览会金奖。野生中药材主要有地肤、独行菜、中麻黄、牛蒡、萹蓄、益母草、天仙子、车前等。

普查到野生药用植物198种；栽培中药材5种，其中主流栽培4种；调查到中药材市场流通品种74个。走访调查中医药企业1家、中药材收购点2个；走访名老中医2人，收集民间中药单方及复方3份。市场主流品种80种。

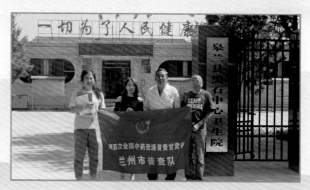

走访皋兰县黑石中心卫生院

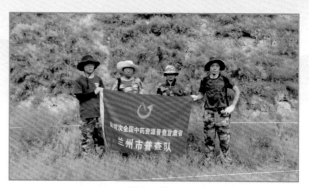

样地工作照

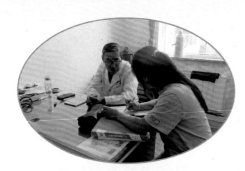

传统知识调查

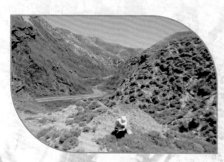

专心记录植株信息

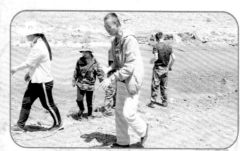

样方调查

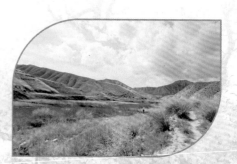

山沟地生境

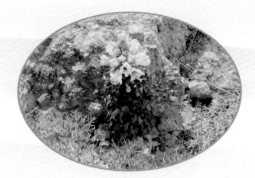

沙苁蓉
Cistanche sinensis G. Beck

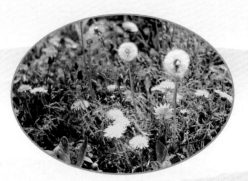

蒲公英
Taraxacum mongolicum Hand.-Mazz.

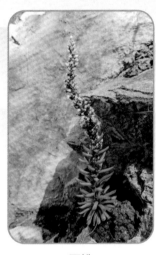

瓦松
Orostachys fimbriatus（Turcz.）Berger

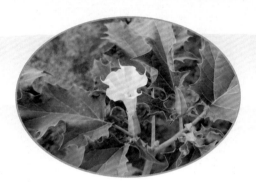

曼陀罗
Datura stramonium Linn.

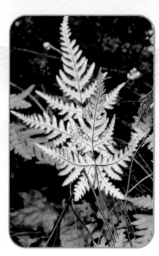

银粉背蕨
Aleuritopteris argentea（Gmel.）Fee

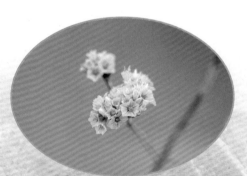

二色补血草
Limonium bicolor（Bag.）Kuntze

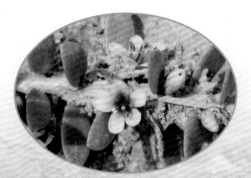

海乳草
Glaux maritima L.

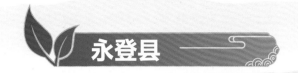

永登县

永登县普查工作2012年启动，由西北师范大学陈学林担任普查队队长。

永登县位于甘肃省中部，地处青藏高原东北部与黄土高原西部的交接地带，地势由西北向东南倾斜；属温带大陆性季风气候，四季分明，阳光充足，冬无严寒，夏无酷暑，气候温和宜人。永登县孕育了丰富的资源，享有"冶金谷"以及"中国玫瑰之乡"的美誉。

永登县植被由南部和东南部的荒漠化草原、干草原向西北逐渐变为森林草原，主要分布的野生中药材有冬虫夏草、猪苓、木贼、麻黄、麻黄根、三棵针、赤芍、仙鹤草等；栽培药材主要有黄芪、甘草、柴胡、苦参、党参等。

普查到野生药用植物513种，其中有蕴藏量的64种；栽培中药材30种，其中主流栽培20种，中药材栽培面积4 381.8亩；中药材市场流通品种11个，企业4家。走访名老中医15人，收集单（复）方9份；新记录种1个。

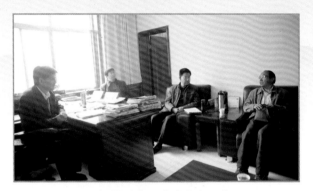

与县卫生局洽谈普查工作

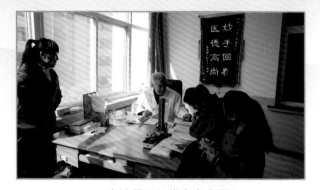

走访县三元堂名老中医

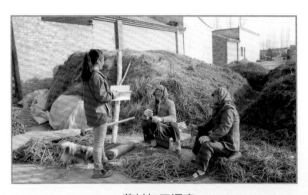

药材加工调查

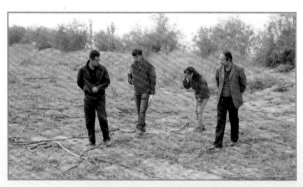

走访黄芪、防风栽培情况

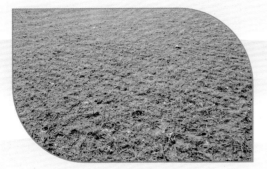

永登北柴胡种植基地

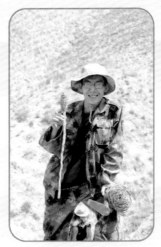

看，我挖到的肉苁蓉

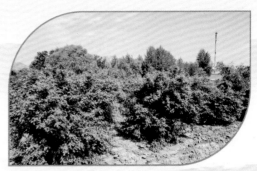

永登苦水玫瑰种植基地

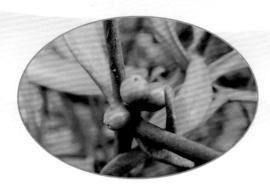

槲寄生
Viscum coloratum（Kom.）Nakai

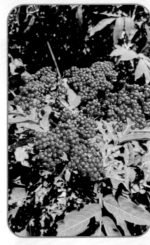

接骨草
Sambucus chinensis Lindl.

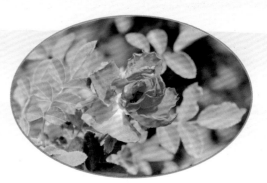

苦水玫瑰
Rosa rugosa Thunb. 'Kushui'

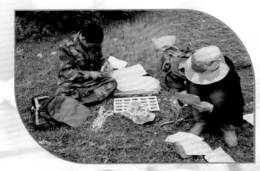

压制标本

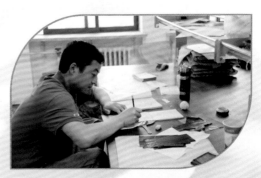

填写标本采集记录签

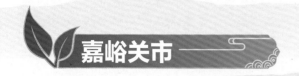

嘉峪关市

嘉峪关市普查工作2018年启动，与肃州区合并调查，由甘肃中医药大学马晓辉担任普查队队长。

嘉峪关市地处河西走廊中部西端，位于甘、新、青、蒙四省区地理中心，属温带大陆性荒漠气候；古丝绸之路交通要冲，被称为"河西第一隘口""边陲锁钥"。

境内的植被类型为典型的戈壁荒漠型植被，野生中药材有芦苇、中麻黄、柴胡、木贼、茵陈蒿、车前子、牛蒡子、苍耳子、蒺藜、蒲公英、防风、芦根、曼陀罗、锁阳、枸杞子、板蓝根、瞿麦、菟丝子、肉苁蓉、甘草等；栽培药材有甘草、红花、枸杞子、王不留行、柴胡、艾等。

普查到野生药用植物86种，其中有蕴藏量的12种；栽培中药材5种，其中主流栽培3种；调查到中药材市场流通品种6个，企业5家。走访名老中医5人，收集单（复）方9份。

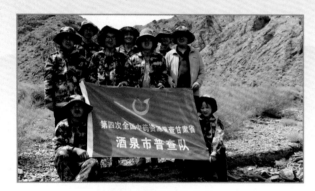

嘉峪关黑山样地合影

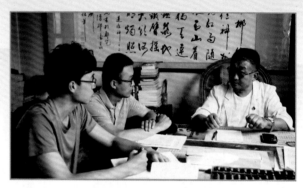

走访银达中心卫生院医师

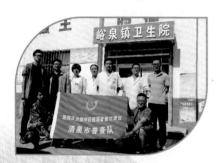

走访峪泉镇卫生院

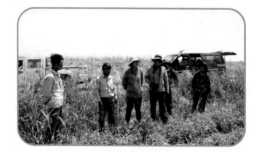

走访甘草育苗基地

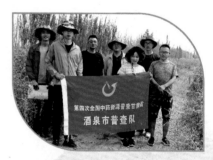

走访枸杞栽培基地

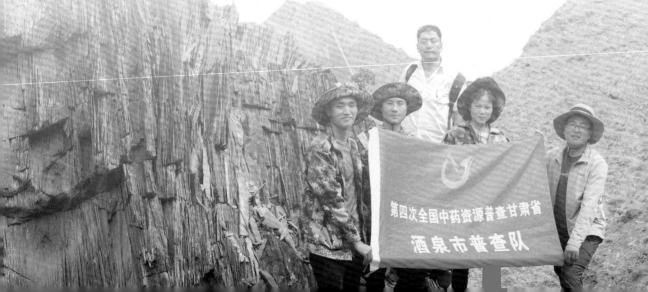

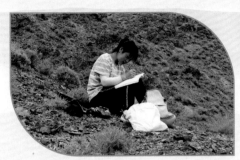

队员认真记录

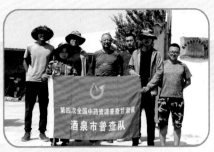

走访中药材企业

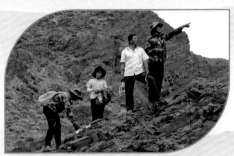

按导航定位样地

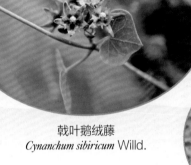

戟叶鹅绒藤
Cynanchum sibiricum Willd.

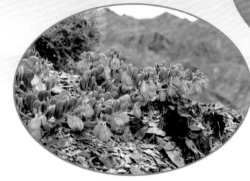

大花驼蹄瓣
Zygophyllum potaninii Maxim.

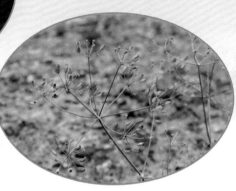

硬阿魏
Ferula bungeana Kitagawa

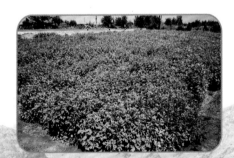

嘉峪关艾草种植基地

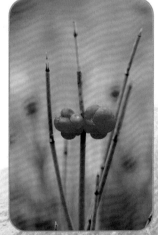

中麻黄
Ephedra intermedia Schrenk ex Mey.

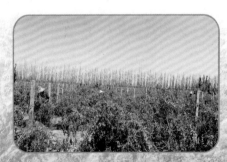

嘉峪关宁夏枸杞种植基地

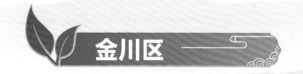

金川区

金川区普查工作2018年启动，由河西学院高海宁担任普查队队长。

金川区地处河西走廊东端，龙首山北麓，阿拉善台地南缘，全区以山地平原、戈壁绿洲为主；属温带大陆性极干旱气候，南面局部属山地气候，北面具有明显蒙新沙漠气候特征。金川区因镍矿储量居全国首位，被誉为丝绸古道上的"夜明珠"，是我国著名的"镍都"。

境内植被类型单一，属温带荒漠植被带，绿洲外围多系旱生耐盐碱灌木、小灌木和半灌木，主要分布有麻黄科、杨柳科、藜科、蓼科、柽柳科、蒺藜科、紫草科、菊科、禾本科等，野生中药材主要有甘草、麻黄、萹蓄、牛蒡子、天仙子、蒲公英、车前子、益母草、葶苈子、黑果枸杞、苦豆草、芦根等；栽培中药材主要有秦艽、甘草、白芍、菘蓝。

普查到野生药用植物55种，其中有蕴藏量的4种；栽培中药材3种，其中主流栽培1种，中药材栽培面积约3000亩；调查到中药材市场流通品种2个，企业3家。

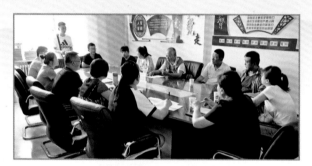

金川区普查工作部署会

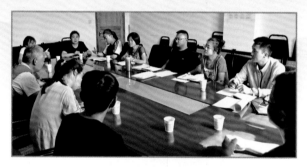

与区卫健局接洽

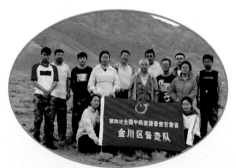

样方工作照

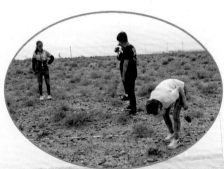

样方统计

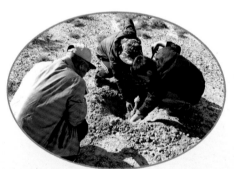

采挖药材

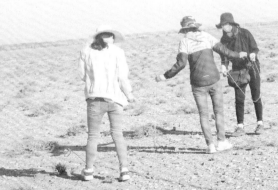

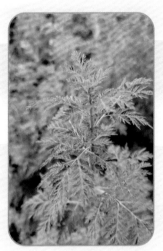

黄花蒿
Artemisia annua Linn.

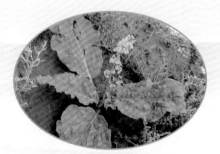

单脉大黄
Rheum uninerve Maxim.

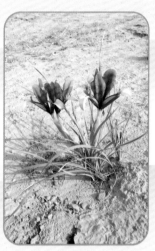

锐果鸢尾
Iris goniocarpa Baker

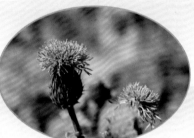

刺儿菜
Cirsium setosum（Willd.）MB.

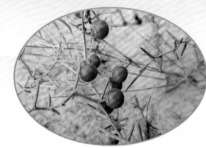

戈壁天门冬
Asparagus gobicus Ivanova ex Grubov

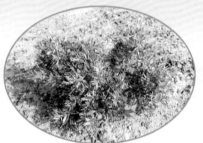

猫头刺
Oxytropis aciphylla Ledeb

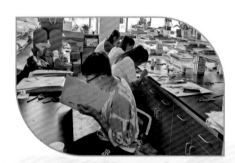

棉线缝制腊叶标本

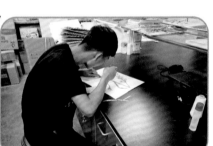

纸条固定腊叶标本

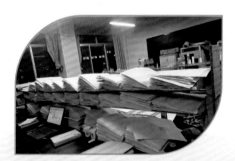

标本分类

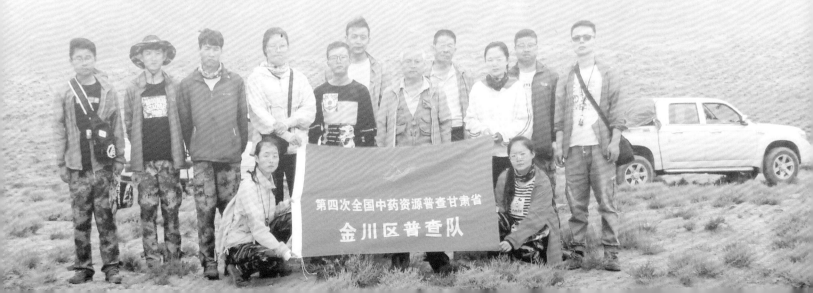

永昌县

　　永昌县普查工作2017年启动，由兰州大学李建银担任普查队队长。

　　永昌县地处河西走廊东部、祁连山北麓、阿拉善台地南缘，境内地势以山地、平原为主，与戈壁沙漠东西展开，南北山岭夹峙，山地平川交错，绿洲荒漠绵延；属温带大陆性气候，冬无严寒，夏无酷暑。境内古汉、明长城1981年被甘肃省政府公布为省级文物保护单位；现存故骊靬城遗址、驻军营盘、风燧、古战场、炒铁台、骊靬亭等已成为河西走廊具有魅力的经典旅游线。

　　境内自然植被主要有草原、灌丛、荒漠、针叶林，主要有菊科、豆科、毛茛科、龙胆科、藜科、百合科、伞形科、蔷薇科等。野生中药材有益母草、车前、霸王、锁阳、沙棘、防风、麻黄、甘草等；栽培药材有黄芪、芍药、板蓝根、甘草、枸杞、射干。

　　普查到野生药用植物221种，栽培调查4个乡镇；调查到中药材市场、企业3个。走访名老中医中医5人，收集验方21份。

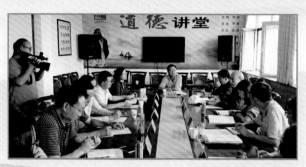

永昌县中医药产业发展座谈会

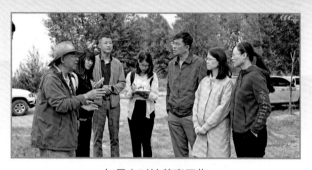

与县上对接普查工作

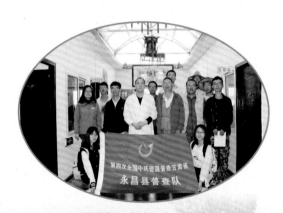

河西堡卫生院西庄子分院

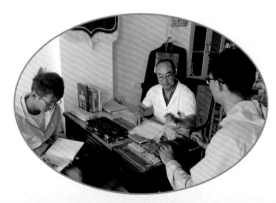

走访名中医许小平

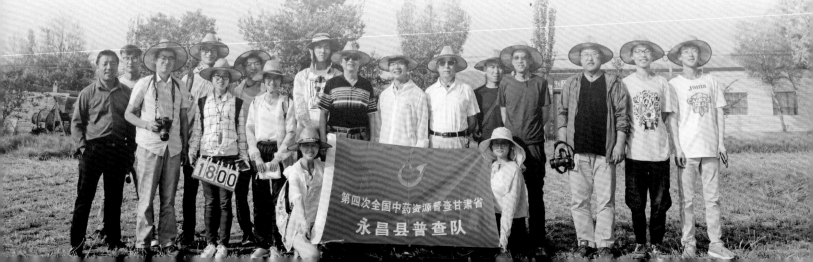

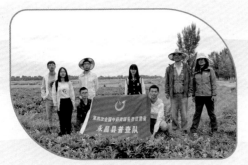

芍药种植基地

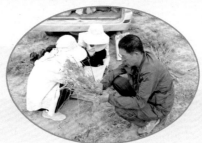

压制标本

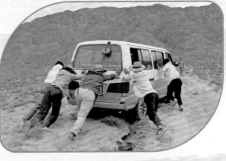

合力推车脱险

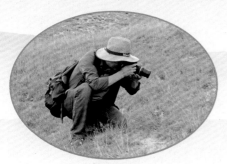

拍摄植物

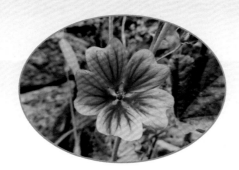

锦葵
Malva sinensis Cavan.

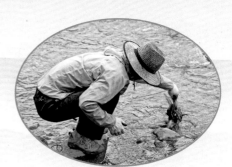

采集标本

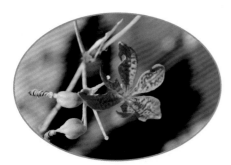

射干
Belamcanda chinensis（L.）Redouté

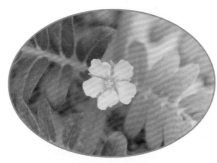

蒺藜
Tribulus terrester L.

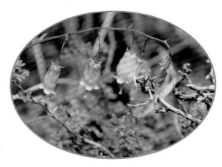

杏叶沙参
Adenophora hunanensis Nannf.

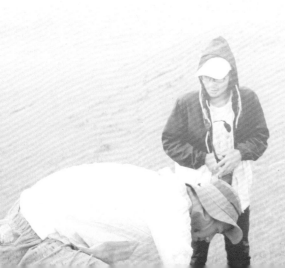

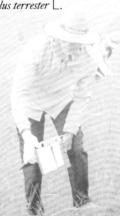

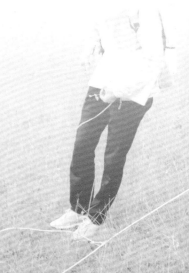

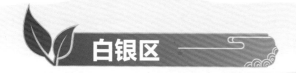

白银区

白银区普查工作2018年启动，与平川区合并调查，由甘肃中医药大学刘立担任普查队队长。

白银区位于黄河上游中段、甘肃腹地，地处黄土高原西北边缘，属中温带大陆性干旱、半荒漠气候区，是我国重要的有色金属基地和甘肃省重要的能源化工基地，以"铜城"闻名遐迩。先后荣获"国家卫生城市""全国双拥模范城""国家公共文化服务体系示范区""第五批全省民族团结进步创建示范区"等称号。

境内主要有柽柳科、蒺藜科、禾本科、豆科等。野生中药材主要有枸杞、甘草、葶苈子、麻黄、牛蒡子、益母草、狼毒、沙棘等；栽培中药材主要有枸杞、黄芪、板蓝根、牛蒡等，仅枸杞种植稍具规模，其他种类均为农户零星种植，未形成规模。

普查到野生药用植物258种，其中有蕴藏量的19种；栽培中药材10种，其中主流栽培7种，中药材栽培面积5000多亩；调查到中药企业2家。走访名老中医57人，收集单（复）方48份。

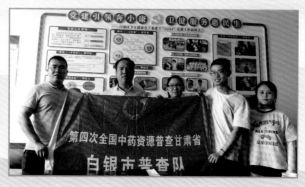

与区卫健局接洽

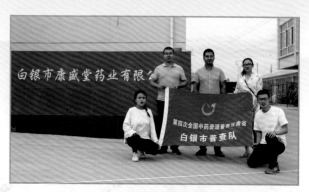

走访康盛堂药业有限公司

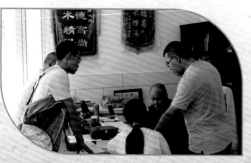

走访白银区大坝滩卫生服务站中医世家

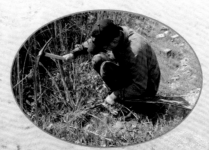

采集标本

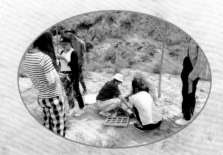

野外压制标本

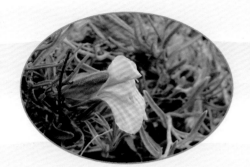

蒙古芯芭
Cymbaria mongolica Maxim.

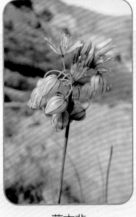

蒙古韭
Allium mongolicum Regel

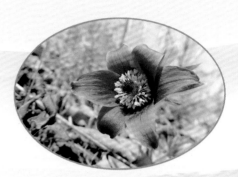

白头翁
Pulsatilla chinensis (Bunge) Regel

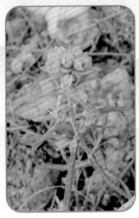

乳浆大戟
Euphorbia esula L.

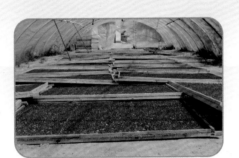

晾晒的宁夏枸杞

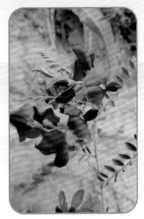

苦马豆
Sphaerophysa salsula (Pall.) DC.

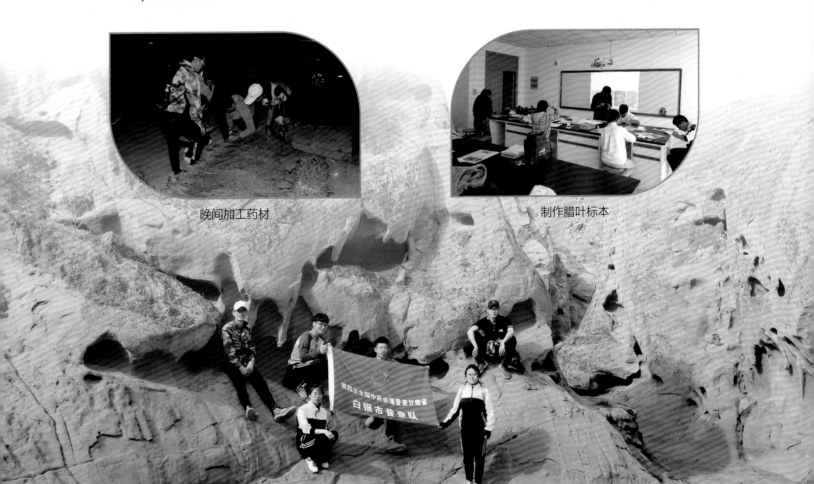

晚间加工药材

制作腊叶标本

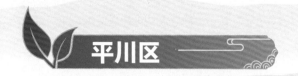

平川区

平川区普查工作2018年启动，与白银区合并调查，由甘肃中医药大学刘立担任普查队队长。

平川区位于甘肃中部、黄河上游，地处欧亚大陆的中心腹地，属中温带半干旱气候，光热资源丰富，气温日较差大、降水少、干旱多风。平川区是西北最大的陶瓷生产基地，被中国陶瓷工业协会授予"中国陶瓷产业转移示范基地"，2009年获"中国科技进步先进区"荣誉称号。

境内主要有柽柳科、蒺藜科、藜科、禾本科、菊科、豆科等。野生中药材主要有枸杞、甘草、葶苈子、麻黄、牛蒡子、益母草、狼毒、沙棘等；栽培中药材主要有枸杞、黄芪、板蓝根、牛蒡等，仅枸杞种植稍具规模，其他种类均为农户零星种植，未形成规模。

普查到野生药用植物316种，其中有蕴藏量的30种；栽培中药材10种，其中主流栽培7种，中药材栽培面积4000多亩；调查到中药企业3家。走访名老中医51人，收集单（复）方46份。

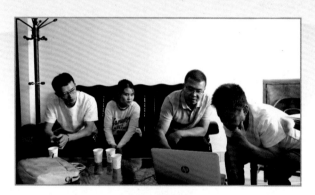

与区卫健局对接

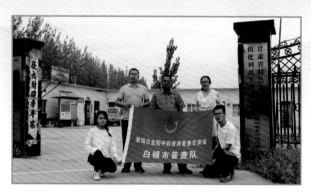

走访白银市成泰农科开发有限公司

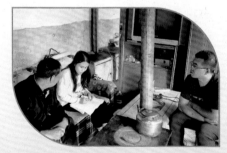

走访平川区复兴乡西川村元寨社村医姜何清

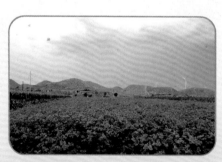

平川区王家山镇牛蒡种植地块

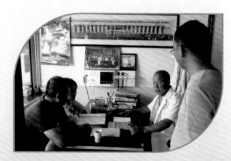

走访平川区电力路街道中心街社区卫生服务站

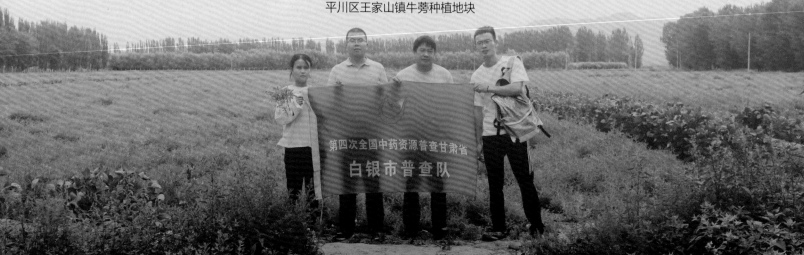

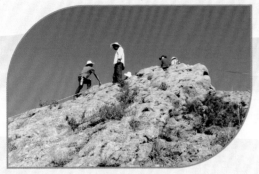

峭壁拉样方

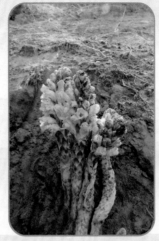

沙苁蓉
Cistanche sinensis G. Beck

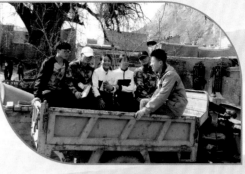

行走山间沙地的神器

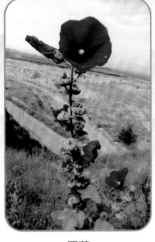

蜀葵
Althaea rosea（Linn.）Cavan.

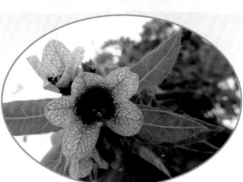

天仙子
Hyoscyamus niger L.

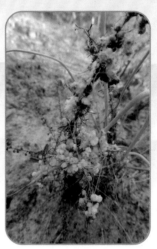

南方菟丝子
Cuscuta australis R. Br.

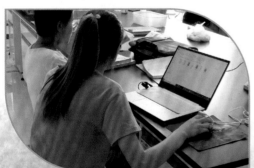

核对实物、照片

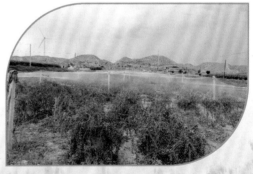

平川宁夏枸杞种植基地

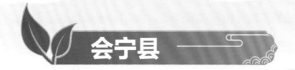

会宁县

　　会宁县普查工作2018年启动，由西北师范大学张世虎担任普查队队长。

　　会宁县地处西北内陆、黄河上游，西北黄土高原和青藏高原交接地带，属陇西黄土高原丘陵沟壑区，属中温中雨半干旱气候，降水少且分布不均；是西北教育名县，素有"西北高考状元县"的美誉，并获得中国地理标志产品18个。

　　境内自然植被类型以草原为主，主要有豆科、菊科、禾本科、藜科、蔷薇科、唇形科、百合科等。野生中药材主要有甘草、中国沙棘、达乌里秦艽、枸杞、远志、山丹、黄瑞香、独行菜等；栽培药材主要有黄芪、黄芩、党参和连翘等，其中黄芪、黄芩和党参中药材接近80 000亩，其他种类均为农户零星种植，未具规模。

　　普查到野生药用植物162种，其中有蕴藏量的15种；栽培中药材8种，其中主流栽培4种，中药材栽培面积90 000亩；调查到中药材市场流通品种8个，企业4家。走访名老中医16人，收集单（复）方3份。

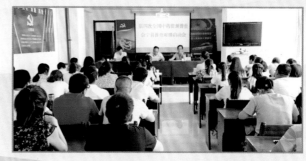

普查工作对接会

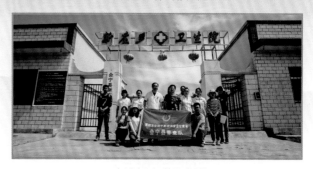

走访新庄乡卫生院

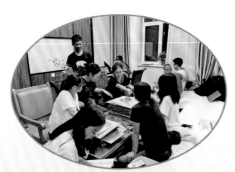

压制标本

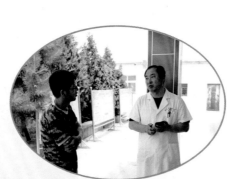

传统知识调查

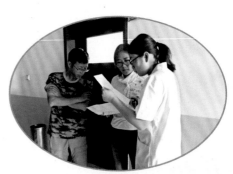

走访郭城驿中心卫生院

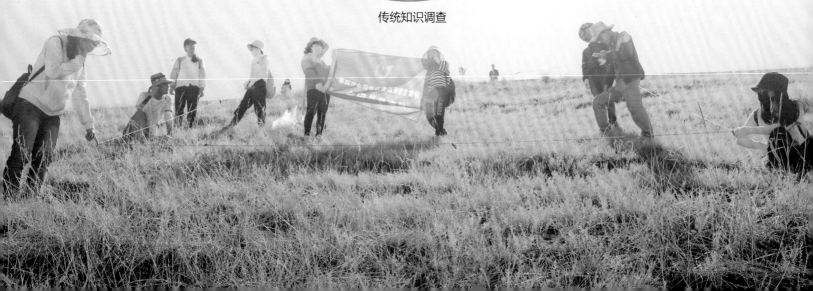

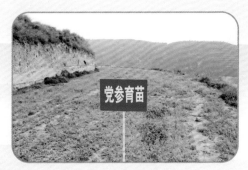

会宁党参育苗基地

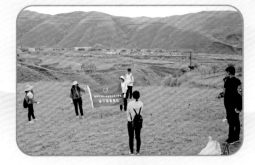

野外调查

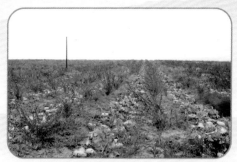

连翘与瓠子间套作生态种植

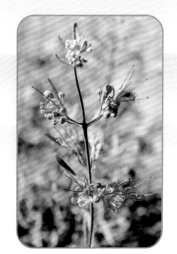

蒙古莸
Caryopteris mongholica Bunge

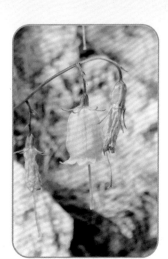

长柱沙参
Adenophora stenanthina（Ledeb.）Kitagawa

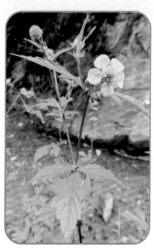

路边青
Geum aleppicum Jacq.

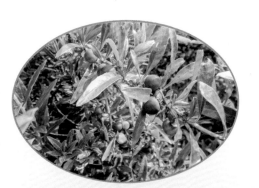

蕤核
Prinsepia uniflora Batal.

靖远县

　　靖远县普查工作2013年启动，由甘肃中医药大学崔治家担任普查队队长。

　　靖远县位于甘肃省中东部，黄河上游，地势西高东低，由西北向东南倾斜，属温带大陆性半干旱气候，降雨稀少，气候干燥，光照充足，干旱多风。靖远县是历史上有名的丝路重镇，素有"塞上江南""陇上名邑""黄河明珠"之美誉。

　　靖远县野生药用植物生活型可分为乔木类，灌木、亚灌木、半灌木类，多年生草本类，1~2年生草本类，藤本类5种类别，主要分布的野生中药材有木贼麻黄、中麻黄、草麻黄、甘草、膜荚黄芪、麻花秦艽、黄芩、桔梗、黄花蒿等；栽培药材主要有枸杞等，其他种类栽培面积较小。

　　普查到野生药用植物298种，其中有蕴藏量的8种；栽培中药材17种，其中主流栽培1种；调查到中药材市场流通品种5个，企业1家。走访名老中医4人，收集单（复）方8份。新记录种1个。

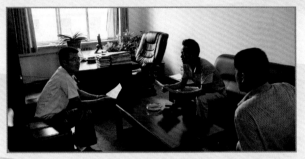
普查队与县卫生局接洽

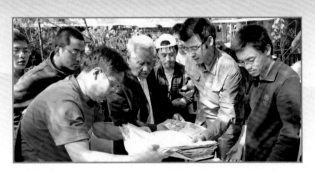
指导我们前行

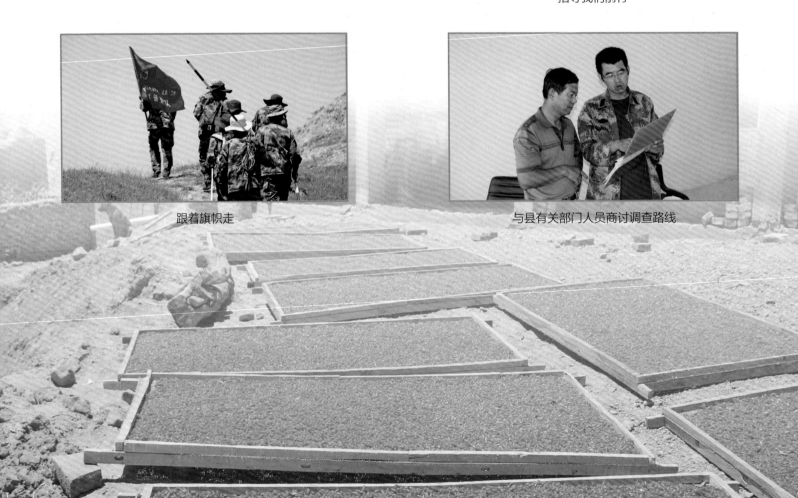
跟着旗帜走　　　　　　　　　　　与县有关部门人员商讨调查路线

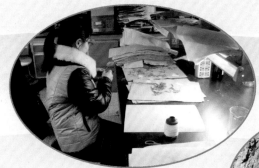

制作腊叶标本

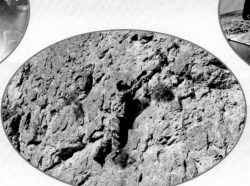

峭壁采药

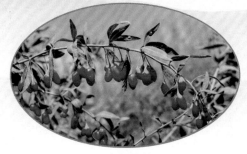

灯光下犹如舞台上

宁夏枸杞
Lycium barbarum L.

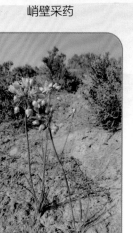

蒙古韭
Allium mongolicum Regel

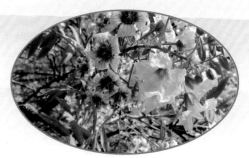

文冠果
Xanthoceras sorbifolium Bunge

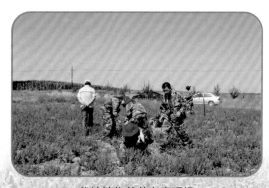

栽培植物黄芩考察现场

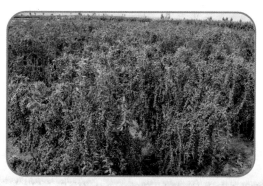

靖远宁夏枸杞种植基地

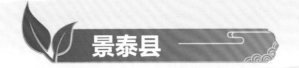

景泰县

景泰县普查工作2017年启动，由西北师范大学陈学林担任普查队队长。

景泰县地处黄土高原与腾格里沙漠过渡地带，为河西走廊东端门户；境内丘陵起伏，川滩交错，沟壑纵横；属温带大陆型干旱气候，风沙频繁。有"中华之最"美誉的景泰川电力提灌工程和国家地质公园黄河石林、全国文物保护单位永泰古城等著名景区。

境内自然植被类型有草丛、荒漠、灌丛、针叶林、阔叶林等，主要有菊科、豆科、禾本科、唇形科、藜科、蔷薇科等。野生中药材有问荆、麻黄、萹蓄、马齿苋、赤芍、铁棒锤、断肠草、葶苈子、薤莫、苦杏仁、金露梅、银露梅等；栽培药材主要有甘草、中宁枸杞、文冠果、小茴香、紫苜蓿。

普查到野生药用植物209种；栽培中药材5种，其中主流栽培5种；调查到中药材市场流通品种20个，企业4家、中药材收购点5个。走访名老中医13人，收集单（复）方15份。新记录种42个。

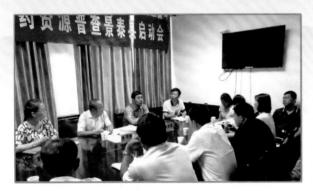

与县上对接

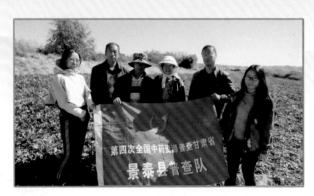

走访红水镇板蓝根种植户

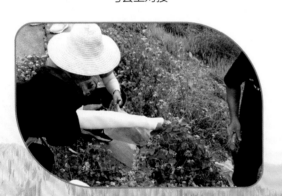

采集标本

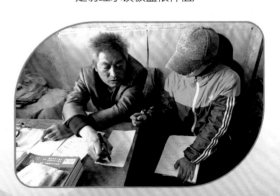

走访正路镇村名医

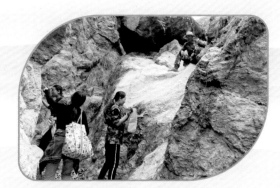

野外工作照

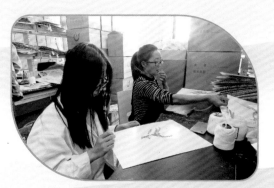

标本制作

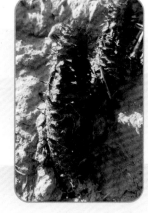

锁阳
Cynomorium songaricum Rupr

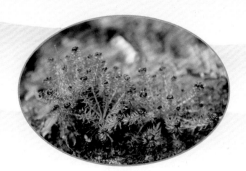

小丛红景天
Rhodiola dumulosa（Franch.）S. H. Fu

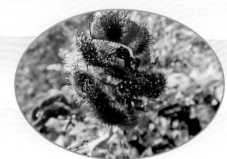

甘草
Glycyrrhiza uralensis Fisch.

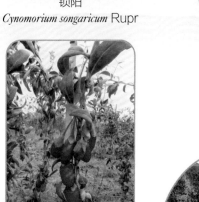

宁夏枸杞
Lycium barbarum L.

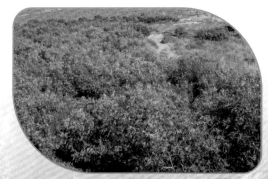

景泰文冠果种植基地

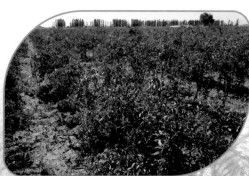

景泰宁夏枸杞种植基地

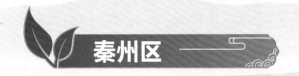

秦州区

秦州区普查工作2017年启动，由陇南师范高等专科学校黄兆辉担任普查队队长。

秦州区位于内陆腹地，地处黄土梁峁沟壑带，属秦巴山区西秦岭北缘；地貌可分为秦岭山地和黄土高坡两类，地跨黄河、长江两大流域；地处中纬度地带，属暖温带半湿润气候。人文始祖伏羲在此诞生，故有"羲皇故里"之称，是海内外炎黄子孙瞻仰伏羲、寻根祭祖的圣地。

境内分布有松科、桦木科、杨柳科、壳斗科、胡桃科、椴树科、漆树科、榆科等。野生中药材有艾叶、木通、杜仲、五味子、七叶树、麻黄、白头翁、青荚叶、麦冬等；栽培药材有连翘、牡丹、黄芩、白及。

普查到野生药用植物432种，其中有蕴藏量的109种；栽培中药材18种，其中主流栽培9种，中药材栽培面积8.5万亩，养殖药用动物7种；调查到中药材市场流通品种22个，企业5家。走访名老中医13人，收集单（复）方22份。

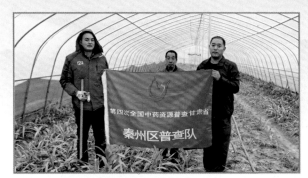

中药栽培企业调查

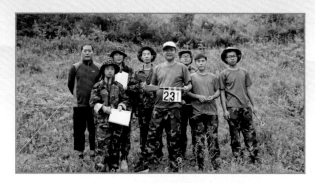

野外样地调查

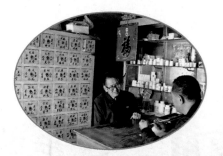

走访当地中医诊所

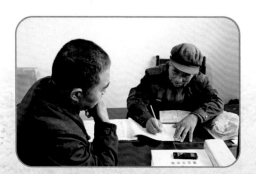

中医药传统知识调查

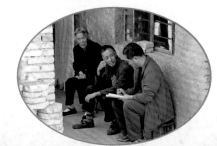

走访药农

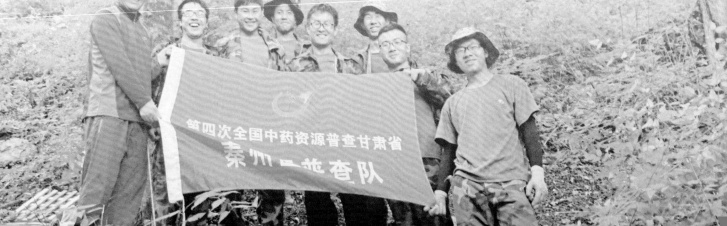

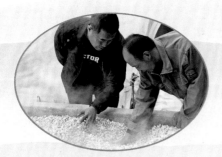

走访半夏加工企业

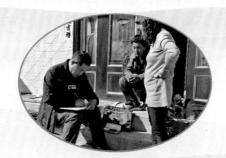

中药材市场调查

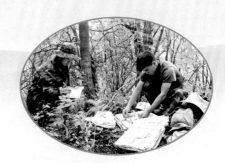

标本压制

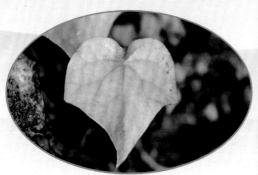

蝙蝠葛
Menispermum dauricum DC.

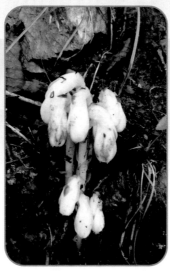

水晶兰
Monotropa uniflora Linn.

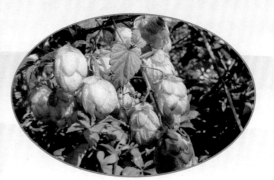

啤酒花
Humulus lupulus Linn.

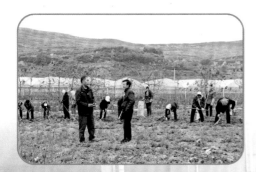

走访种植合作社

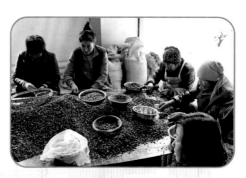

中药材加工企业

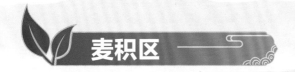

麦积区

麦积区普查工作2013年启动，由西北师范大学陈学林担任普查队队长。

麦积区位于甘肃省东南部，地处秦岭西端北麓，境内山脉纵横，形成黄土丘陵地貌；属大陆半湿润季风气候，气候温和，四季分明，日照充足，降水适中。麦积区是"东方艺术雕塑馆"世界文化遗产麦积山石窟所在地，是驰名中外"花牛"苹果的故乡。

境内自然植被主要是以栎林为主的落叶阔叶林和箭竹、淡竹等竹林，林中空地及林缘生长着较茂密的落叶阔叶灌丛。野生中药材主要有卷柏、木贼、石韦、何首乌、萹蓄、升麻、苦参、远志、中国沙棘、秦艽、络石、杠柳、地黄等；栽培药材主要有柴胡、党参、桔梗、猪苓、秦艽等，并有栽培金银花的计划。

普查到野生药用植物673种，其中有蕴藏量的48种；栽培中药材11种，其中主流栽培9种，中药材栽培面积560多公顷；调查到中药材市场流通品种10个，企业4家。走访名老中医13人，收集单（复）方20份。

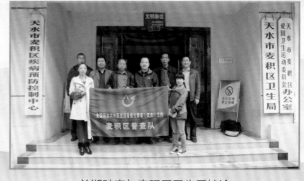

前期踏查与麦积区卫生局接洽

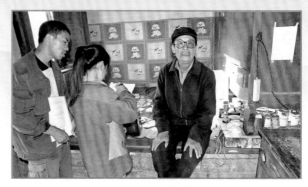

传统知识调查

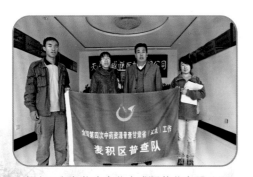

走访天水市龙头企业太盛翔药业有限公司

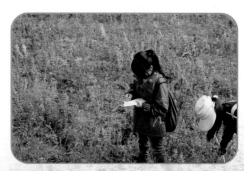

做记录

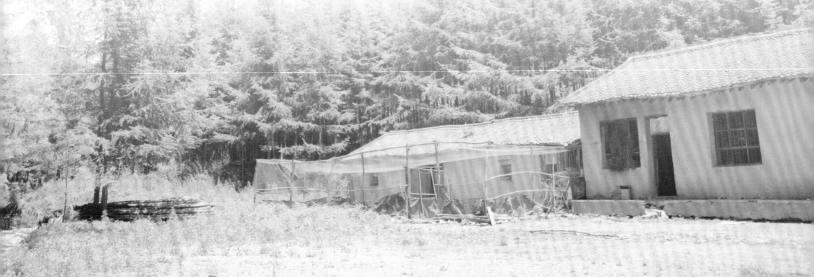

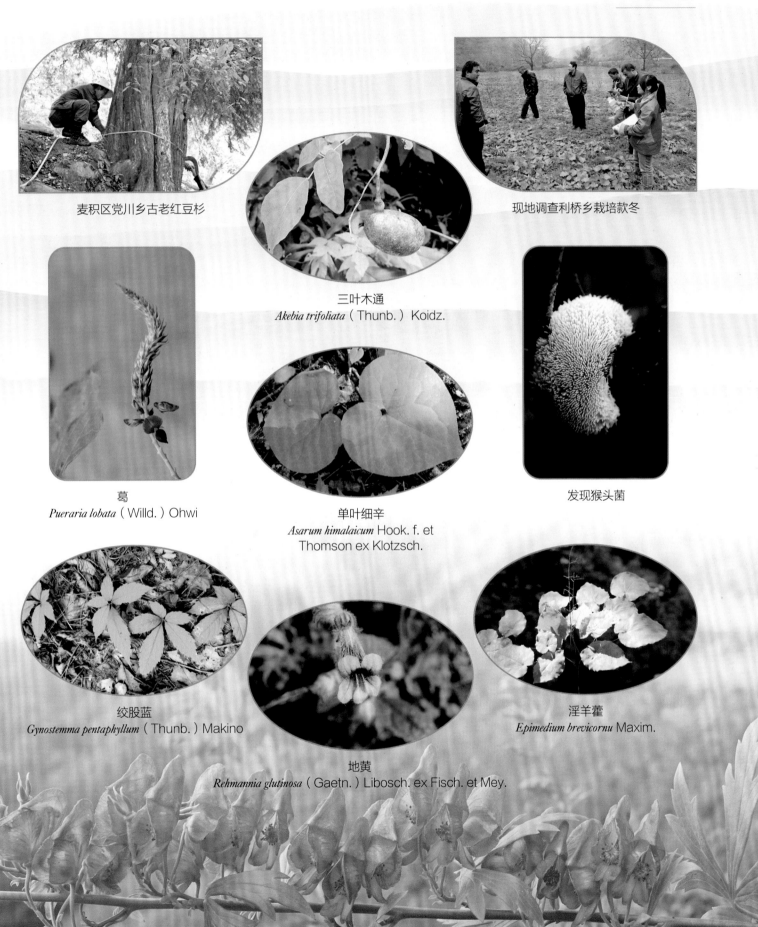

麦积区党川乡古老红豆杉

现地调查利桥乡栽培款冬

三叶木通
Akebia trifoliata（Thunb.）Koidz.

葛
Pueraria lobata（Willd.）Ohwi

单叶细辛
Asarum himalaicum Hook. f. et
Thomson ex Klotzsch.

发现猴头菌

绞股蓝
Gynostemma pentaphyllum（Thunb.）Makino

地黄
Rehmannia glutinosa（Gaetn.）Libosch. ex Fisch. et Mey.

淫羊藿
Epimedium brevicornu Maxim.

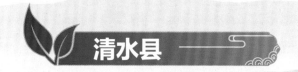

清水县

清水县普查工作2017年启动，由陇南师范高等专科学校黄兆辉担任普查队队长。

清水县位于陇山西南麓，渭河上游北部支流牛头河流域，地处陇山山地向陇西黄土高原过渡地带，陇山余脉盘龙山、化岭山、邮山、高峰科梁构成全县地貌骨架；属温带大陆性季风气候，春秋相连，雨热同期。中华人文初祖轩辕黄帝诞生地，清水温泉有"中国温泉之乡"的美誉。

境内主要有蔷薇科、菊科、豆科、毛茛科、唇形科、蓼科、百合科、忍冬科、杨柳科、胡颓子科等。野生中药材有悬钩子、地榆、五味子、萹蓄、龙芽草、三颗针、重楼、玉竹、香加皮；栽培药材有玉兰、连翘。

普查到野生药用植物412种，其中有蕴藏量的81种；栽培中药材11种，其中主流栽培5种，中药材栽培面积8.9万亩，养殖药用动物7种；调查到中药材市场流通品种18个，企业3家。走访名老中医11人，收集单（复）方20份。

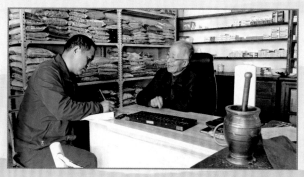

传统知识调查

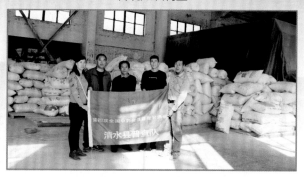

中药材加工企业调查

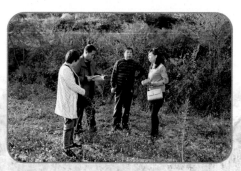

现地调查

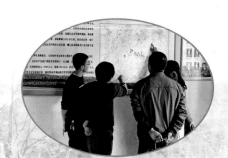

药材加工企业调查

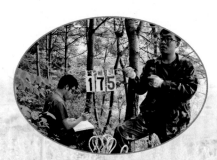

样方调查

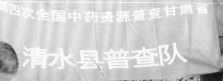

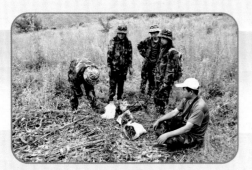

采挖药材

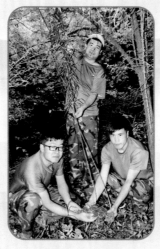

喜获野生大黄精

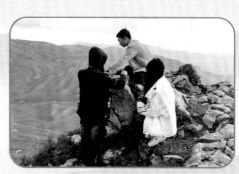

采集标本

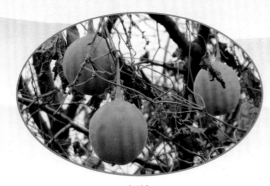

栝楼
Trichosanthes kirilowii Maxim.

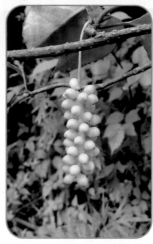

五味子
Schisandra chinensis（Turcz.）Baill.

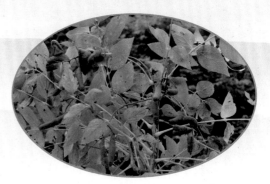

猫儿屎
Decaisnea insignis（Griff.）Hook. f. et Thoms.

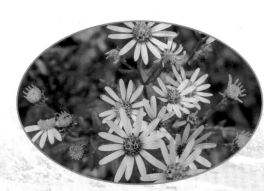

千里光
Senecio scandens Buch.-Ham. ex D. Don

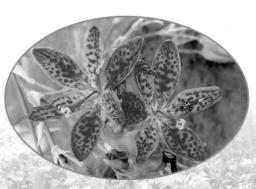

射干
Belamcanda chinensis（L.）Redouté

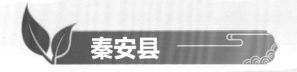

秦安县

秦安县普查工作2018年启动，由甘肃中医药大学孙少伯担任普查队队长。

秦安县位于陇山之西、葫芦河下游，地处陇中黄土高原西部梁峁沟壑区，山多川少；属陇中南部温和半温润季风气候区，降雨较少，干旱频繁，大陆性季风气候显著。古丝绸之路贯穿全境，是国家"一带一路"倡议、关中平原城市群规划节点城市；秦安蜜桃荣获"中华名果"称号，大地湾遗址被誉为"华夏第一村"，"人面彩陶瓶"是翻开中国历史的第一页。

境内自然植被面积很少，野生植物类群主要为田间杂草。野生中药材有枸杞、刺五加、杠柳、沙棘、小蓟、大蓟、远志、葶苈子、萹蓄、车前、蒲公英等；零星栽培药材主要有柴胡、款冬、黄芪等。

普查到野生药用植物237种，其中有蕴藏量的7种；栽培中药材5种，其中主流栽培2种，中药材栽培面积50亩；调查到中药材市场流通品种5个，企业2家。走访名老中医1人。

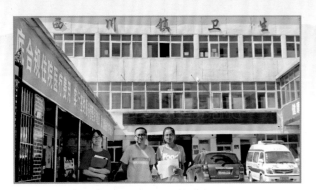

走访每个乡镇

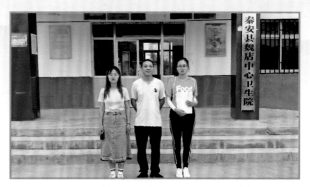

走访魏店镇中心卫生院

记录

走访当地镇政府

村级栽培数据采集

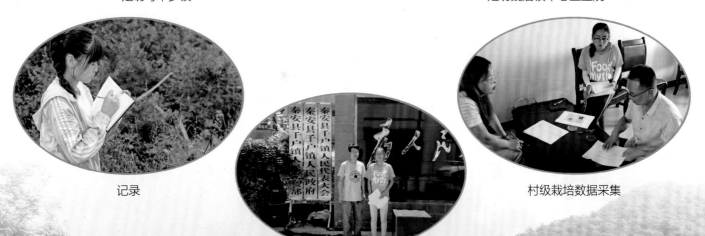

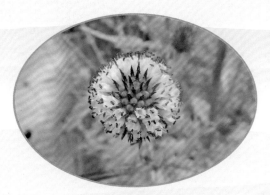

日本续断
Dipsacus japonicus Miq.

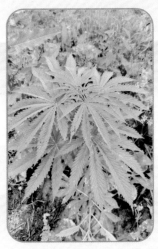

大麻
Cannabis sativa L.

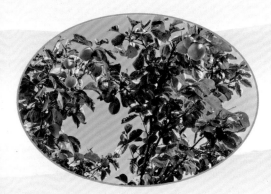

柿
Diospyros khaki Thunb.

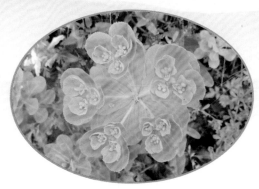

泽漆
Euphorbia helioscopia L.

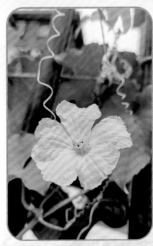

丝瓜
Luffa cylindrica（L.）Roem.

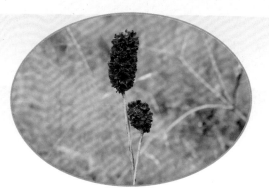

地榆
Sanguisorba officinalis L.

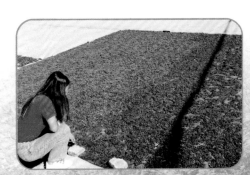

花椒晾晒

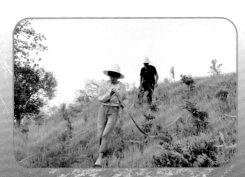

样方调查

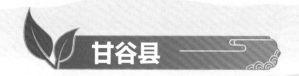

甘谷县

甘谷县普查工作2012年启动，由甘肃中医药大学李成义担任普查队队长。

甘谷县位于甘肃省东南部，渭河上游，地貌主要为山地、丘陵、河谷，地势南高北低；属温带大陆性季风气候，四季分明，光照充足，雨量偏少，夏无酷暑，冬无严寒。甘谷县内文物古迹众多，并先后荣获"全国辣椒之乡""中国苹果之乡""中国花椒之乡""全国武术之乡"等称号。

境内主要分布的科有毛茛科、伞形科、十字花科、龙胆科、木兰科等。主要分布的野生中药材有银杏、麻黄、桑寄生、虎杖、大黄、川木通、升麻、三颗针、淫羊藿、贯叶连翘等；栽培药材主要有柴胡、党参、当归、款冬花、花椒。

普查到野生药用植物243种，其中有蕴藏量的66种；栽培中药材10种，其中主流栽培5种，中药材栽培面积5.01万亩，养殖药用动物4种；调查到中药材市场流通品种100个，企业3家。走访名老中医24人，收集单（复）方16份。

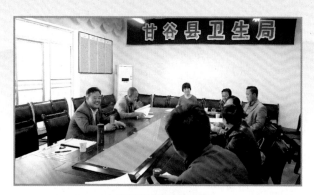

与县卫生局对接工作

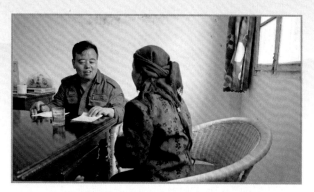

野外调查休息期间李成义教授为村民看病

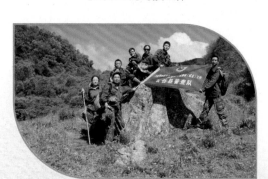

风光无限

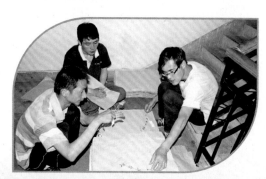

制作标本

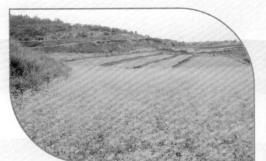

甘谷柴胡种植基地

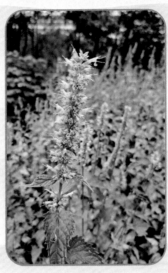

藿香
Agastache rugosa（Fisch. et Mey.）O. Ktze.

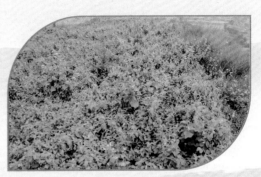

甘谷党参种植基地

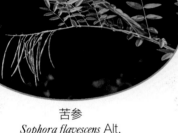

苦参
Sophora flavescens Alt.

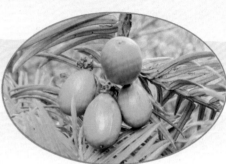

三尖杉
Cephalotaxus fortunei Hook. f.

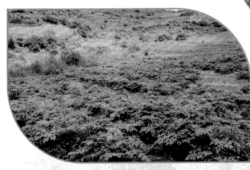

甘谷当归种植基地

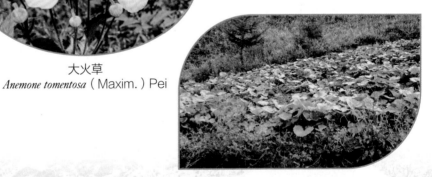

大火草
Anemone tomentosa（Maxim.）Pei

甘谷款冬种植基地

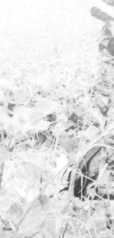

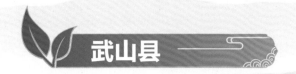

武山县

武山县普查工作2013年启动，由甘肃中医药大学王明伟担任普查队队长。

武山县位于甘肃省东南部，地处秦岭北坡西段与陇中黄土高原西南边缘的复合地带，地势西高东低，南高北低；属温带大陆性季风气候，四季分明，气候宜人。武山是国家级蔬菜标准化示范县、全国绿色农业示范县、"中国韭菜之乡"。

境内野生药用植物种类组成主要以被子植物为主，蕨类植物最少，有凤尾蕨科、鳞毛蕨科。主要分布的野生中药材有木贼、落叶松、侧柏、中麻黄、宽叶荨麻、掌叶大黄、升麻、川赤芍、菘蓝、落新妇、小果黄芪等；栽培药材主要有黄芩、柴胡等，其他种类栽培面积较小。

普查到野生药用植物232种，其中有蕴藏量的84种；栽培中药材10种，其中主流栽培2种；调查到中药材市场流通品种13个，企业2家。走访名老中医4人，收集单（复）方4份。

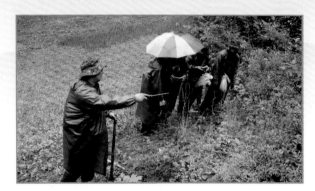

山水沟雨中样方调查

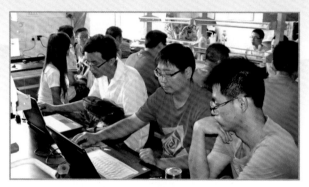

数据库培训

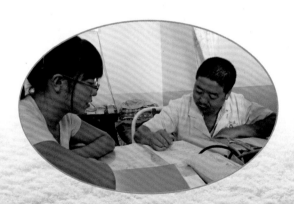

在杨河镇传统知识调查

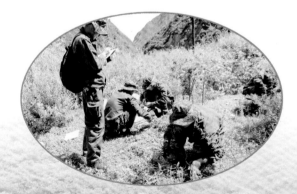

野外样地调查

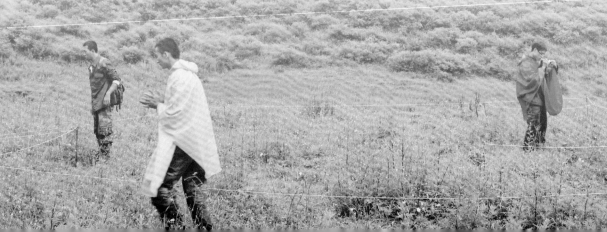

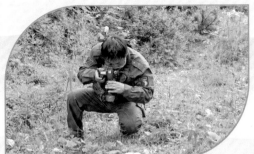

野外调查拍摄

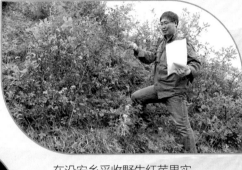

在沿安乡采收野生红芪果实

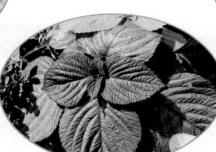

紫苏
Perilla frutescens（L.）Britt.

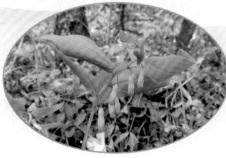

玉竹
Polygonatum odoratum（Mill.）Druce

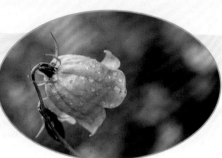

泡沙参
Adenophora potaninii Korsh.

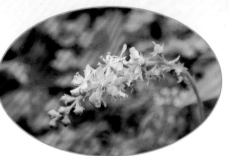

龙芽草
Agrimonia pilosa Ldb.

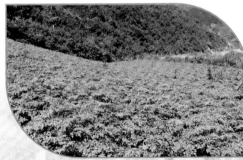

洞沟大长湾栽培当归调查

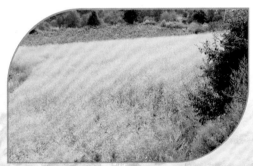

桦林山柴胡种植

全国第四次中药资源普查甘肃省（试点）工作

武山县普查队

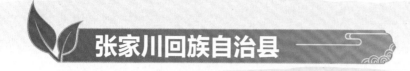

张家川回族自治县

张家川县普查工作2015年启动，由甘肃中医药大学王明伟担任普查队队长。

张家川县位于陇山西麓，地处六盘山经向构造与秦岭纬向构造接壤处，全境由梁峁、沟壑、川台、河谷组成；属温带大陆性季风气候。境内马家塬战国墓葬群遗址被评为"2006年度中国十大考古新发现"之一。

境内主要有农田、林灌、高山草甸等植被类型，主要有菊科、豆科、毛莨科、伞形科、唇形科、蓼科、百合科、茄科、杨柳科等。野生中药材有麻黄、党参、三颗针、淫羊藿、羌活、前胡、重楼、秦艽、款冬花等；栽培药材主要有柴胡、半夏、板蓝根、牛蒡子等，其中大麻种植规模较大。

普查到野生药用植物309种，其中有蕴藏量的50多种；栽培中药材10种，其中主流栽培5种，中药材栽培面积1.5万亩，养殖药用动物2种；调查到中药材市场流通品种23个，企业2家，收购站5家。走访名老中医10人，收集单（复）方5份。

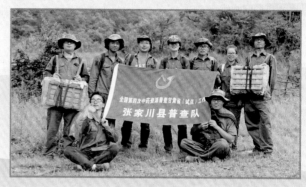

普查队成员

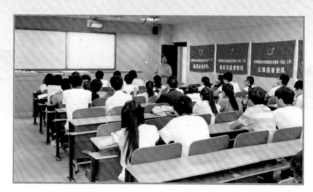

普查队员培训

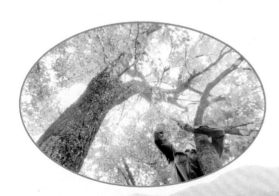

槲寄生采集

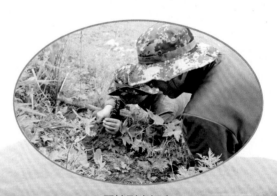

采挖列当标本

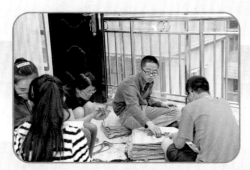

内业整理

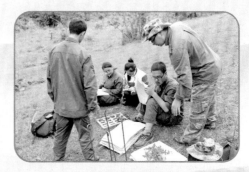

野外标本压制

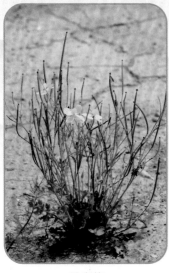

秃疮花
Dicranostigma leptopodum（Maxim.）Fedde

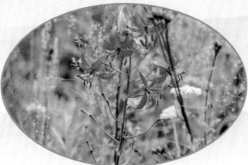

山丹
Lilium pumilum DC.

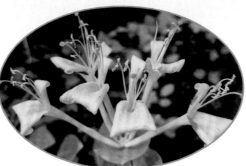

盘叶忍冬
Lonicera tragophylla Hemsl.

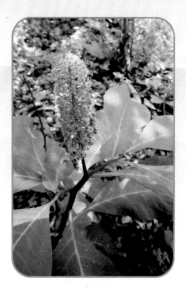

商陆
Phytolacca acinosa Roxb

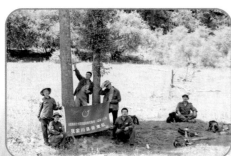

途中休整

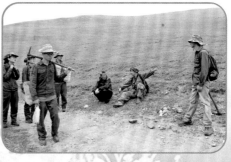

咨询牧民

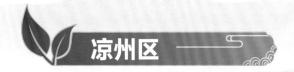

凉州区普查工作2018年启动，由河西学院张勇担任普查队队长。

凉州区位于河西走廊东端，祁连山北麓，地貌类型分祁连山山地、走廊平原绿洲和腾格里沙漠三种；属温带大陆性干旱气候，干旱少雨、昼夜温差大。凉州区是古丝绸之路要冲，是我国旅游标志——马踏飞燕的出土地。

境内主要植被类型有草原、灌丛、荒漠、阔叶林、针叶林，主要分布有麻黄科、松科、杨柳科、藜科、豆科、柽柳科、蒺藜科、茄科、禾本科等。野生中药材有甘草、麻黄、萹蓄、天仙子、蒲公英、黑果枸杞、苦豆草、罗布麻、秦艽、麻布七等；栽培药材主要有黄芪、甘草、板蓝根、宁夏枸杞、独活、当归等，其中甘草、板蓝根稍具规模，其他均为零星种植。

普查到野生药用植物112种，其中有蕴藏量的6种；栽培中药材7种，其中主流栽培3种，栽培面积约20 000亩；调查到中药材市场流通品种3个，企业5家。走访名老中医6人。

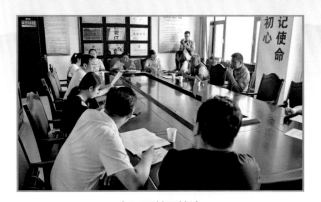

与区卫健局接洽

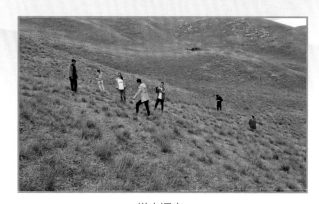

样方调查

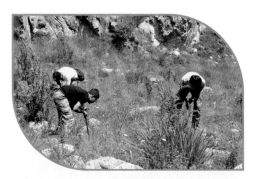

寻觅百草

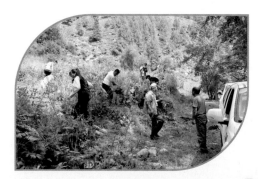

采挖药材

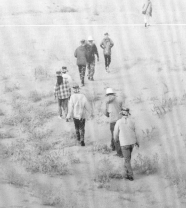

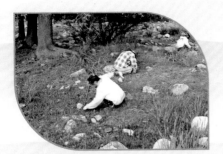

采集标本

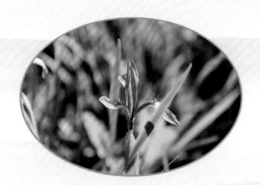

马蔺
Iris lactea Pall. var. *chinensis*（Fisch.）Koidz.

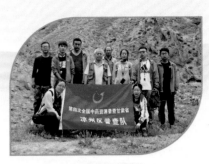

样地工作照

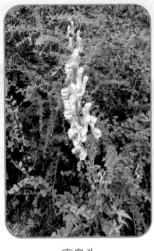

高乌头
Aconitum sinomontanum Nakai

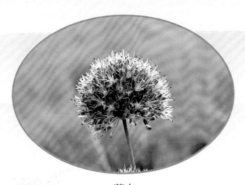

薤白
Allium macrostemon Bunge

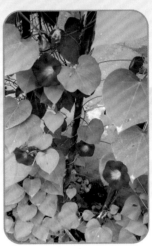

牵牛
Pharbitis nil（L.）Choisy

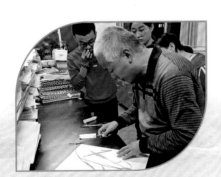

指导学生

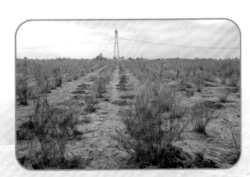

武威肉苁蓉基地（梭梭树）

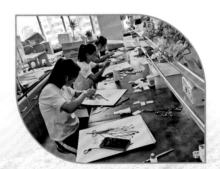

制作腊叶标本

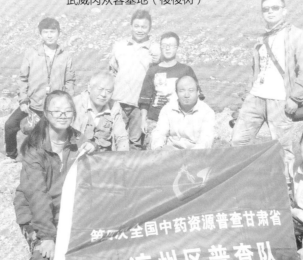

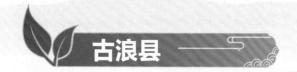

古浪县

古浪县普查工作2015年启动，由甘肃中医药大学王振恒担任普查队队长。

古浪县位于河西走廊东端，是青藏、蒙新、黄土三大高原交会地带，境内有山地、丘陵沟壑区、平原绿洲和荒漠区；属温带大陆性气候，大陆性气候较强。境内红军西路军古浪战役纪念馆是华夏文明传承创新区；八步沙林场被中宣部命名为"全国爱国主义教育示范基地"。

境内自然植被类型有原面草原、灌丛、荒漠、阔叶林、针叶林等。野生中药材有中麻黄、问荆、卷茎蓼、萹蓄、巴天酸模、瞿麦、铁棒锤、川赤芍、细果角茴香、播娘蒿等；栽培药材主要有宁夏枸杞、黄芪、党参、玫瑰、当归等，当归、红花、黄芩处于试种阶段。

普查到野生药用植物233种，其中有蕴藏量的20种；栽培中药材9种，其中主流栽培6种，中药材栽培面积约4万亩；调查到中药材市场流通品种47个，企业7家。走访名老中医9人，收集单（复）方14份。

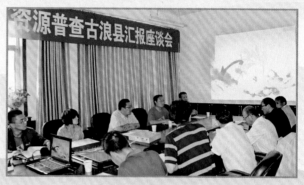

中药资源普查工作座谈会

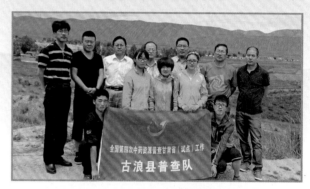

在古丰乡与卫生局对接普查工作

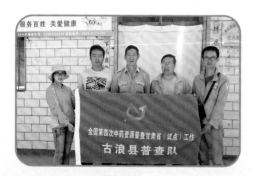

走访定宁镇中医

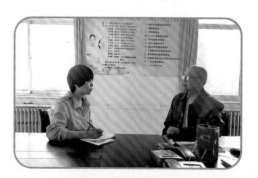

采访古丰乡名老中医

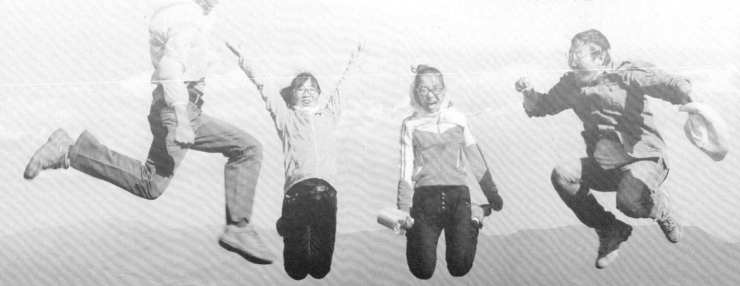

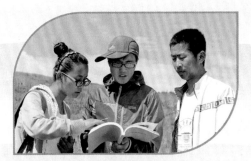

填写记录

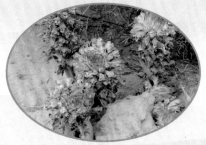

列当
Orobanche coerulescens Steph

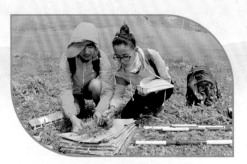

压制标本

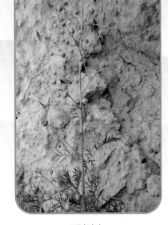

熏倒牛
Biebersteinia heterostemon Maxim.

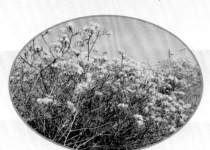

黄花补血草
Limonium aureum（L.）Hill

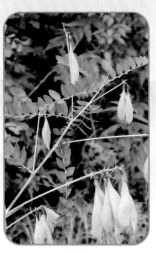

黄毛杜鹃
Rhododendron rufum Batalin

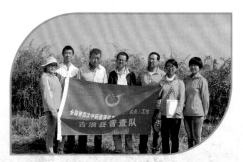

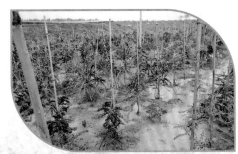

古浪黑果枸杞种植基地

黄芪
Astragalus membranaceus（Fisch.）Bunge

古浪宁夏枸杞种植基地

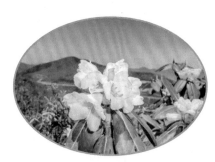

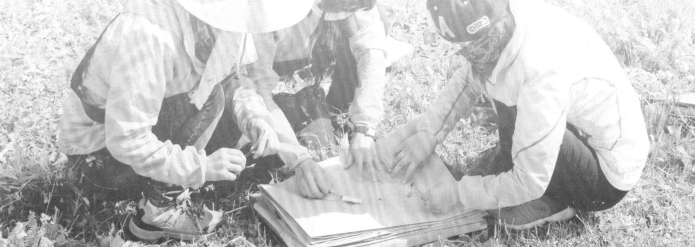

民勤县

民勤县普查工作2013年启动，由兰州理工大学李善家担任普查队队长。

民勤县位于河西走廊东北部，地处石羊河流域下游，由沙漠、低山丘陵和平原三种基本地貌组成，属温带大陆性干旱气候，冬冷夏热、降水稀少、光照充足、昼夜温差大。民勤绿色有机农产品质优量大，被中国食品工业协会、中国蔬菜流通协会誉名为"中国肉羊之乡""中国蜜瓜之乡""中国茴香之乡""中国人参果之乡"。

民勤县植物种类稀少、植被单一，资源相对匮乏。主要分布的野生中药材有麻黄、甘草、锁阳、肉苁蓉、板蓝根、黄芪、枸杞、薄荷、柴胡等；栽培药材主要有白芍、党参、甘草、枸杞、黄芪等。

普查到野生药用植物151种，其中有蕴藏量的22种；栽培中药材18种，其中主流栽培4种，中药材栽培面积15.06万亩；调查到中药材市场流通品种10个，企业5家。走访名老中医8人，收集单（复）方2份。

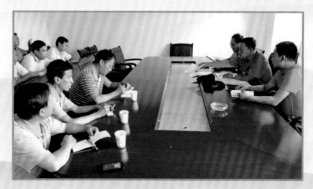

民勤县中药资源普查启动会

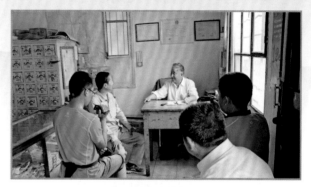

采访名老中医

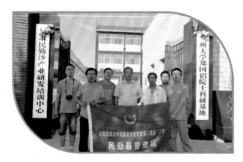

走访天盛公司

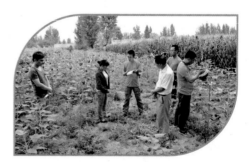

黄芩栽培调查

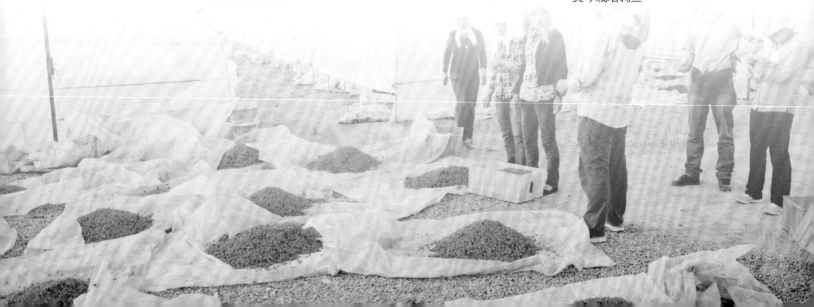

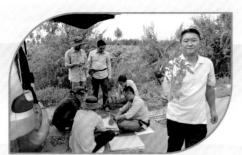

野外压制标本

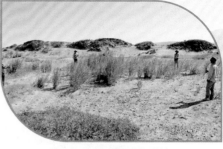

样方调查

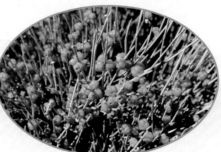

中麻黄

Ephedra intermedia Schrenk ex Mey.

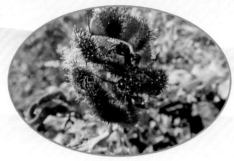

甘草

Glycyrrhiza uralensis Fisch.

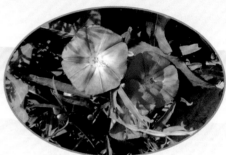

田旋花

Convolvulus arvensis L.

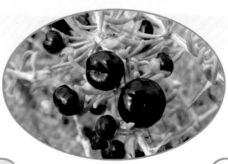

黑果枸杞

Lycium ruthenicum Murr.

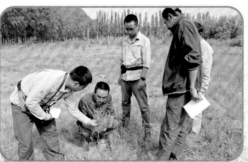

走访调查麻黄种植地

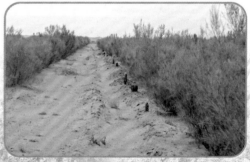

民勤肉苁蓉种植基地

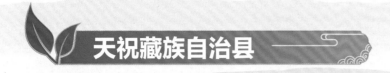

天祝藏族自治县

天祝县普查工作2013年启动，由兰州大学李建银担任普查队队长。

天祝县位于甘肃省中部，地处河西走廊东端，地貌以山地为主，地势西北高而东南低；气候以乌鞘岭为界，岭南属大陆性季风气候，冬季寒冷干燥，夏季温和湿润；岭北属温带大陆性半干旱气候，气温变化大，日照强烈，夏季温凉干旱，冬季寒冷干燥，多风沙。天祝县因其地理位置，素有河西走廊"门户"之称。

境内森林、草原物产丰富，优势树种有云杉、油松、祁连圆柏等。主要分布的野生中药材有猪苓、马勃、木贼、麻黄、大麻、大黄、萹蓄、瞿麦、升麻、芍药、桃儿七、红景天、甘草、黄芪、当归、秦艽等；栽培药材主要有黄芪、柴胡（金）、防风、铁棒锤、党参、当归、宽叶羌活。

普查到野生药用植物412种，其中有蕴藏量的94种；栽培中药材14种，其中主流栽培7种。走访名老中医10人，收集单（复）方30余份。

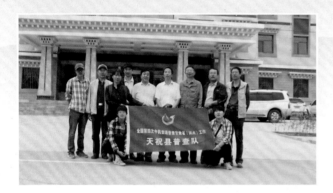

与天祝县卫生局接洽

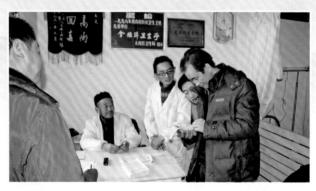

走访老中医

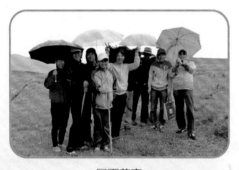

冒雨普查

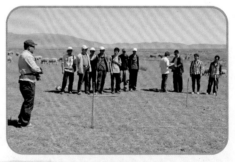

标准样地讲解与实训

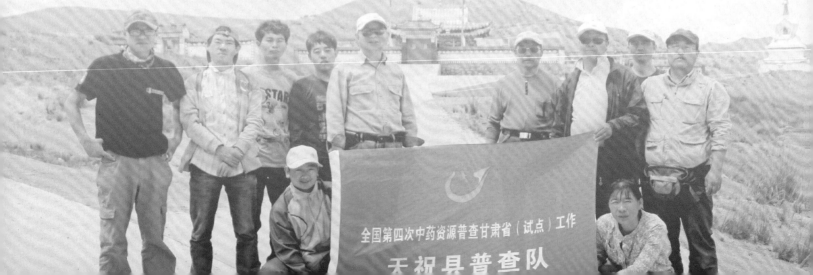

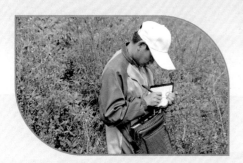

认真记录

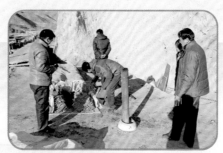

党参收购调查

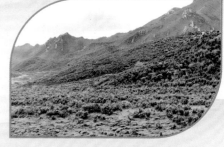

天祝千里香杜鹃野生居群

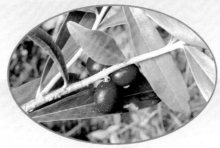

唐古特瑞香
Daphne tangutica Maxim.

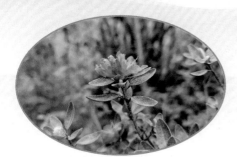

千里香杜鹃
Rhododendron thymifolium Maxim.

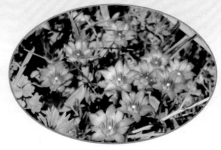

高山龙胆
Gentiana algida Pall.

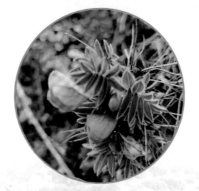

鬼箭锦鸡儿
Caragana jubata（Pall.）Poir.

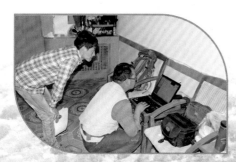

数据整理和录入

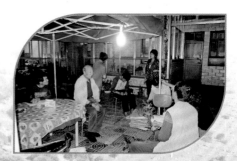

挑灯夜战

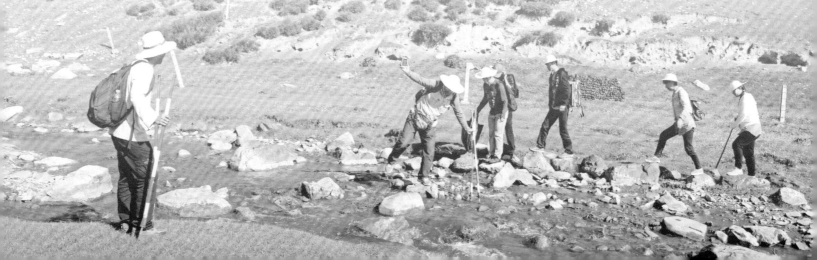

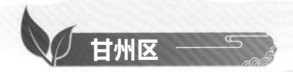

甘州区

甘州区普查工作2018年启动，由河西学院张勇担任普查队队长。

甘州区地处河西走廊中部，属青藏高原、蒙古高原的过渡地带；属典型的温带大陆性气候，气候干燥，降雨量少。甘州区是全国主要的制种玉米基地，是甘肃华夏文明传承创新区——丝绸之路文化发展带的重要节点。

境内主要分布有麻黄科、松科、杨柳科、蓼科、豆科、柽柳科、蒺藜科、茄科、龙胆科、菊科、禾本科等。野生中药材有甘草、麻黄、萹蓄、牛蒡子、天仙子、蒲公英、益母草、黑果枸杞、罗布麻、小秦艽、牧马豆、芦根等；栽培药材主要有黄芪、板蓝根、黑果枸杞等，其中板蓝根形成了一定规模，其他种类均为农户零星种植，未具规模。

普查到野生药用植物118种，其中有蕴藏量的6种；栽培中药材3种，其中主流栽培1种，中药材栽培面积约15 000亩；调查到中药材市场流通品种1个，企业8家。走访名老中医10人。

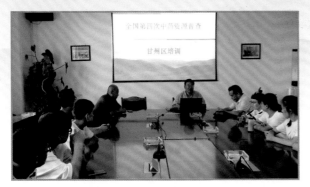

队员培训

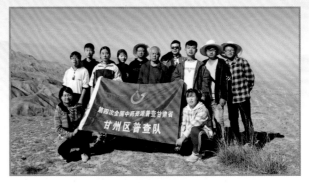

样地工作照

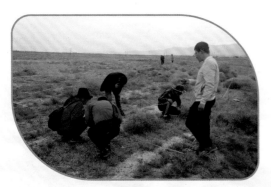

样方统计

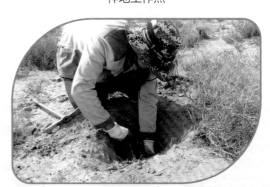

采挖药材

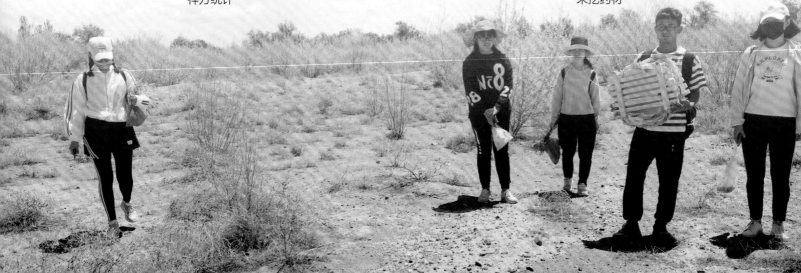

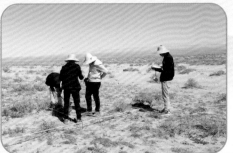

样方调查

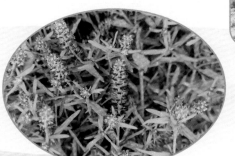

独行菜
Lepidium apetalum Willd.

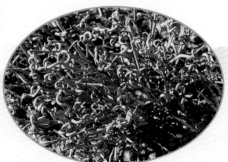

膜果麻黄
Ephedra przewalskii Stapf

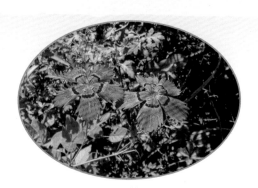

石竹
Dianthus chinensis L.

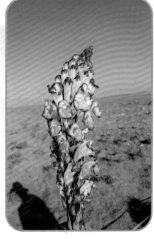

盐生肉苁蓉
Cistanche salsa（C. A. Mey.）G. Beck

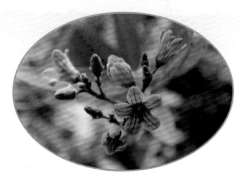

罗布麻
Apocynum venetum L.

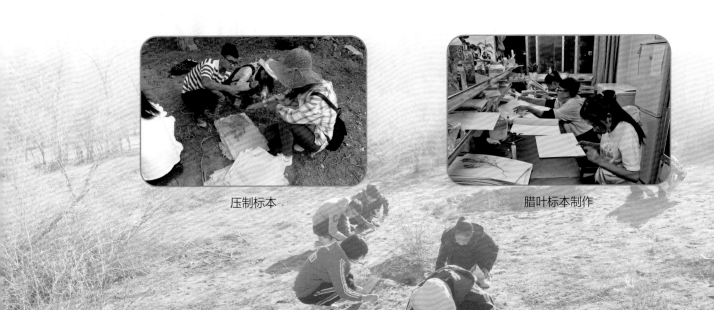

压制标本

腊叶标本制作

山丹县

山丹县普查工作2015年启动，由河西学院张勇担任普查队队长。

山丹县位于河西走廊中段，祁连山、焉支山、龙首山丘峦起伏，沟壑纵横；属大陆性高原高寒半湿润气候，有明显的垂直分带性特点。境内的明长城是国内保存最为完整的明代长城，山丹军马场是亚洲最大的军马场。

境内有荒漠、草原、高山灌丛、高寒草甸、针叶林等植被类型，主要有蓼科、豆科、伞形科、龙胆科、茄科、菊科、百合科等。野生中药材有小秦艽、天仙子、蒲公英、车前子、柴胡、白头翁、葶苈子、狼毒、铁棒锤等；栽培药材有黄芪、甘草、板蓝根、红花、王不留行、柴胡、宁夏枸杞等，其中黄芪、甘草、板蓝根、宁夏枸杞稍具规模，其他均为零星种植。

普查到野生药用植物179种，其中有蕴藏量的31种；栽培中药材10种，其中主流栽培4种，中药材栽培面积20 000余亩；调查到中药材市场流通品种4个，企业7家。走访名老中医5人。

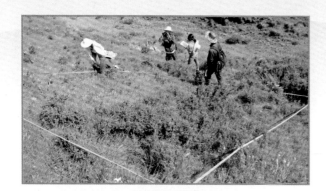

样方调查

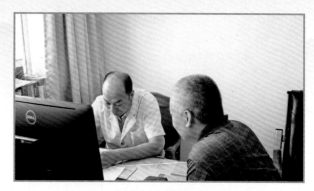

走访山丹中医何德

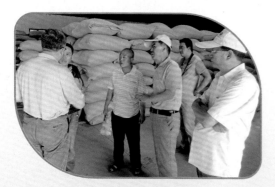

走访大地合作社仓库

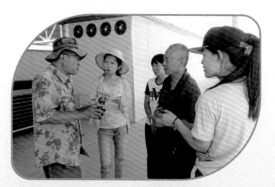

走访陈户乡二十里堡裕祥农场

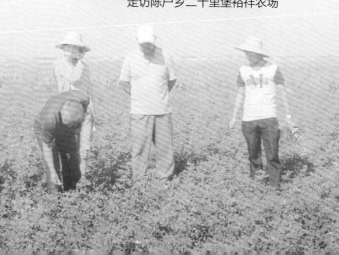

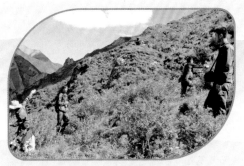

山坡样地

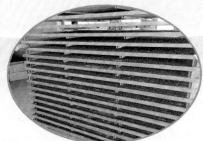

枸杞子加工车间

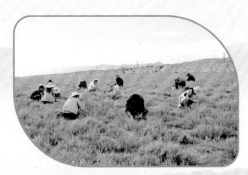

药材种子采集

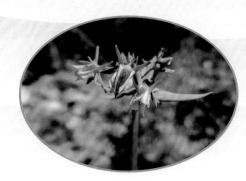

椭圆叶花锚
Halenia elliptica D. Don

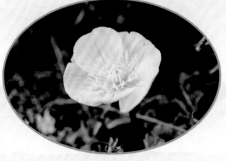

矮金莲花
Trollius farreri Stapf

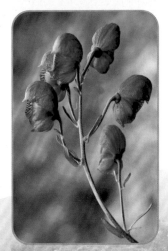

甘青乌头
Aconitum tanguticum（Maxim.）Stapf

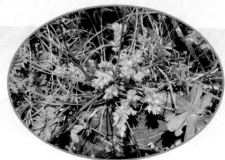

唐古红景天
Rhodiola algida（Ledeb.）Fisch. et Mey.
var. *tangutica*（Maxim.）S. H. Fu

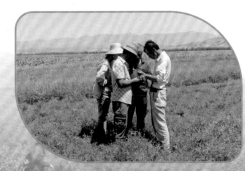

山丹黄芪种植基地

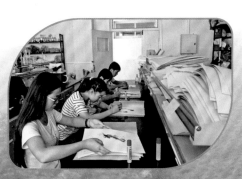

整理检查标本质量

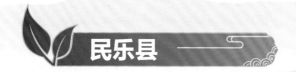

民乐县

民乐县普查工作2012年启动，由河西学院张勇担任普查队队长。

民乐县位于河西走廊中段，祁连山分水岭以北，境内地形分山地和倾斜高平原两类；属温带大陆性荒漠草原气候，年温差大，降水集中，年降雨量较少。民乐县主要中药材板蓝根以品质优良而闻名，被原农业部、中国特产之乡推荐暨宣传活动组委会授予"中国板蓝根之乡"称号。

境内分布的主要有菊科、唇形科、豆科、毛茛科等。野生中药材有葶苈子、菘蓝、甘草、红芪、亚麻、狼毒、中国沙棘、天仙子、肉苁蓉等；栽培药材主要有板蓝根、甘草、黄芪、防风、红花、孜然、王不留行等，其中防风、甘草、王不留行、孜然、黄芪、枸杞等处于试种阶段。

普查到野生药用植物173种，其中有蕴藏量的58种；栽培中药材10种，其中主流栽培4种，中药材栽培面积12万亩；调查到中药材市场流通品种9个，企业4家。走访名老中医41人。

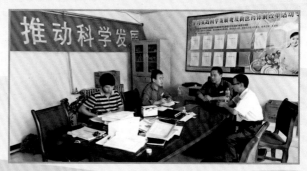

与民乐县卫生局对接普查工作

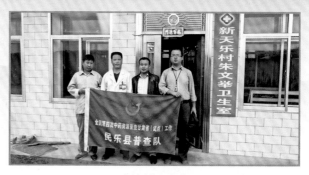

走访村卫生室

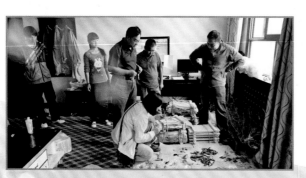

项目技术负责人晋玲教授检查指导工作

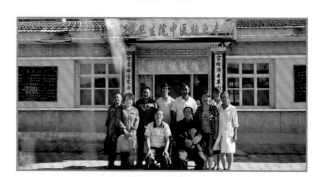

走访民联卫生院中医特色专科

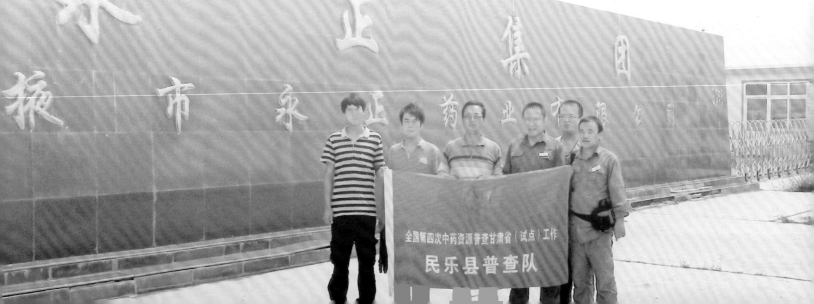

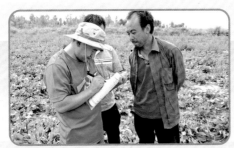

走访中药材种植户

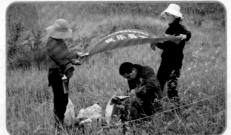

冒雨进行野外样方调查

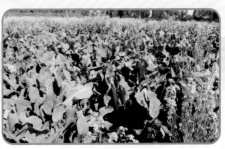

民乐板蓝根种植基地

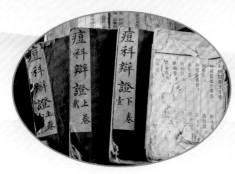

民间老中医收集的古典医药书籍

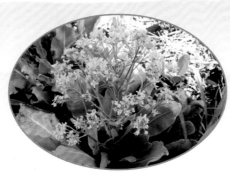

菘蓝
Isatis indigotica Fortune

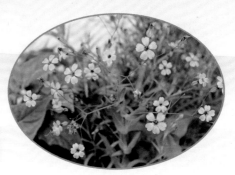

麦蓝菜
Vaccaria segetalis（Neck.）Garcke

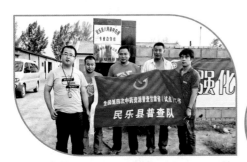

走访六坝镇中药材合作社

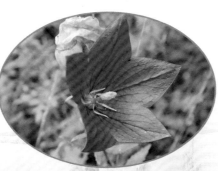

桔梗
Platycodon grandiflorus（Jacq.）A. DC.

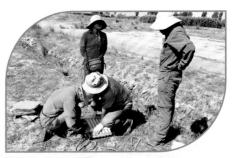

标本压制

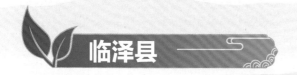

临泽县

　　临泽县普查工作2012年启动，由河西学院张勇担任普查队队长。

　　临泽县位于甘肃省西北部，河西走廊中部，地势南北高、中间低，由东南向西北逐渐倾斜；属大陆性荒漠草原气候，光照充足，太阳辐射强，气候干燥，降雨稀少，蒸发量大，多风。临泽县内自然资源相对比较丰富，其中平川地带粮食作物、瓜菜作物、林木品种丰富，林果品种多，产量高，被誉为"花果之乡"。

　　临泽县植被类型包括乔木、灌木、草本等。主要分布的野生中药材有节节草、问荆、中麻黄、马齿苋、王不留行、独行菜、萹蓄、甘草等；栽培药材主要有甘草、枸杞、锁阳、金银花等，有些农户零星种植一些其他中药材。

　　普查到野生药用植物85种，其中有蕴藏量的29种；栽培中药材5种，其中主流栽培4种，中药材栽培面积4370亩；调查到中药材市场流通品种24个，企业1家。走访名老中医13人，收集单（复）方20份。

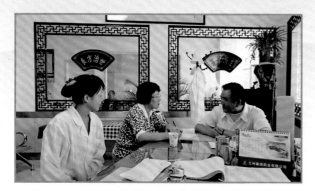

走访卫生院

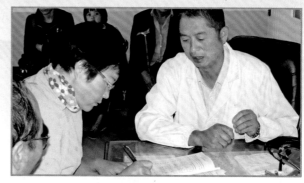

走访名老中医

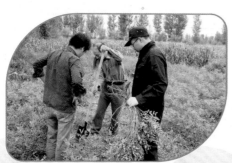

采集药材

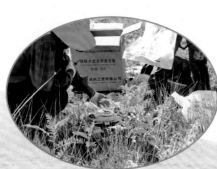

称重

标本鉴定

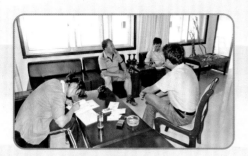

走访当地知名药企

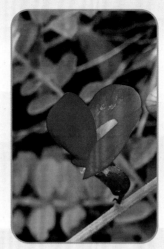

红花岩黄芪
Hedysarum multijugum Maxim.

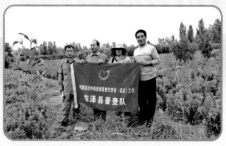

走访甜叶菊种植基地

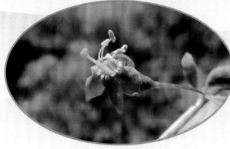

枸杞
Lycium chinense Mill.

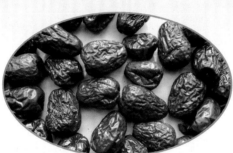

枣
Ziziphus jujuba Mill.

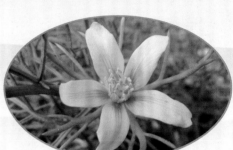

骆驼蓬
Peganum harmala L.

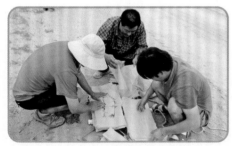

压制标本

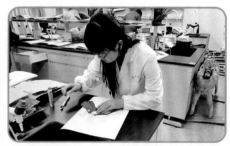

标本制作

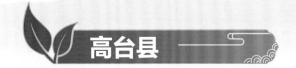

高台县

高台县普查工作2017年启动，由河西学院高海宁担任普查队队长。

高台县位于河西走廊中部，黑河中游下段，主要由平原、砂砾戈壁、山地、湿地构成；属冷温带大陆性干旱气候。境内中国工农红军西路军纪念馆是全国重点烈士纪念建筑物保护单位、全国百家爱国主义教育示范基地。

境内主要有麻黄科、杨柳科、藜科、豆科、柽柳科、蒺藜科、菊科等。野生中药材有麻黄、萹蓄、牛蒡子、天仙子、车前子、黑果枸杞、苦豆草、芦根等。栽培药材主要有黄芪、甘草、板蓝根、宁夏枸杞、黑果枸杞、肉苁蓉等，仅甘草、宁夏枸杞具一定规模，其他均为零星种植。

普查到野生药用植物102种，其中有蕴藏量的8种；栽培中药材6种，其中主流栽培4种，中药材栽培面积约20 000亩；调查到中药材市场流通品种2个，企业4家。走访名老中医5人，其中高台县中医院石新勇医生系甘肃石国章中医世家第十一代传人。

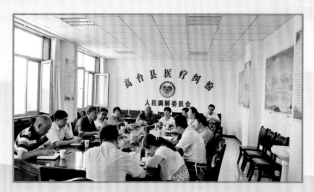

与高台县普查工作领导小组接洽

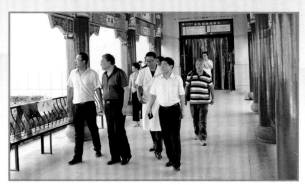

走访县中医院

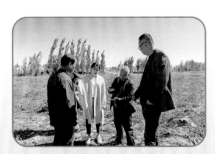

梧桐村甘草田间调查

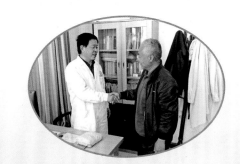

走访家传中医石新勇

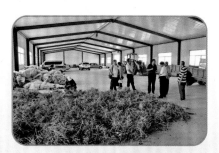

黑泉镇收割的黑果枸杞

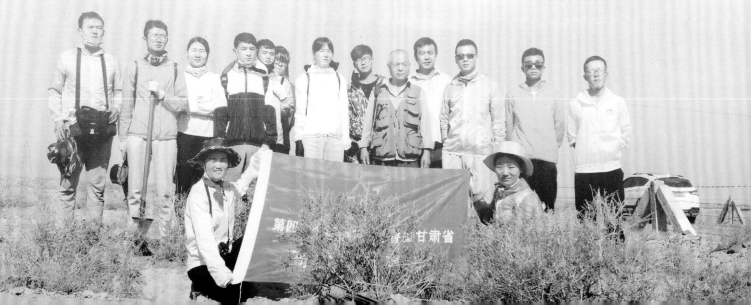

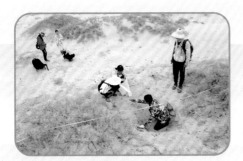

样地样方工作

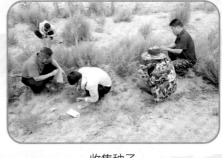

收集种子

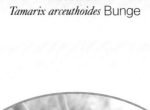

密花柽柳
Tamarix arceuthoides Bunge

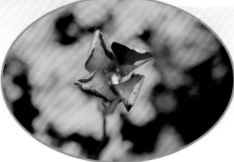

扁蕾
Gentianopsis barbata（Froel.）Ma

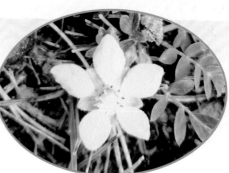

二裂委陵菜
Potentilla bifurca L.

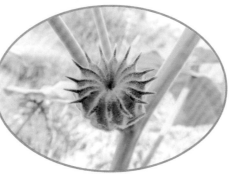

苘麻
Abutilon theophrasti Medicus

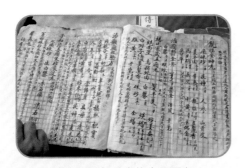

高台县石新勇家传中医图书

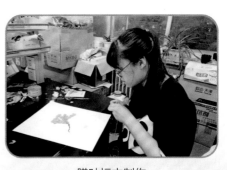

腊叶标本制作

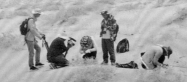

肃南裕固族自治县

肃南县普查工作2013年启动，由河西学院张勇担任普查队队长。

肃南县位于张掖市的南部，地处河西走廊中部，祁连山北麓，地势南高北低，西高东低；大部属高寒山地半干旱气候，只有明花乡属温带干旱气候，冬春季寒冷而漫长，夏秋季凉爽而短暂。肃南县域内自然资源富集，有丰富的煤炭、铜、铁、钨、铬、锰等矿产资源，被列为国家12个找矿重点区带之一。

境内地大物丰，植被类型多样，有草丛、草甸、草原、高山植被、灌丛等。主要分布的野生中药材有问荆、青海云杉、木贼麻黄、山岭麻黄、马齿苋、石竹、铁棒锤、高乌头、鸦跖花、甘肃小檗、细叶小檗、狭叶红景天、唐古特红景天、金露梅、银露梅等；肃南大部分属于牧区，因此中药栽培基本上处于空白，只有个别农户零星种植一些肉苁蓉、锁阳、枸杞等。

普查到野生药用植物265种，其中有蕴藏量的23种。走访名老中医9人，收集单（复）方21份。

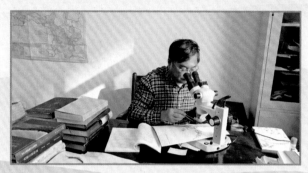

张勇教授鉴定药用植物

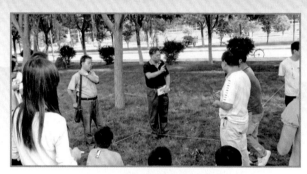

样方调查讲解

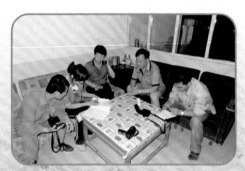

传统药用知识调查

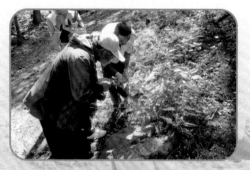

现场讲解鉴定知识

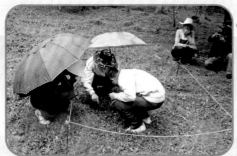

冒雨普查

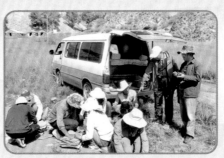

野外压制标本

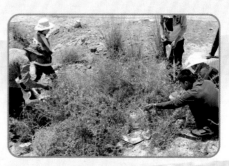

采集药用植物种子

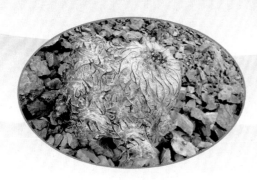

水母雪兔子
Saussurea medusa Maxim.

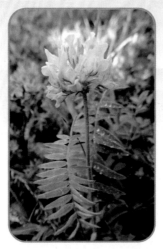

甘肃棘豆
Oxytropis kansuensis Bunge

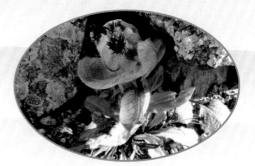

唐古特雪莲
Saussurea tangutica Maxim.

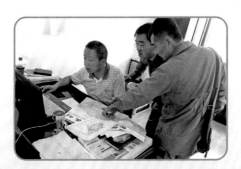

研究样地路线

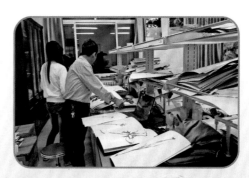

腊叶标本分类整理

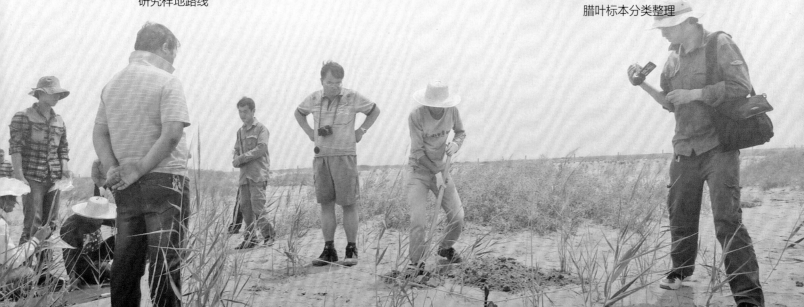

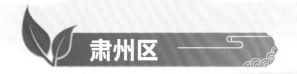

肃州区

肃州区普查工作2018年启动，与嘉峪关市合并调查，由甘肃中医药大学马晓辉担任普查队队长。

肃州区位于河西走廊西段，祁连山北麓，西北部呈正方形，地势西南高、东北低，属典型的大陆性气候。肃州是全球知名的蔬菜花卉制种基地；太阳能资源丰富，是国家光热资源一类地区；是农耕文化、西域文化与华夏文明的重要交会地，中华、印度、希腊、伊斯兰等世界四大文明也在这里碰撞。

境内的植被类型为典型的戈壁荒漠型植被。野生中药材有芦苇、中麻黄、车前子、牛蒡子、苍耳子、蒺藜、蒲公英、防风、芦根、曼陀罗、锁阳、枸杞子、菟丝子、肉苁蓉、甘草等；栽培药材有甘草、红花、枸杞子、王不留行、柴胡、艾等。

普查到野生药用植物118种，其中有蕴藏量的48种；栽培中药材12种，其中主流栽培6种，中药材栽培面积5万亩；调查到中药材市场流通品种6个，企业5家。走访名老中医13人，收集单（复）方15份。新记录种2个。

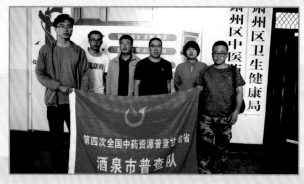
与区卫健局联络员接洽

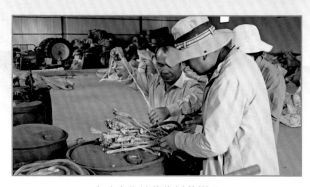
走访合作社收集甘草样品

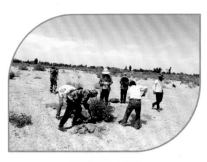
采挖野生甘草

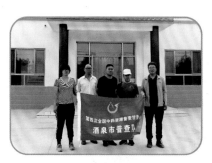
走访当地中药饮片厂

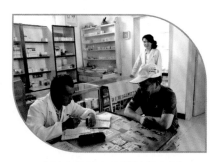
走访金佛寺上二截村老中医

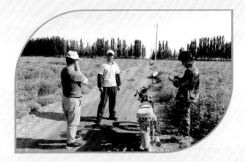

肃州甘草种植基地
（甘肃巨龙供销股份有限公司）

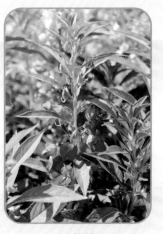

凤仙花
Impatiens balsamina L.

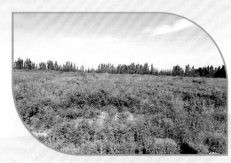

肃州甘草育苗基地
（甘肃巨龙供销股份有限公司）

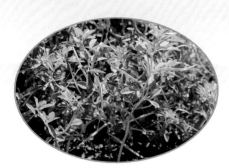

胡卢巴
Trigonella foenum-graecum Linn.

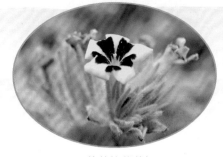

黄花软紫草
Arnebia guttata Bge.

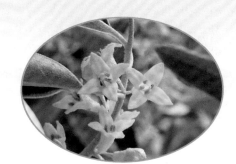

沙枣
Elaeagnus angustifolia Linn.

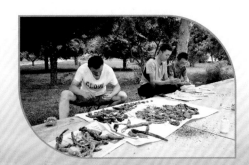

清洁净制药材

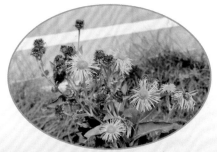

土木香
Inula helenium L.

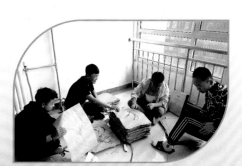

整理鲜标本

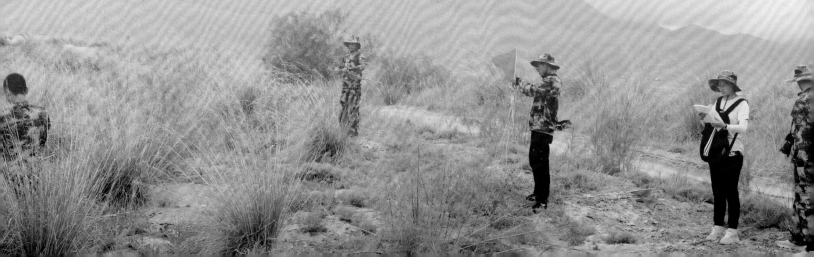

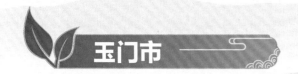

玉门市

玉门市普查工作2017年启动，由甘肃农业大学刘晓娟担任普查队队长。

玉门市是酒泉市管辖的县级市，位于河西走廊西部，地貌分为祁连山地、走廊平原和马鬃山地；属温带大陆性气候区，气候干燥，降雨量少。玉门市是中国石油工业的摇篮，"铁人"王进喜故居被团中央命名为"全国青少年教育基地"。

境内植被类型主要为干旱荒漠灌丛，以旱生和盐碱土植物为主，主要有柽柳科、蒺藜科、藜科、禾本科、菊科、豆科等。野生中药材有枸杞、甘草、葶苈子、麻黄、萹蓄、霸王、芦根、金露梅、柽柳等；栽培药材主要有枸杞、甘草、红花等，且枸杞、甘草、红花种植具一定规模。

普查到野生药用植物161种，其中有蕴藏量的3种；栽培中药材3种，其中主流栽培3种，中药材栽培面积179 993.5亩；调查到中药材市场流通品种6个，企业5家。走访名老中医6人。发现新记录种4个。

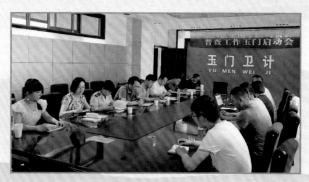

玉门市普查工作启动会

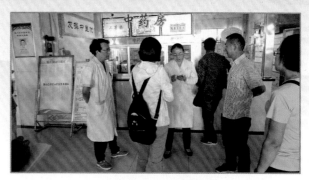

走访玉门市中医院

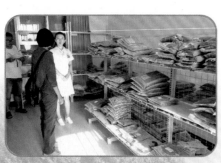

走访黄闸湾镇卫生院

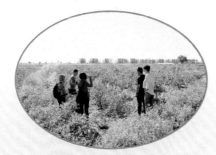

栽培调查

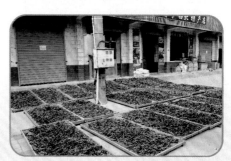

走访当地药材收购商户

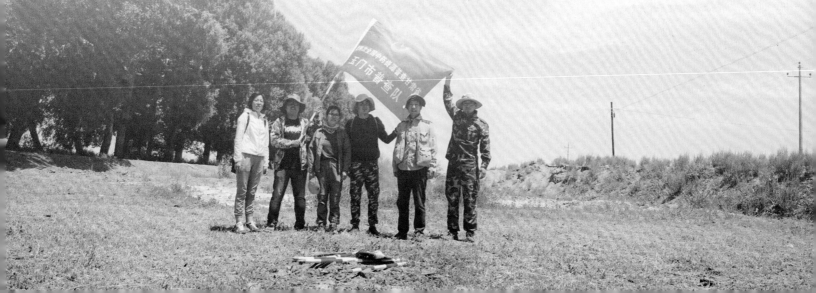

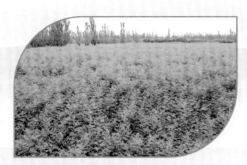

玉门甘草种植基地

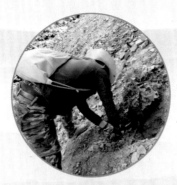

采挖药材

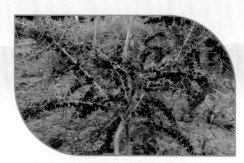

玉门黑枸杞种植基地

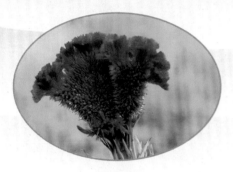

鸡冠花
Celosia cristata L.

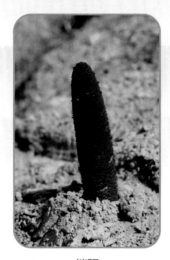

锁阳
Cynomorium songaricum Rupr.

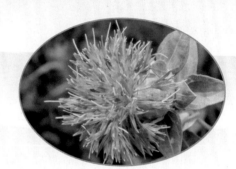

红花
Carthamus tinctorius L.

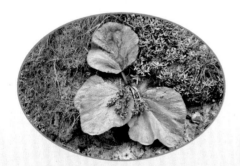

歧穗大黄
Rheum przewalskyi Losinskaja

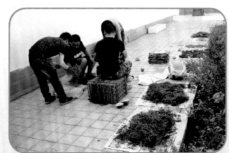

花海保护站内业整理

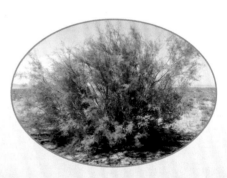

柽柳
Tamarix chinensis Lour.

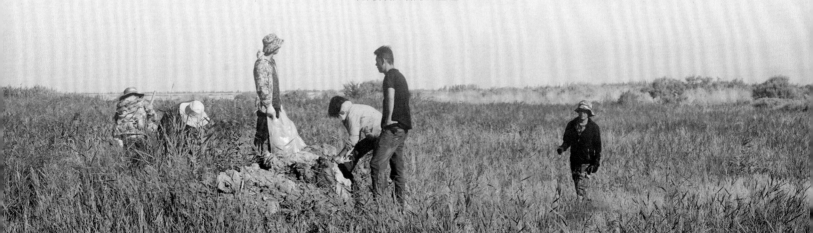

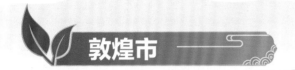

敦煌市

敦煌市普查工作2015年启动，由甘肃中医药大学孙少伯担任普查队队长。

敦煌市地处河西走廊最西端，位于甘肃、青海、新疆三省（区）的交会点，地势南北高、中间低，自西南向东北倾斜；属典型的暖温带干旱性气候。境内有莫高窟、玉门关遗址、悬泉置遗址3处世界文化遗产，以"敦煌石窟""敦煌壁画"闻名天下。

境内自然植被类型以荒漠、草甸为主，主要有菊科、豆科、蒺藜科、蓼科、藜科、十字花科等。野生中药材有侧柏、车前、决明、甘草、芦苇、沙棘、蒺藜、牛蒡、黄花蒿、红花、刺儿菜、蒲公英、苍耳、萹蓄、麻黄等；栽培药材有大枣、红花、莱菔子、桃仁、甘草等，甘草、艾、红花偶见零星试种。

普查到野生药用植物106种，其中有蕴藏量的5种；栽培中药材10种，其中主流栽培7种，中药材栽培面积25万亩；调查到中药材市场流通品种11个。走访名老中医42人，收集单（复）方10份。

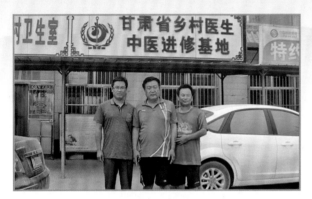

传统知识调查

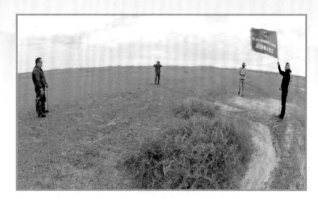

样方调查

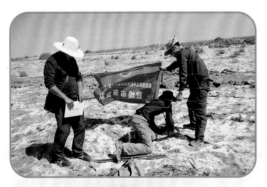

不畏艰难采集标本

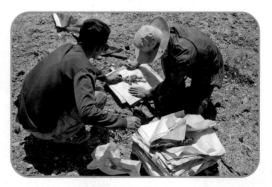

野外压制标本

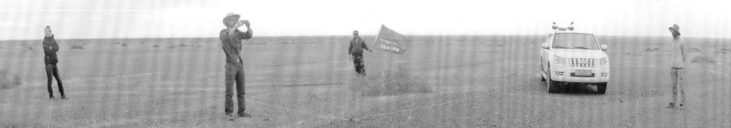

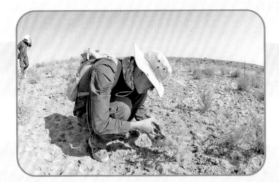

药材采集

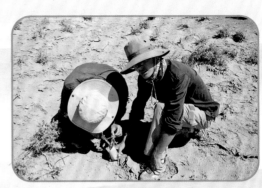

种子收集

认真记录

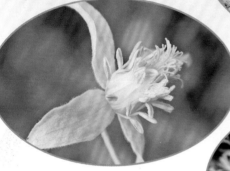

灌木铁线莲
Clematis fruticosa Turcz.

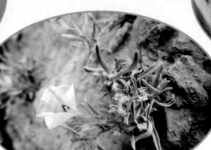

银灰旋花
Convolvulus ammannii Desr.

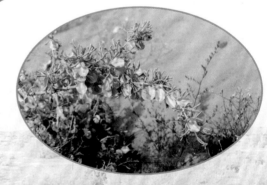

野胡麻
Dodartia orientalis L.

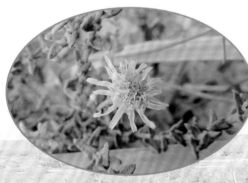

蓼子朴
Inula salsoloides（Turcz.）Ostenf.

霸王
Sarcozygium xanthoxylon Bunge

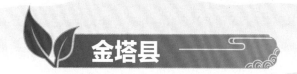

金塔县

金塔县普查工作2012年启动，由甘肃中医药大学晋玲担任普查队队长。

金塔县位于甘肃省河西走廊中端北侧，地貌东南北三面皆山，中间低平，地势南高北低，西南高向东北渐次低下；属于温带干旱大陆性气候，温差大，日照充足，蒸发大。金塔县有西北地区最大的人工胡杨林，被评为甘肃省秋色最美的地方之一。

境内植被类型是荒漠植被，多由旱生和超旱生灌木、小灌木、半灌木和草本等戈壁成分为主的植物组成。野生中药材主要有问荆、麻黄、苁草、马齿苋、菟丝子、锁阳等；栽培药材主要有甘草、板蓝根、枸杞子、王不留行等，仅甘草种植稍具规模，其他均为零星种植，未形成规模。

普查到野生药用植物100种，其中有蕴藏量的18种；栽培中药材7种，其中主流栽培4种，中药材栽培面积4202亩；调查到中药材市场流通品种5个，企业1家。走访名老中医26人，收集单（复）方11份。新记录种1个。

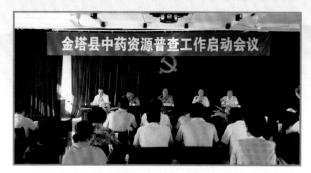

金塔县普查工作启动会

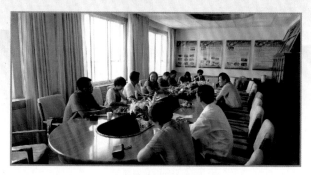

与地方普查队员接头会

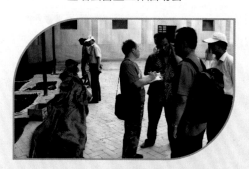

走访药材收购商

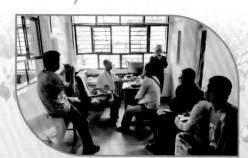

走访老中医刘其恒

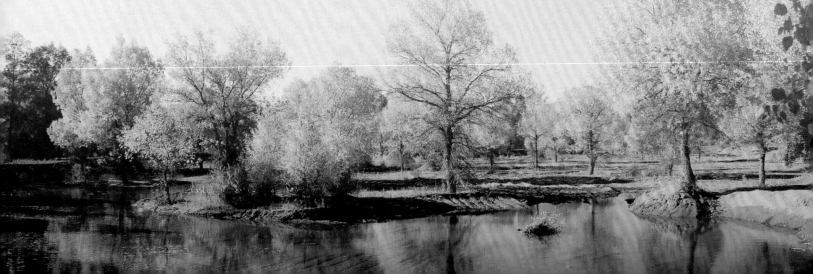

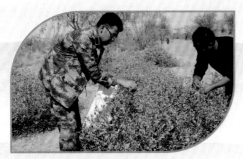

采集种子

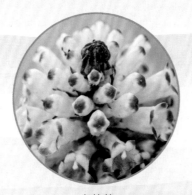

肉苁蓉
Cistanche deserticola Ma

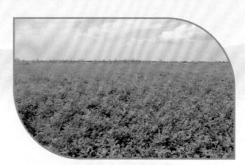

金塔甘草种植基地

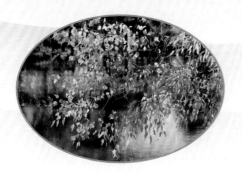

胡杨
Populus euphratica Oliv.

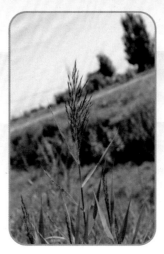

芦苇
Phragmites australis（Cav.）Trin. ex Steud.

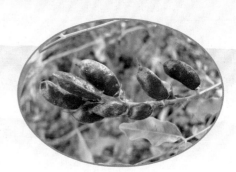

胀果甘草
Glycyrrhiza inflata Batal.

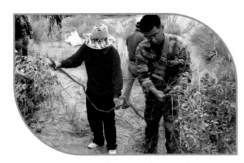

采挖野生甘草

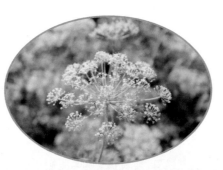

莳萝
Anethum graveolens L.

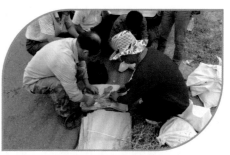

野外标本制作

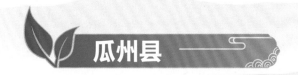

瓜州县

瓜州县普查工作2017年启动，由兰州理工大学李善家担任普查队队长。

瓜州县位于河西走廊西端，地处安敦盆地内，主要有山区、戈壁、走廊冲洪积平原三种基本地貌；属典温干旱气候，其干旱少雨，风大沙多。瓜州是中国西北地区典型荒漠绿洲灌溉农业区，有着"中国蜜瓜之乡""中国锁阳之乡"的美誉。

境内主要有豆科、菊科、藜科、蓼科、毛茛科、蔷薇科、十字花科、蒺藜科等。野生中药材有肉苁蓉、沙拐枣、梭梭、甘草、锁阳、麻黄等；栽培药材有肉苁蓉、甘草、罗布麻、黑果枸杞、枸杞、红花、小茴香、大枣、苦豆子、锁阳等。

市场调查中药资源12种，特色中药资源重点调查品种13种；普查到野生药用植物212种，其中重点调查8种；栽培中药材25种，中药材栽培面积15.06万亩，产量达1.9万吨；走访中药材种植户和合作社、企业、农场、协会、市场15家。走访名老中医8人。

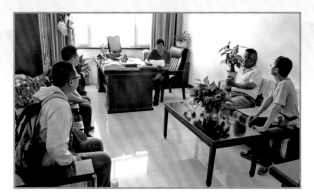

与县卫健局对接工作

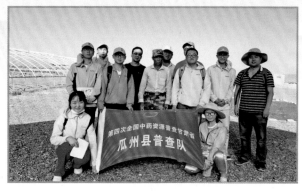

企业栽培调查

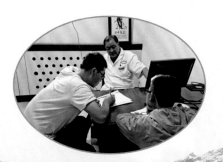

走访名老中医

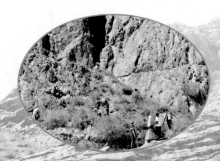

样地调查

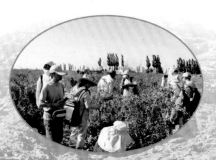

枸杞栽培调查

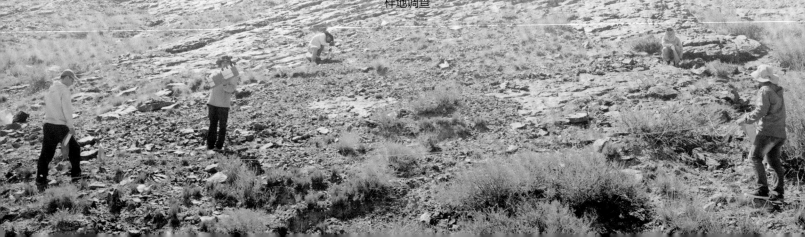

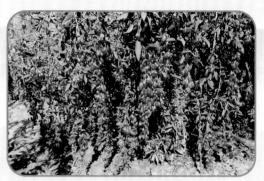

瓜州宁夏枸杞种植基地

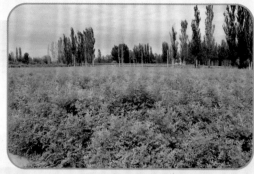

瓜州甘草种植基地

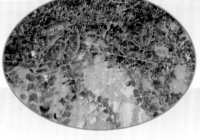

爪瓣山柑
Capparis himalayensis Jafri

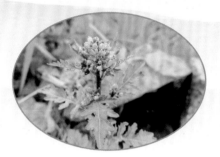

蔊菜
Rorippa indica（L.）Hiern.

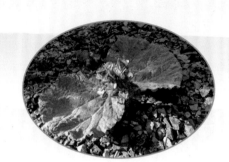

矮大黄
Rheum nanum Siev. ex Pall.

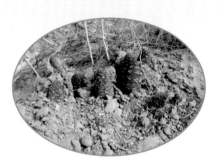

锁阳
Cynomorium songaricum Rupr.

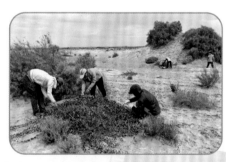

野生刺山柑调查

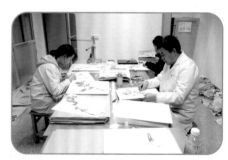

制作标本

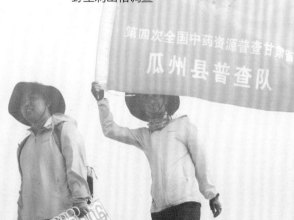

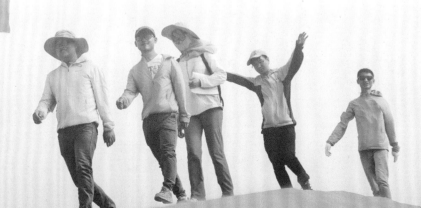

肃北蒙古族自治县

肃北县普查工作2013年启动，由河西学院张勇担任普查队队长。

肃北县位于甘肃省西北部，地处祁连山麓余脉，分为高寒山区、戈壁平原和山间盆（谷）地三种地貌，地势东南高西北低，南山地区属典型的内陆高寒荒漠草原气候；北山地区属戈壁荒漠气候（温带干旱气候）。肃北县风、光、水能资源丰富，被评为"中国新能源最具投资潜力百强县"。

境内野生药用植物资源较丰富的有菊科、豆科和藜科，比较稀少的有白花丹科、败酱科、车前科等。主要有萹蓄、薄荷、草甸雪兔子、大车前、垫状点地梅、独行菜、甘草、火绒草、骆驼刺、膜果麻黄、内蒙紫草等；调查未见大规模人工栽培药用植物的情况，存在着少量农民以野生抚育的方式经营药用植物的情况。

普查到野生药用植物206种，其中有蕴藏量的15种，共采集野生药材20余种；调查到中药材市场流通品种9个，企业2家。走访名老中医21人。

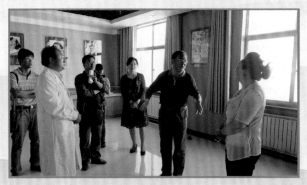

与县卫生局商谈普查事宜

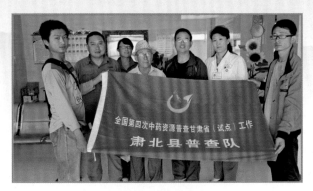

走访县蒙医医院

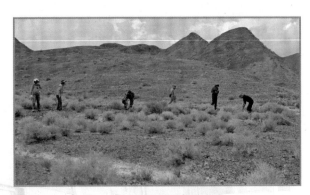

马鬃山干旱荒漠区样地调查

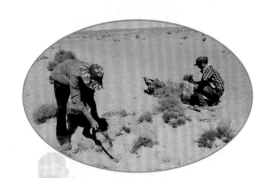

采挖药材

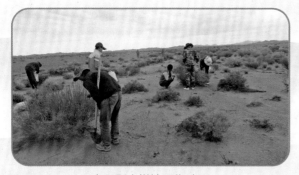

在马鬃山样地采集种子

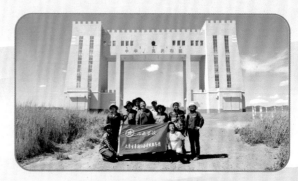

马鬃山镇国门附近样地工作照

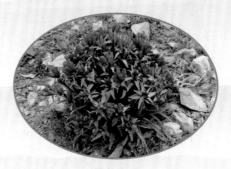

管花秦艽
Gentiana siphonantha Maxim. ex Kusnez.

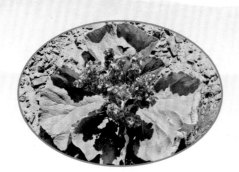

穗序大黄
Rheum spiciforme Royle

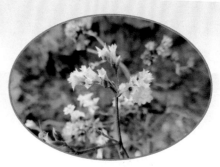

黄花补血草
Limonium aureum（Linn.）Hill

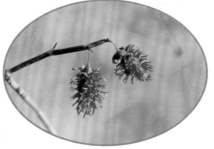

沙拐枣
Calligonum mongolicum Turcz.

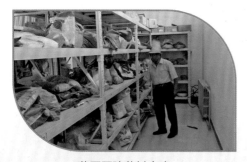

蒙医医院药材仓库

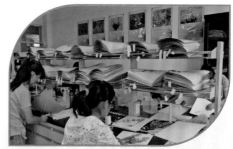

制作腊叶标本

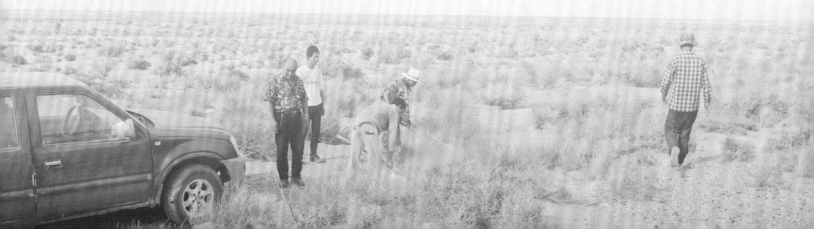

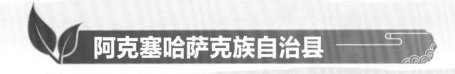

阿克塞哈萨克族自治县

阿克塞县普查工作2018年启动，由甘肃农业大学刘晓娟担任普查队队长。

阿克塞县位于甘肃河西走廊西陲，青藏高原北缘；地处柴达木盆地荒漠与河西走廊荒漠包围之中，属于荒漠气候带；是甘肃省唯一以哈萨克族为主体的少数民族自治县，也是我国三个哈萨克族自治县之一。阿克塞县是一个传统的纯牧业县，畜牧业是自治县的基础产业和农牧民增收致富的支柱产业。

境内以旱生和盐碱土植物为主，主要有柽柳科、蒺藜科、藜科、禾本科、豆科等。主要分布的野生中药材有麻黄、霸王、甘草、芦根、葶苈子、萹蓄、柽柳等；栽培药材主要有少量的枸杞和甘草，境内土壤盐碱含量较高，干旱少雨，灌溉条件差，无法满足中药材种植的基本需求。

普查到野生药用植物73种，其中有蕴藏量的5种；栽培中药材2种，中药材栽培面积约1000亩。发现新记录种1个。

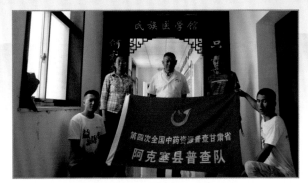

走访红柳湾镇中心卫生院

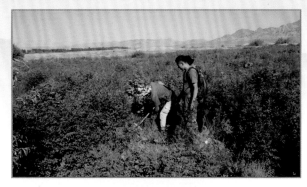

采挖栽培甘草样品

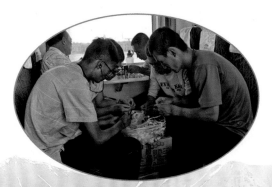

火车上处理药材种子

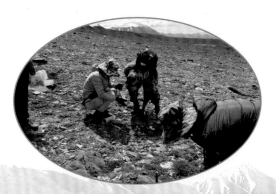

高山采集

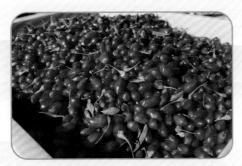

阿克塞采收的宁夏枸杞

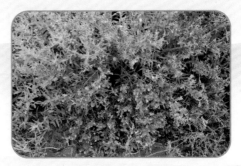

阿克塞黄芩种植基地

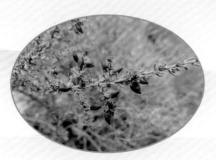

红砂
Reaumuria songarica（Pall.）Maxim.

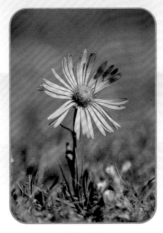

萎软紫菀
Aster flaccidus Bge.

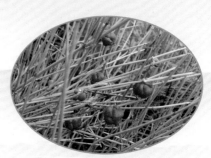

中麻黄
Ephedra intermedia Schrenk ex Mey.

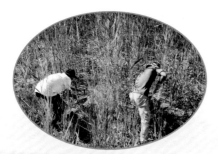

采挖芦根

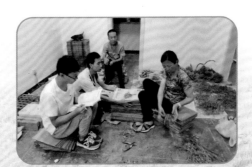

压制标本

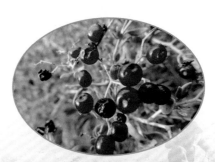

小果白刺
Nitraria sibirica Pall.

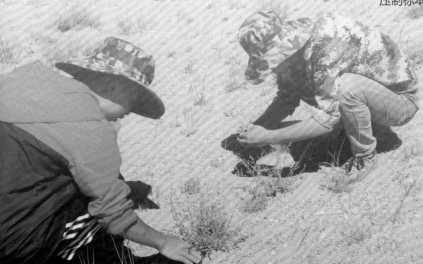

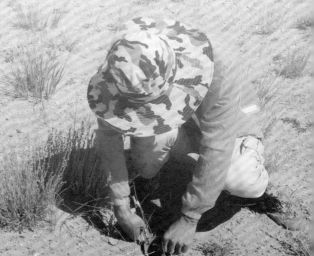

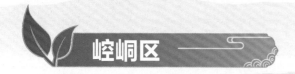

崆峒区

崆峒区普查工作2017年启动，由甘肃医学院程亚青担任普查队队长。

崆峒区地处陇东黄土高原丘陵沟壑区，六盘山东麓，泾河上游陇东黄土高原腹部；属半干旱、半湿润季风型大陆性气候。有陕甘宁三省交通要塞和陇东传统商品集散地"旱码头"之称；境内崆峒山有"中华道教第一山""道源圣地"的美誉。

境内自然植被类型以次生灌木林和干旱草原为主，主要有菊科、蔷薇科、豆科、禾本科、毛茛科、百合科、唇形科等。野生中药材有柴胡、中国沙棘、小秦艽、车前、薤莫、玉竹、穿龙薯蓣、牛蒡子等；栽培药材主要有黄芪、板蓝根、蒲公英、柴胡等，仅板蓝根和柴胡种植稍具规模，其他均为零星种植。

普查到野生药用植物288种，其中有蕴藏量的50种；栽培中药材20种，其中主流栽培5种，中药材栽培面积3000亩；调查到中药材市场流通品种5个，企业2家。走访名老中医25人，收集单（复）方18份。

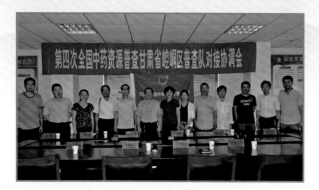

区卫计局召开普查工作协调会

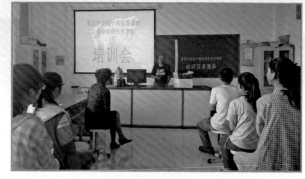

培训交流会

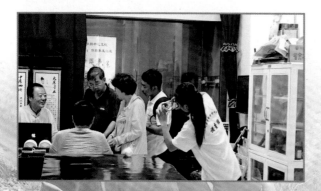

走访名中医

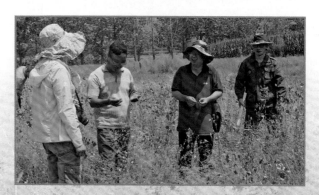

调查桔梗的种植情况

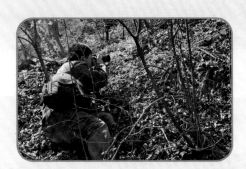

野外调查拍照

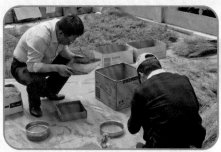

处理药材种子

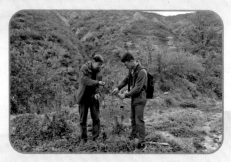

采集药材种子

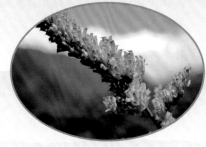

升麻
Cimicifuga foetida L.

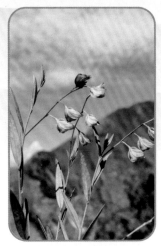

西伯利亚远志
Polygala sibirica L.

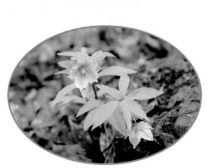

铁筷子
Helleborus thibetanus Franch.

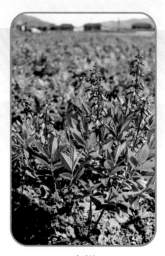

白鲜
Dictamnus dasycarpus Turcz.

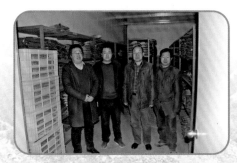

调查中药加工企业

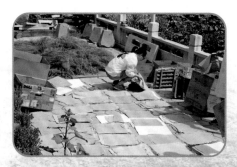

晾晒药材、标本

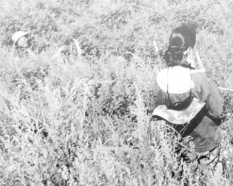

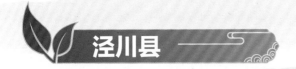

泾川县

泾川县普查工作2017年启动,由西北师范大学张世虎担任普查队队长。

泾川县位于黄土高原中部秦陇交界处,地貌地形属典型的黄土丘陵沟壑区,地势自西北向东南倾斜;属温带大陆性气候。是原农业部划定的全国优质苹果最佳适生区,有着西王母文化、佛教文化、生态文化为代表的特色地域文化。

境内主要分布有豆科、菊科、蔷薇科、禾本科、唇形科、毛茛科、锦葵科等。野生中药材有酸枣、杠柳、茜草、刺儿菜、蒺核、柴胡、甘草、阴行草等;栽培药材主要有紫苏、忍冬等,栽培中药材初具规模,当地农民自发摸索研究的忍冬膜侧种植技术在当地的产量很高,尤其是在红河乡的大面积推广已取得明显经济效益。

普查到野生药用植物180种,其中有蕴藏量的20种;栽培中药材2种,其中主流栽培2种,中药材栽培面积1000亩;调查到中药材市场流通品种2个。走访名老中医8人,收集单(复)方5份。

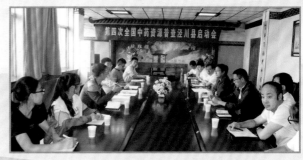

泾川县普查工作启动会

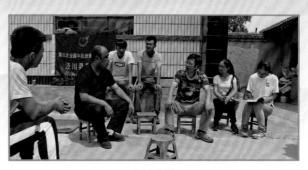

走访交流

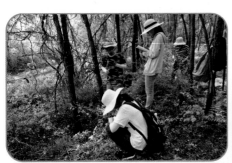

样地调查

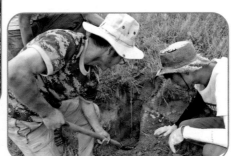

采挖石沙参

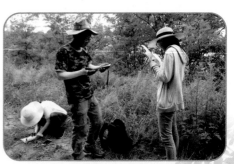

野外信息记录

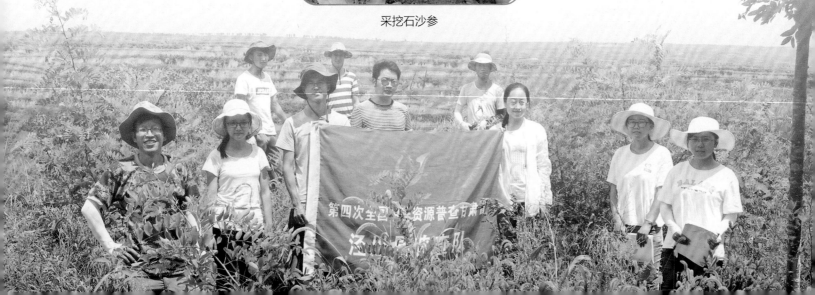

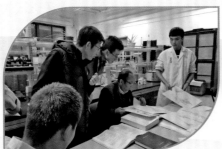

专家标本鉴定

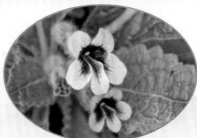

地黄
Rehmannia glutinosa（Gaetn.）Libosch. ex Fisch. et Mey.

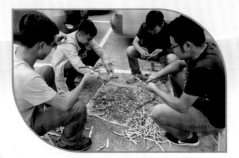

茎皮处理

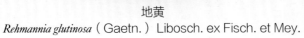

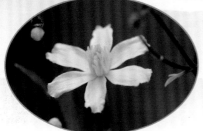

棉团铁线莲
Clematis hexapetala Pall.

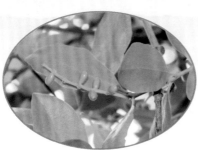

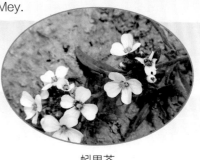

蚓果芥
Torularia humilis（C. A. Mey.）O. E. Schulz

北桑寄生
Loranthus tanakae Franch. et Sav.

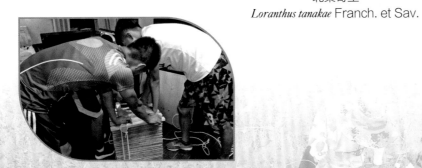

压制标本

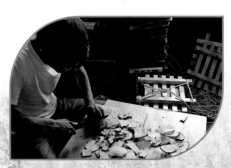

切制药材

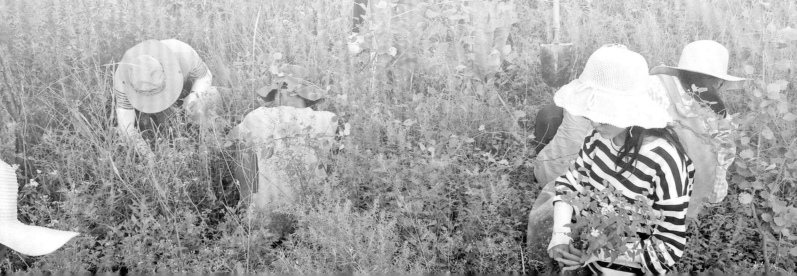

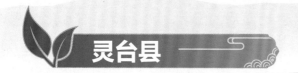

灵台县

灵台县普查工作2013年启动，由甘肃中医药大学王振恒担任普查队队长。

灵台县位于甘肃省东南部，地处陇东黄土高原南缘，属黄土高原沟壑区，地势西北高、东南低；属半干旱、半湿润的大陆性气候，春季雨少风大多寒冻，夏季降水集中多雹洪，秋季阴雨频繁少光照，冬季少雪干冷多晴天。灵台县素有"陇东旱码头""甘肃东大门"之美称。

境内植物有乔木、灌木、经济林木，乔木以白桦杨、柳树、核桃等为主，灌木以酸刺、酸枣、狼牙刺为主。野生中药材主要有柴胡、黄芩、甘草、麻黄、党参、刺五加、半夏、大黄、小秦艽等；栽培药材主要有菘蓝、丹参、黄芩、甘肃小防风、牛蒡子，有些品种还在试种阶段，比如虎掌南星等。

普查到野生药用植物222种，其中有蕴藏量的24种；栽培中药材55种，其中主流栽培5种；调查到中药材市场流通品种15个，企业2家。走访名老中医24人，收集单（复）方29份。

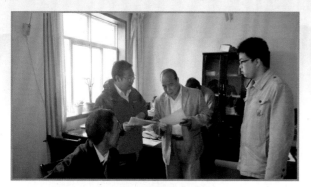

走访县农牧局

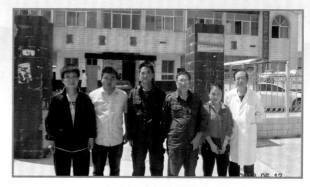

与上良乡卫生院接洽

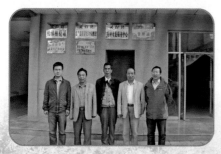

走访县药材开发服务中心

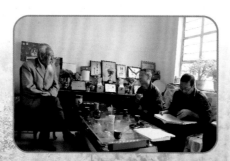

走访朝那镇郝定国大夫

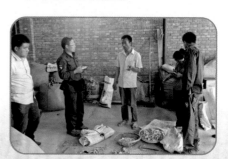

走访上良乡药材经销商

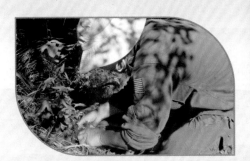

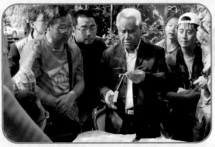

廉永善教授讲解标本的制作

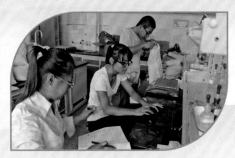

采挖穿龙薯蓣

内务整理

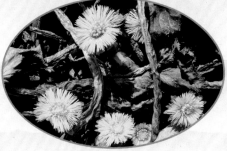

款冬
Tussilago farfara L.

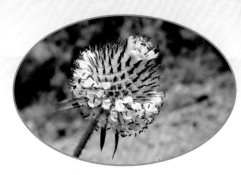

川续断
Dipsacus asperoides C. Y. Cheng et T. M. Ai

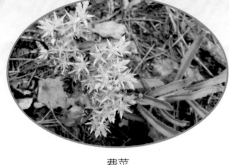

费菜
Sedum aizoon L.

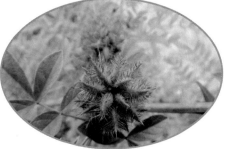

刺果甘草
Glycyrrhiza pallidiflora Maxim.

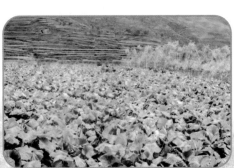

灵台款冬种植基地

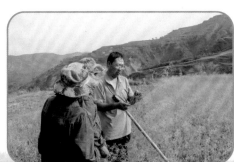

灵台柴胡种植基地

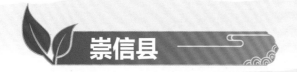

崇信县

崇信县普查工作2017年启动，由甘肃中医药大学王振恒担任普查队队长。

崇信县位于甘肃省平凉地区东部，地处黄土高原丘陵沟壑区；属暖温带、半干旱大陆性气候。境内自然资源比较丰富，已探明煤炭储量18.3亿吨，是陇东能源化工基地平凉项目区的重要支撑；2020年被生态环境部授予"第四批国家生态文明建设示范市县"称号。

境内自然植被类型有草原、灌丛、阔叶林等，主要有菊科、豆科、蔷薇科、玄参科、百合科、毛茛科等。野生中药材有甘草、商陆、地榆、苦参、穿山龙、黄芩、秦艽、党参、柴胡、茜草、黄精、仙鹤草、地黄等；栽培药材主要有白芷、白芍、连翘、苦参、独活，县城绿化带中有山茱萸、牡丹零星栽培。

普查到野生药用植物254种，其中有蕴藏量的25种；栽培中药材7种，其中主流栽培2种，中药材栽培面积417亩；调查到中药材市场流通品种4个，企业2家。走访名老中医12人，收集单（复）方12份。

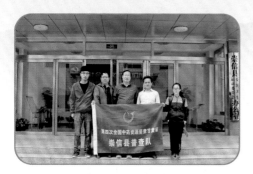

与县卫计局接洽

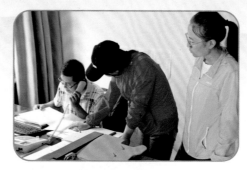

走访县农牧局了解种植情况

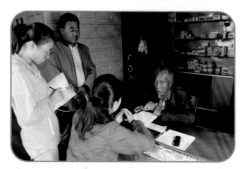

走访黄寨乡张明洼村老中医

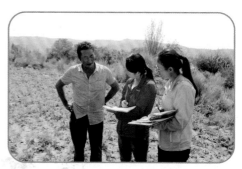

新窑青泥沟村苦参连翘栽培调查

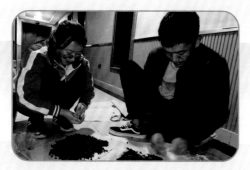

队员整理种子

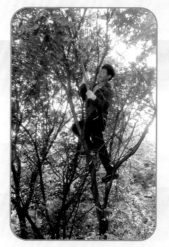

采集标本

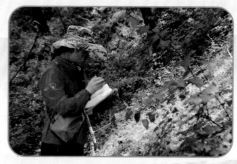

野外调查记录

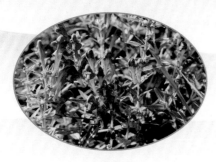

黄芩
Scutellaria baicalensis Georgi

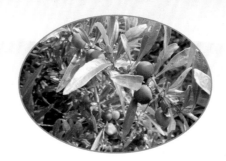

蕤核
Prinsepia uniflora Batal.

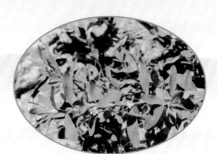

萹蓄
Polygonum aviculare L.

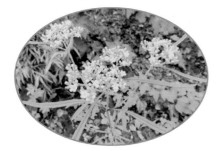

糙叶败酱
Patrinia rupestris（Pall.）Juss. subsp.
scabra（Bunge）H. J. Wang

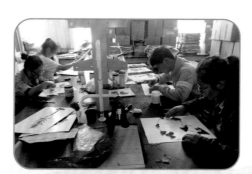

队员制作标本

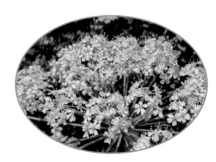

白芷
Angelica dahurica（Fisch. ex Hoffm.）
Benth. et Hook. f. ex Franch. et Sav.

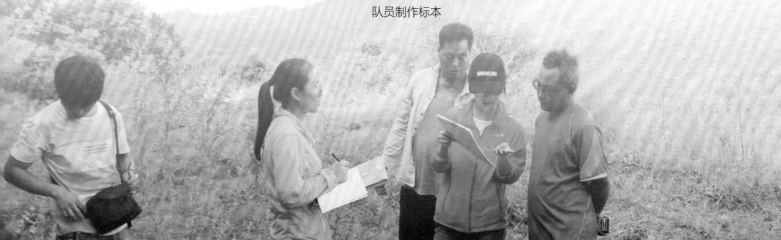

华亭市

华亭市普查工作2012年启动，由兰州大学蒲训担任普查队队长。

华亭市位于甘肃省东部，地处六盘山褶皱带及东部黄土高原的过渡地带，属黄土高原丘陵沟壑区，地貌山川兼有，梁峁起伏，地势西高东低；属温带湿润性气候，夏短冬长，冬春干旱多风，夏秋阴湿多雨。华亭市有煤炭、陶土、坩泥、石灰石、石英砂等矿藏，素有"煤城瓷镇"之称。

境内林草丰茂，植被良好，属于温带草原植被区域，黄土高原南部森林草原植被区，中部黄土残塬森林草原植被区。主要野生中药材有七叶一枝花、甘遂、掌叶大黄、白前、毛细辛、党参等；栽培药材主要有丹参、石防风、关防风、荆芥、川芎、云木香、甘草、羌活、款冬、（药用）大黄等。

普查到野生药用植物486种，其中有蕴藏量的51种；栽培中药材19种，其中主流栽培5种；调查到中药材市场流通品种500余个，企业1家。走访名老中医6人。新记录种163个。

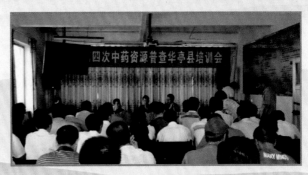
华亭市中药普查启动与培训会

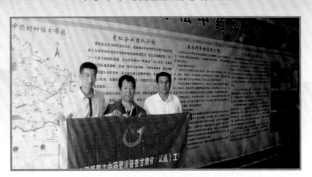
走访青松中药饮片公司

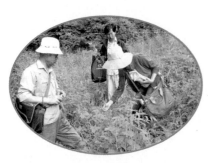
指导学生采集标本

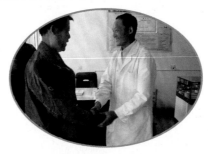
走访当地名中医刘杰

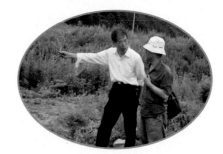
与当地名中医交流

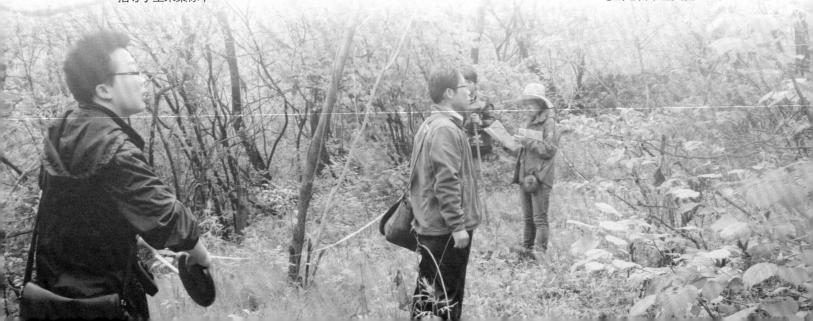

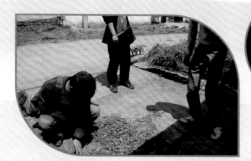

老刘中药材收购点药材晾晒中

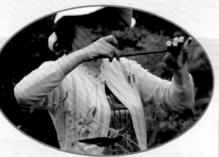

现场称重

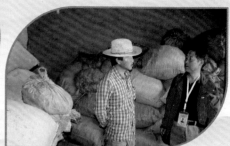

走访马峡乡中药材收购点

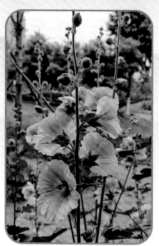

蜀葵
Althaea rosea（Linn.）Cavan.

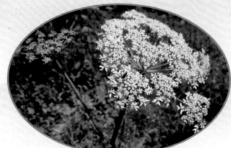

独活
Heracleum hemsleyanum Diels

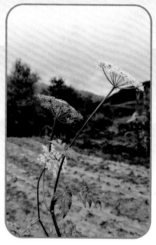

川芎
Ligusticum chuanxiong Hort.

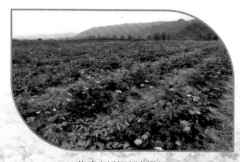

华亭川芎种植基地

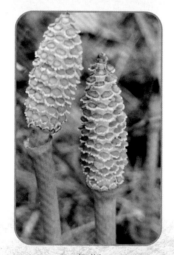

问荆
Equisetum arvense L.

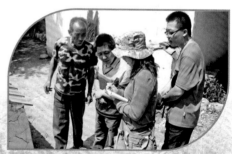

走访马峡乡中药材种植户

庄浪县

庄浪县普查工作2013年启动，由甘肃医学院程亚青担任普查队队长。

庄浪县位于甘肃省东部，为黄土高原丘陵沟壑区，属大陆性季风区，境内南北气温差异大，气候温和，降雨偏少。庄浪是全国梯田化模范县、全国中医药工作先进县，2019年"庄浪高抬"入选2018—2020年度"中国民间文化艺术之乡"名单，是中华民族文化发源地之一，为古"丝绸之路"必经之地。

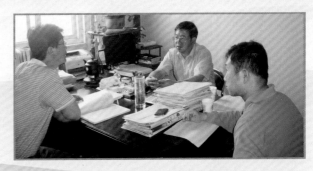

与庄浪卫生局工作人员联系普查工作

境内自然植被属森林草原向半干旱过渡类型。野生中药材主要有党参、淫羊藿、百合、黄精、益母草、红升麻、蒲公英、铁棒锤、地骨皮、糙叶五加、紫花地丁、甘遂、苍耳子等；栽培药材主要有甘草、柴胡、款冬、连翘、山楂、商陆等，仅甘草、柴胡和款冬有大量栽培。

普查到野生药用植物326种，其中有蕴藏量的43种；栽培中药材15种，其中主流栽培3种，中药材栽培面积62.6亩；调查到中药材市场流通品种5个，企业1家。收集单（复）方16份。新记录种7个。

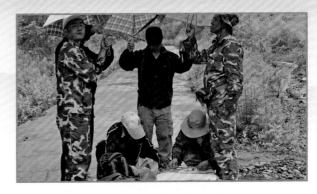

雨中压标本

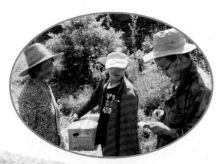

在通化乡走访铁棒锤治疗风湿病情况

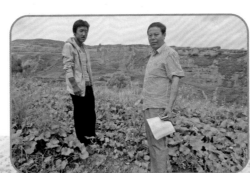

走访款冬种植基地

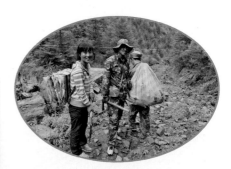

满载而归

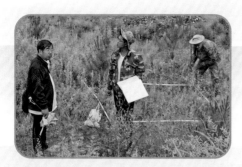

用PVC管做成的小样方框便于携带和安装

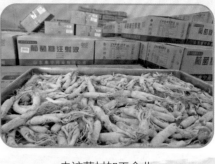

走访药材加工企业

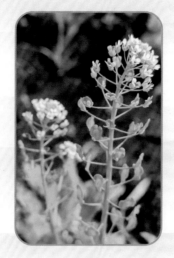

薪蓂
Thlaspi arvense L.

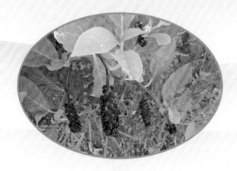

商陆
Phytolacca acinosa Roxb.

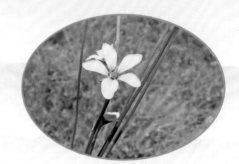

细叉梅花草
Parnassia oreophila Hance

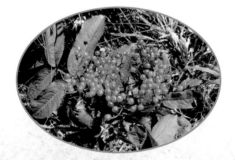

接骨草
Sambucus chinensis Lindl.

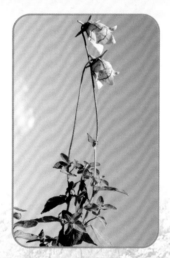

光叶党参
Codonopsis cardiophylla Diels

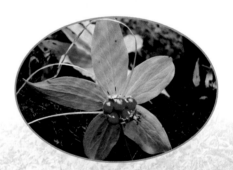

七叶一枝花
Paris polyphylla Sm.

静宁县

静宁县普查工作2018年启动，由甘肃医学院程亚青担任普查队队长。

静宁县位于六盘山以西，华家岭以东，地处黄土高原丘陵沟壑区，属暖温带半湿润半干旱气候，地形为葫芦河流域河谷川地和盆地、丘陵坡地和梁峁地。静宁县是我国北方优质果品最适宜栽培区，被授予"中国苹果之乡"的美誉。

境内自然植被类型以草原和荒漠草原为主，主要有禾本科、菊科、豆科、蔷薇科、杨柳科等。分布的野生中药材有中国沙棘、柴胡、山桃、茵陈、甘草、西伯利亚远志、款冬、旋覆花、薤莫等；栽培药材主要有柴胡、黄芪、板蓝根、款冬、藏木香等，仅板蓝根、柴胡和藏木香种植稍具规模，其他均为零星种植，未具规模。

普查到野生药用植物221种，其中有蕴藏量的29种；栽培中药材6种，其中主流栽培3种，中药材栽培面积2000亩；调查到中药材市场流通品种8个，企业1家。走访名老中医15人，收集单（复）方17份。

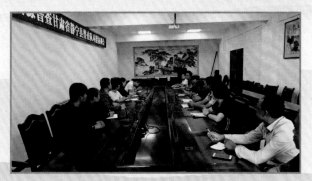

与静宁县普查领导小组对接普查工作

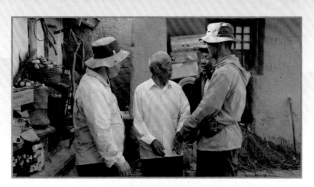

走访乡村医生

采集标本

河床拉样方

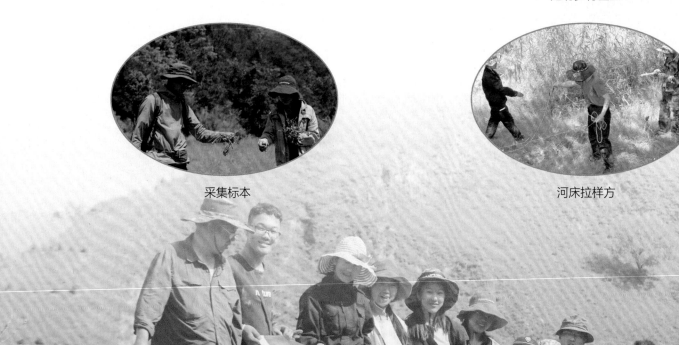

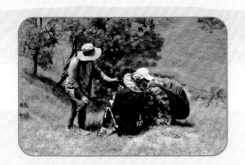

GPS定位

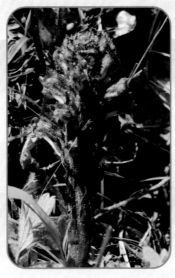

列当
Orobanche coerulescens Steph.

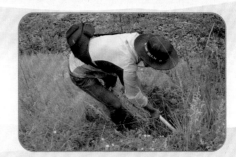

采挖药材

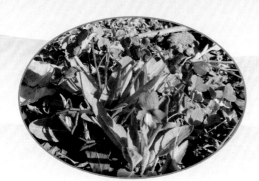

紫花地丁
Viola philippica Cav.

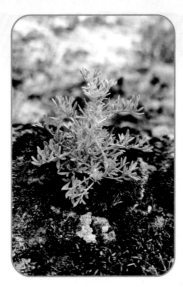

茵陈蒿
Artemisia capillaris Thunb.

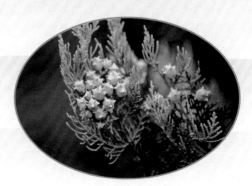

侧柏
Platycladus orientalis（L.）Franco

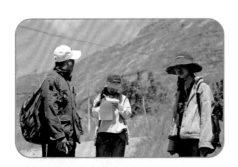

做记录

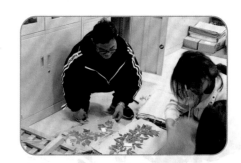

标本换纸

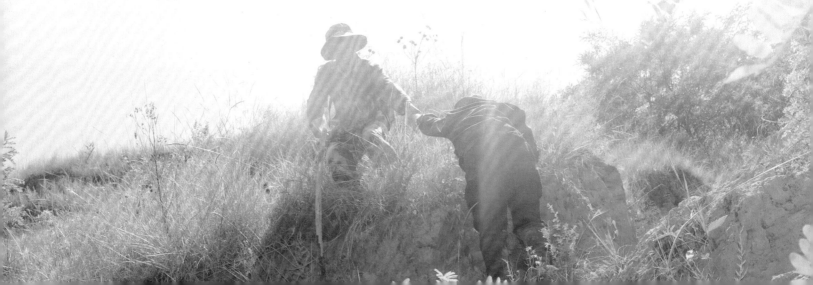

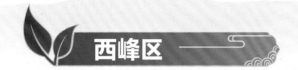

西峰区

西峰区普查工作2018年启动，与镇原县合并调查，由陇东学院马世荣担任普查队队长。

西峰区座落在素有"天下黄土第一塬"之称的董志塬腹地，属温带大陆性半干旱气候，是世界上面积最大、土层最厚、保存最完整的黄土塬面，地势平坦，土壤肥沃，自古有"八百里秦川，不如董志塬边"之说。

境内自然植被类型以温性草原为主，主要有豆科、十字花科、藜科、蓼科、伞形科等。野生中药材有柴胡、甘草、远志、地骨皮、车前草、茵陈、柏子仁、黄芩、地肤子、酸枣仁、葶苈子等；栽培药材主要有柴胡、黄芩、丹参、牡丹皮、党参、黄芪、板蓝根等，仅柴胡、黄芩、丹参根种植稍具规模，其余均为零星种植。

普查到野生药用植物322种，其中有蕴藏量的24种；栽培中药材9种，其中主流栽培3种，中药材栽培面积73500亩，养殖药用动物1种；调查到中药材市场流通品种24个，稍具规模的中药企业6家。走访名老中医27人，收集单（复）方5份。

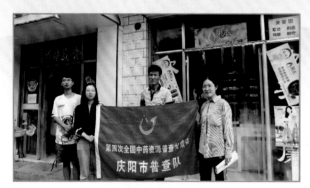

传统知识调查

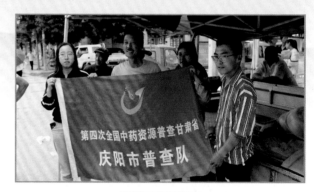

西峰区市场调查

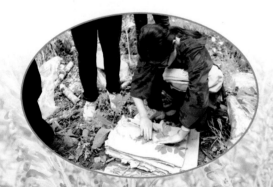

现场压制标本

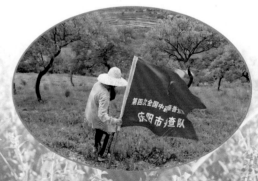

样方调查

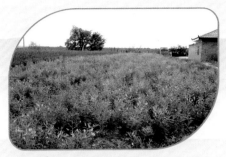

西峰黄芪种植基地

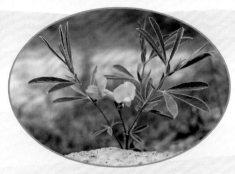

披针叶野决明
Thermopsis lanceolata R. Br.

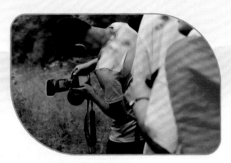

拍摄植株

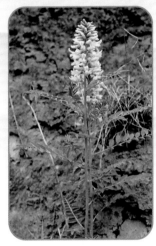

苦豆子
Sophora alopecuroides L.

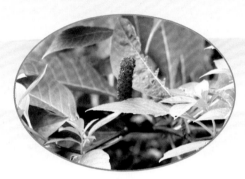

商陆
Phytolacca acinosa Roxb.

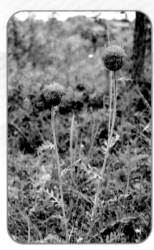

漏芦
Stemmacantha uniflora（L.）Dittrich

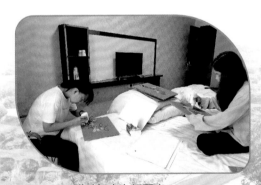

腊叶标本台纸固定

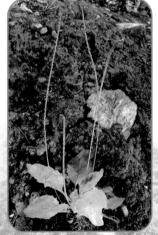

大车前
Plantago major L.

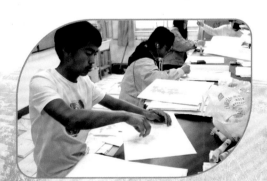

制作腊叶标本

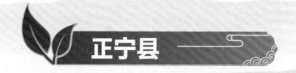

正宁县

正宁县普查工作2013年启动，由陇东学院周天林担任普查队队长。

正宁县位于甘肃省东部，地处子午岭西麓，为陇东黄土高塬沟壑区，属大陆性季风半湿润气候，冬季寒冷干燥，夏季湿润温和。正宁是"能源富集区""煤电联建地"，是陇电入鲁主要供应地，是陇东综合能源化工基地的重点区域；2019年被列为第一批革命文物保护利用片区分县名单。

境内自然植被类型以草原、灌丛和落叶阔叶林为主，主要分布的有菊科、百合科和蔷薇科等。野生中药材主要有党参、高乌头、远志、小秦艽、泽泻、牛蒡、田葛缕子、马兜铃、扁茎黄芪、苍术、射干等；栽培药材主要有丹参、大黄、生地、秦艽等。

普查到野生药用植物343种，其中有蕴藏量的62种；栽培中药材中主流栽培4种，中药材栽培面积5.6万亩；调查到中药材市场流通品种10个，企业1家。走访名老中医20人，收集单（复）方42份。

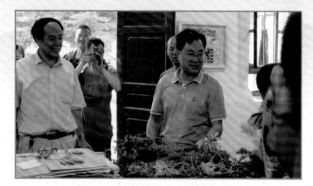

陇东学院副校长许尔忠在子午岭调研普查工作

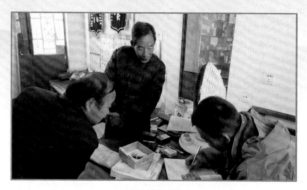

访问民间中医

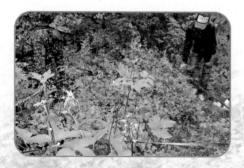

样方调查

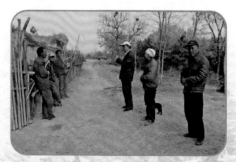

走访药材种植户

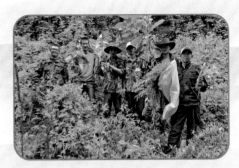

采集药材标本

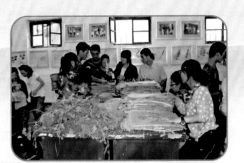

处理药材样品

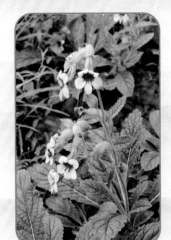

地黄
Rehmannia glutinosa（Gaetn.）
Libosch. ex Fisch. et Mey.

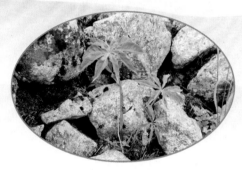

一把伞南星
Arisaema erubescens（Wall.）Schott

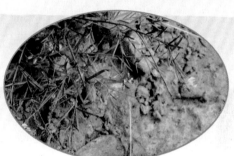

远志
Polygala tenuifolia Willd.

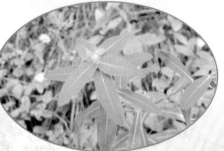

大戟
Euphorbia pekinensis Rupr.

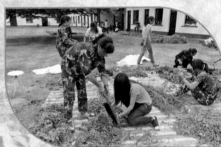

处理药材样品

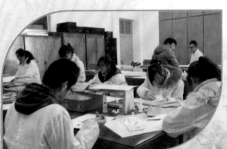

标本整理上台纸

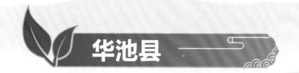
华池县

华池县普查工作2015年启动，由陇东学院周天林担任普查队队长。

华池县位于陕甘交界，地处黄土高原丘陵沟壑区，境内梁峁相间，山川塬兼有；属温带大陆性半干旱气候。华池是典型的农牧结合的半农半牧县，其中玉米、白瓜籽以量大质优而闻名。境内南梁革命纪念馆被评为"全国爱国主义教育示范基地"。

境内自然植被类型有温带落叶阔叶林、针阔混交林、落叶灌丛、荒漠化草原。野生中药材有小秦艽、酸枣、苦参、田葛缕子、短柄五加、穿山龙、藁本、阴行草、白头翁等；栽培药材主要有黄芩、板蓝根、黄芪、丹参、柴胡、秦皮、苦参、银柴胡等，但种植品种单一、种植点分散、规模小、产量低。

普查到野生药用植物304种，其中有蕴藏量的70种；栽培中药材11种，其中主流栽培7种，中药材栽培面积4694亩；调查到中药材市场流通品种14个，企业3家。走访名老中医40人，收集单（复）方47份。

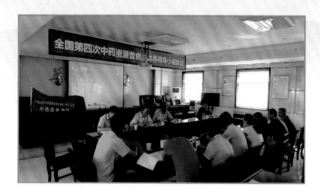
普查工作领导小组会议

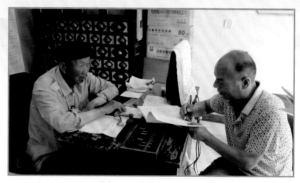
走访老中医何文辉

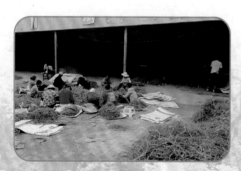
走访药材加工厂

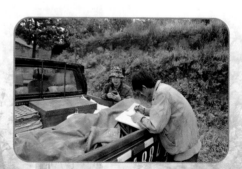
详细记录

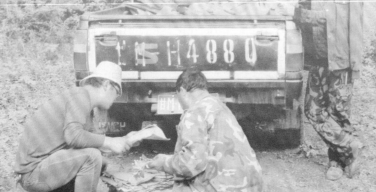

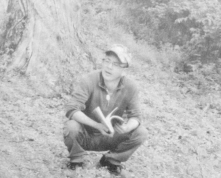

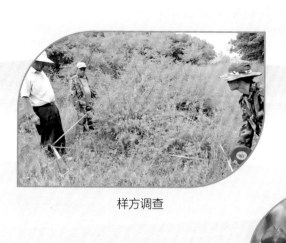

样方调查

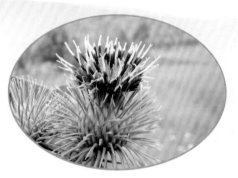

筛选种子

栓翅卫矛
Euonymus phellomanus Loes.

牛蒡
Arctium lappa L.

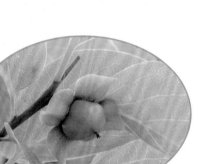

君迁子
Diospyros lotus L.

桑
Morus alba L.

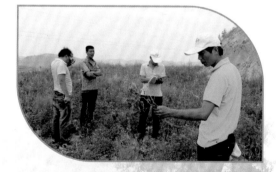

华池甘草种植基地

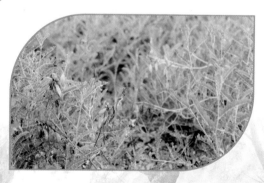

华池黄芪种植基地

合水县

合水县普查工作2012年启动，由陇东学院周天林担任普查队队长。

合水县位于甘肃省东部、庆阳市东南部，属陇东黄土高原沟壑区，地势东北高、西南低；属温带大陆性季风气候，降雨稀少，水资源相对匮乏。合水县是著名的黄河象故里、古石刻之乡，有"天然水库""北地江南"之称。

合水县境内的自然植被类型主要以乔木和灌木等为主，其次还有人工林草。境内主要分布的野生中药材有侧柏、杠柳、金银忍冬、中国沙棘、短柄五加、穿山龙等；栽培药材主要有黄芩、杜仲、大黄、菘蓝、地黄等，栽培现状体现出种植点分散、种植量小、规模小、亩产量低等现象。

普查到野生药用植物334种，其中有蕴藏量的73种；栽培中药材55种，其中主流栽培35种，中药材栽培面积2 598.2亩，动物类药用资源有16种；调查到中药材市场流通品种103个，企业3家。走访名老中医35人，收集单（复）方75份。

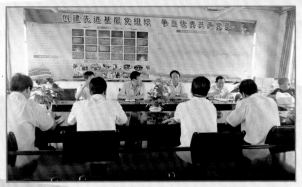

与县普查领导小组对接

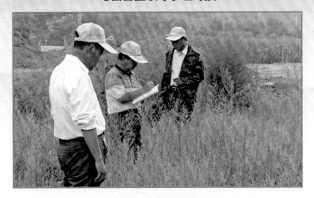

中药材栽培调查

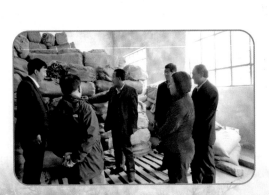

走访药材收购商户

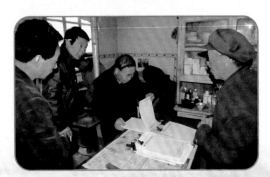

走访乡镇卫生所

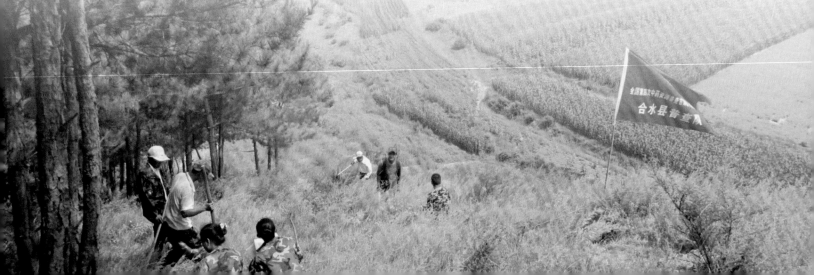

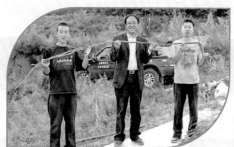

挖到一株大甘草

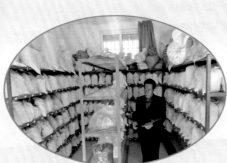

整理药材

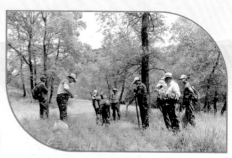

样方调查

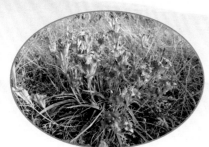

达乌里秦艽
Gentiana dahurica Fisch.

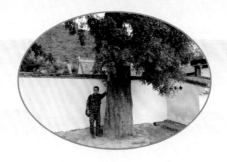

酸枣
Ziziphus jujuba Mill. var. *spinosa*（Bunge）Hu ex H. F. Chow
（省级保护古树——合水县固城乡"酸枣王"）

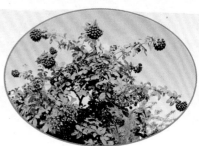

短柄五加
Acanthopanax brachypus Harms

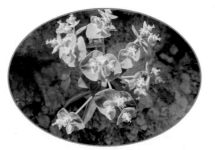

甘遂
Euphorbia kansui T. N. Liou ex S. B. Ho

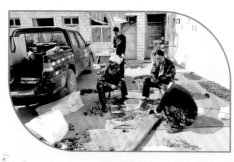

晾晒药材

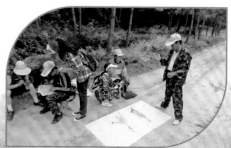

现场讲解标本压制

宁县

宁县普查工作2013年启动，由陇东学院周天林担任普查队队长。

宁县位于甘肃省东部，地处陇东黄土高塬沟壑区，地势东北高、西南低；属暖温带大陆性季风气候，四季分明，光照充足，冬季干旱，夏秋多雨。宁县黄花菜产量居全市之首，质量为西北之冠，被原外贸部命名为"西北特级金针菜"。

境内自然植被类型以温带草原、温带落叶灌丛、温带落叶阔叶林和温带针叶林为主。野生中药材主要有蒲公英、筋骨草、石竹、薄荷、短柄五加、泽泻、地榆、短柄小檗、穿龙薯蓣、草麻黄、甘草、细叶百合等；栽培药材主要有牛蒡、葛缕子、柴胡和丹参，其他如党参、黄芪、黄芩、白芷等种植面积均较小，多为试种。

普查到野生药用植物316种，其中有蕴藏量的81种；栽培中药材26种，其中主流栽培4种，中药材栽培面积约2.2万亩；调查到中药材市场流通品种6个，企业8家。走访名老中医82人，收集单（复）方111份。

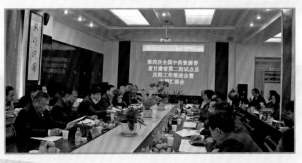

配合省普查办举办甘肃省第二批试点县庆阳工作推进会暨中期汇报会

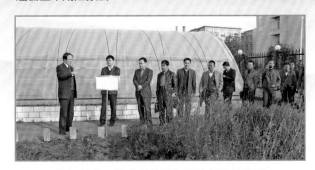

依托普查工作建成的陇东学院药用植物园

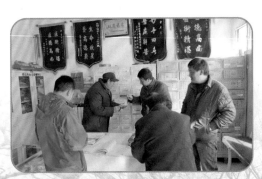

走访乡镇卫生所

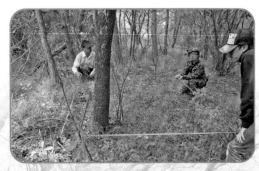

样方调查

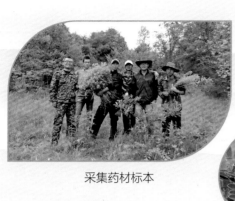

采集药材标本

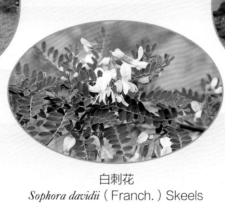

白刺花
Sophora davidii（Franch.）Skeels

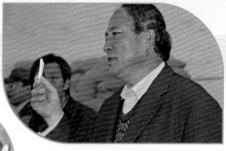

走访龙骨收购商户

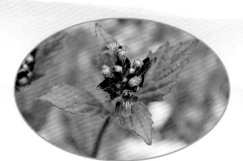

筋骨草
Ajuga ciliata Bunge

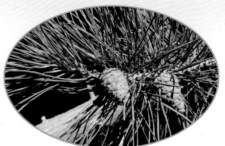

油松
Pinus tabuliformis Carr.

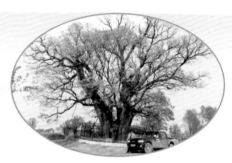

槐
Sophora japonica Linn.
（宁县金村乡树龄约300年的特大古槐）

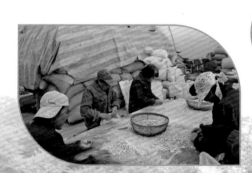

走访药材收购站

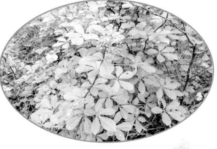

短柄五加
Acanthopanax brachypus Harms

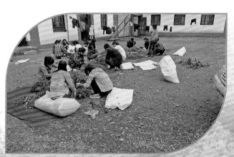

整理药材

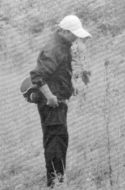
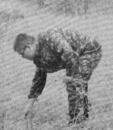
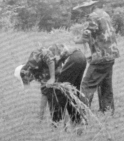
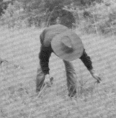

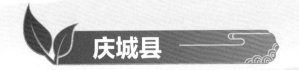

庆城县

庆城县普查工作2018年启动，由陇东学院马世荣担任普查队队长。

庆城县位于陇东黄土高原中部地带，泾河上游，温带大陆性季风气候。中医鼻祖岐伯在此与轩辕黄帝谈医论道成就了中华医学巨著《黄帝内经》，周先祖在此开创了华夏农耕文明的先河，庆城县还是长庆油田的发源地和原油主产区。

境内自然植被类型以温带草原为主，主要有豆科、菊科、禾本科、杨柳科、伞形科等。野生中药材有柴胡、甘草、远志、地骨皮、车前子、墓头回、茵陈、酸枣仁等；栽培药材有柴胡、连翘、黄芪、牛蒡子、红花、板蓝根等，仅柴胡和连翘种植稍具规模，其他均为零星种植。

普查到野生药用植物276种，其中有蕴藏量的32种；栽培中药材11种，其中主流栽培9种，中药材栽培面积6352亩，养殖药用动物1种；调查到中药材市场流通品种21个，中药材收购企业、中药企业7家。走访名老中医35人，收集单（复）方5份。

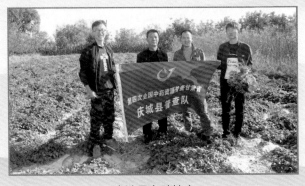

走访丹参种植户

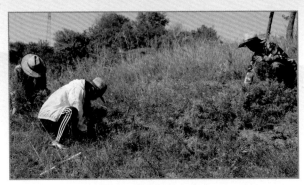

数量统计

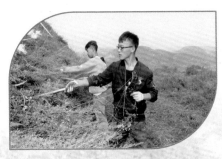

样方调查

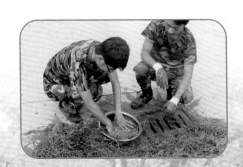

药材清洗除杂

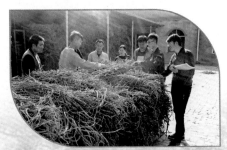

走访药材收购商户

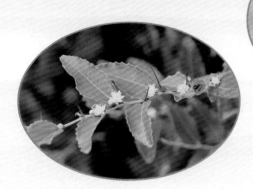

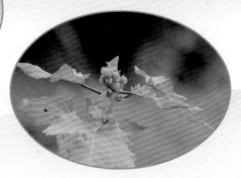

黄花铁线莲
Clematis intricata Bunge

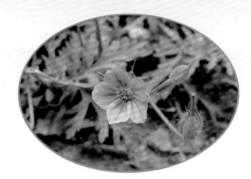

酸枣
Ziziphus jujuba var. *spinosa* (Bunge) Hu ex H.F.Chow

苍耳
Xanthium sibiricum Patrin ex Widder

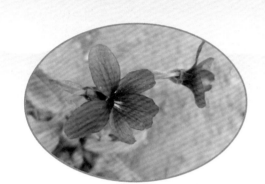

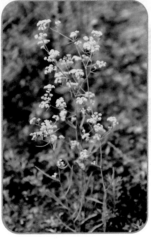

紫花地丁
Viola philippica Cav.

北柴胡
Bupleurum chinense DC.

牻牛儿苗
Erodium stephanianum Willd.

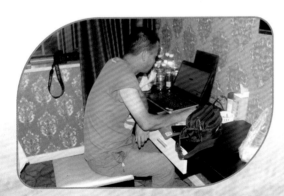

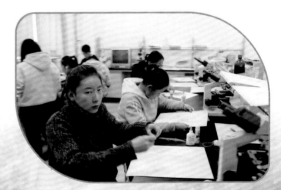

数据录入

制作腊叶标本

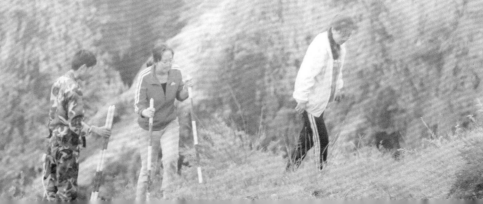

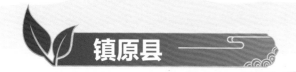

镇原县

镇原县普查工作2018年启动，与西峰区合并调查，由陇东学院马世荣担任普查队队长。

镇原县位于黄土高原沟壑区，境内山川塬兼有，沟峁梁相间，属北温带大陆性气候，干旱少雨。艺术底蕴深厚，被原文化部命名为"中国民间文化艺术之乡"，香包刺绣、民间剪纸、窑洞民居被列入国家级非物质文化遗产名录，被中书协命名的"中国书法之乡"，被原国家林业局誉为"中国杏乡"。

境内自然植被类型以温性草原为主，主要有菊科、豆科、藜科、蓼科、伞形科等。野生中药材有柴胡、甘草、远志、地骨皮、车前草、柏子仁、黄芩、地肤子、酸枣仁等；栽培药材主要有柴胡、丹参、党参、黄芪、板蓝根等。

普查到野生药用植物322种，其中有蕴藏量的24种；栽培中药材9种，其中主流栽培3种，中药材栽培面积73 500亩，养殖药用动物1种；调查到中药材市场流通品种24个，稍具规模的中药企业6家。走访名老中医27人，收集单（复）方5份。

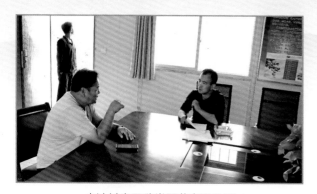

走访甘肃天欣堂医药有限公司

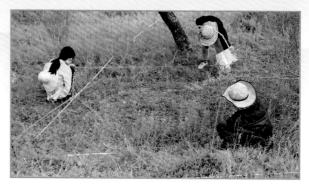

样方调查

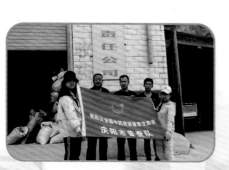

走访镇原县药材企业

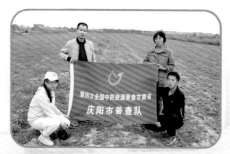

栽培调查

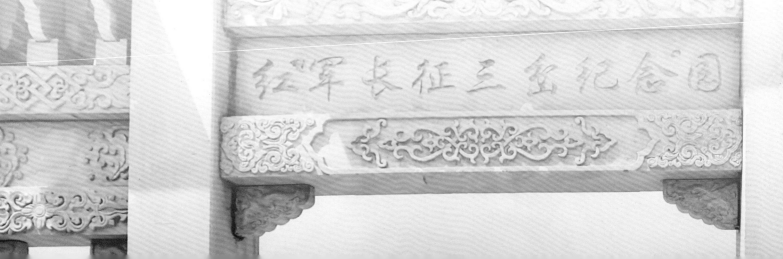

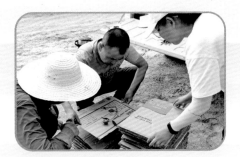

野外标本压制

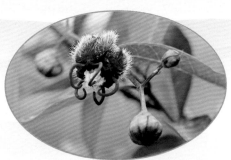

杠柳
Periploca sepium Bunge

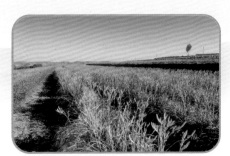

镇原黄花菜种植基地

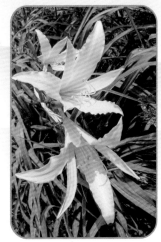

黄花菜
Hemerocallis citrina Baroni

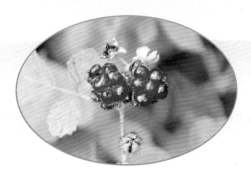

腺花茅莓
Rubus parvifolius var. *adenochlamys*（Focke）Migo

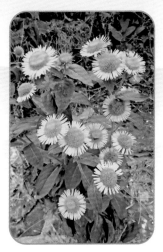

旋覆花
Inula japonica Thunb.

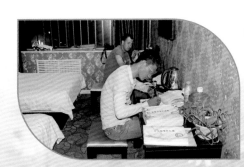

补充记录数据

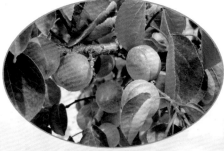

杏
Armeniaca vulgaris Lam.

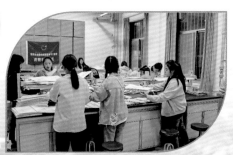

腊叶标本分科分属整理

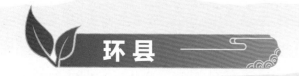

环县

环县普查工作2017年启动，由陇东学院马世荣担任普查队队长。

环县地处毛乌素沙漠南缘，属黄土高原丘陵沟壑区，地貌有山脉岭梁、丘陵掌区、川道沟台和零碎残塬；属温带大陆性季风气候，干旱为主。有着"中国小杂粮之乡""中国皮影之乡"的美誉。

境内自然植被类型以草原和荒漠草原为主，主要有菊科、豆科、蔷薇科、禾本科、藜科、杨柳科、蓼科、百合科等。野生中药材有柴胡、甘草、葶苈子、车前草、地骨皮、远志、酸枣仁等；栽培药材主要有黄芪、板蓝根、宁夏枸杞、黄芩、柴胡等，仅黄芪种植稍具规模且形成经济效益，其他均为零星种植。

普查到野生药用植物276种，其中有蕴藏量的21种；栽培中药材14种，其中主流栽培5种，中药材栽培面积13 700亩，养殖药用动物1种；调查到中药材市场流通品种12个，收购门市及中药材企业17家。走访名老中医5人，收集单（复）方20份。

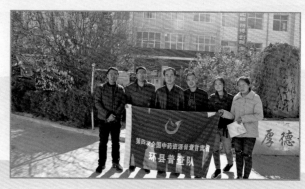

与县中医医院接洽

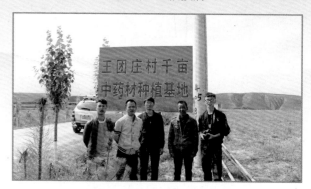

走访王团庄村中药材种植基地

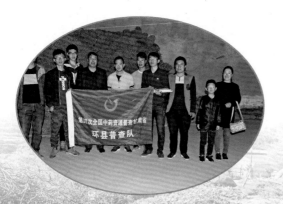

走访药材收购商

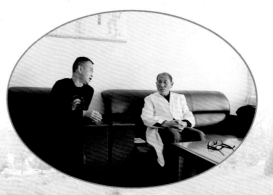

走访四合塬村老中医

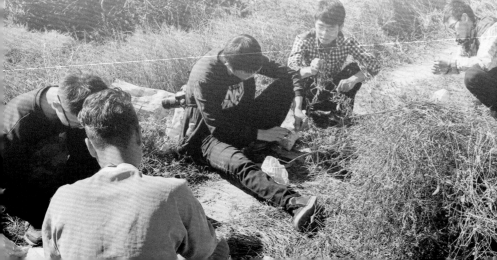

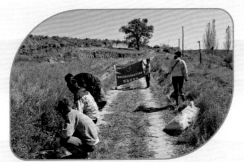

采集药材

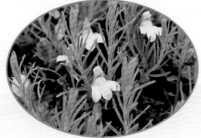

蒙古芯芭
Cymbaria mongolica Maxim.

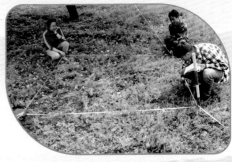

样方调查

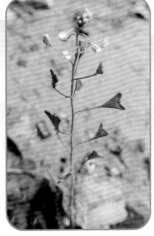

荠
Capsella bursa-pastoris（Linn.）Medic.

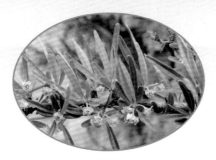

蕤核
Prinsepia uniflora Batal.

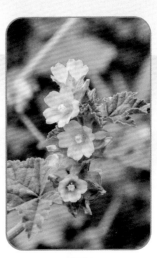

野葵
Malva verticillata Linn.

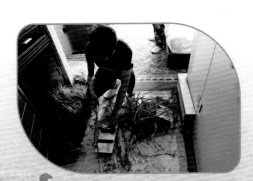

药材初加工

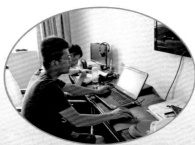

数据录入

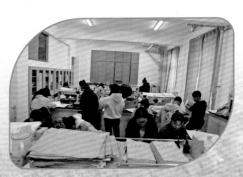

标本制作

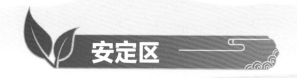

安定区

安定区普查工作2018年启动，由甘肃中医药大学张启立担任普查队队长。

安定区位于甘肃中部偏南，祖厉河支流的关川河上游，地处黄土高原丘陵沟壑区，属中温带干旱半干旱气候。是黄河文明的发祥地之一，新欧亚大陆桥的必经之地，素有"甘肃咽喉、兰州门户"之称。

境内植被类型以干旱草原为主，主要分布的有菊科、豆科、蔷薇科、唇形科、毛茛科、藜科等。野生中药材主要有山桃、杏、甘草、柴胡、达乌里秦艽、甘西鼠尾草、狼毒、伏毛铁棒锤、萹蓄、中国沙棘等；栽培药材主要有党参、黄芪、黄芩、牛蒡子、柴胡、百合、芍药、款冬花、金银花等，其中黄芪、党参、柴胡的种植历史悠久，初具规模。

普查到野生药用植物289种（含9变种），其中有蕴藏量的35种；栽培中药材11种，其中主流栽培3种，中药材栽培面积3000亩；调查到中药生产企业2家。走访名老中医13人，收集单（复）方16份。

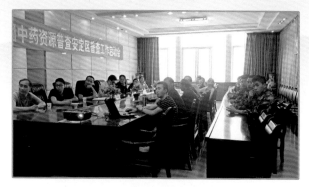

与县上接洽

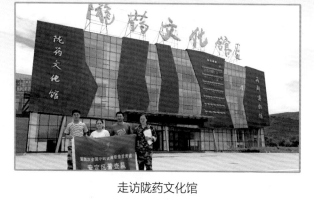

走访陇药文化馆

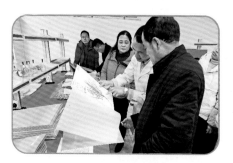

领导检查普查工作

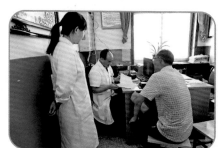

传统知识调查

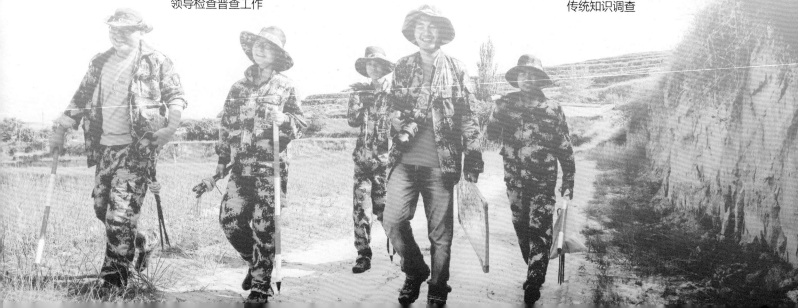

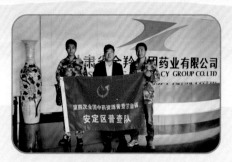

走访安定区中药企业

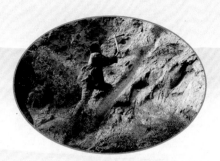

悬崖挖药

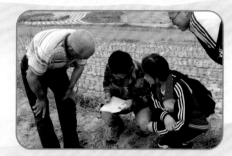

记录栽培信息

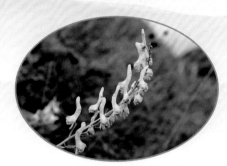

西伯利亚乌头
Aconitum barbatum Pers. var. *hispidum*
（DC.）Seringe

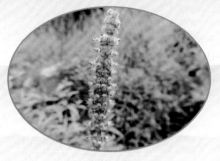

密花香薷
Elsholtzia densa Benth.

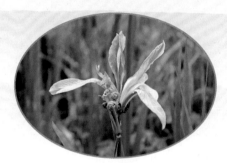

准噶尔鸢尾
Iris songarica Schrenk

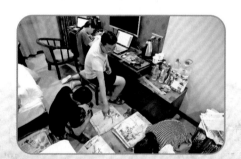

核对标本信息

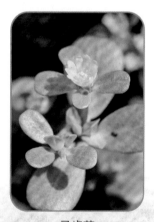

马齿苋
Portulaca oleracea L.

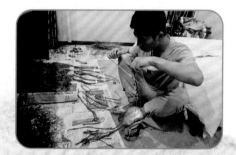

药材单株称重

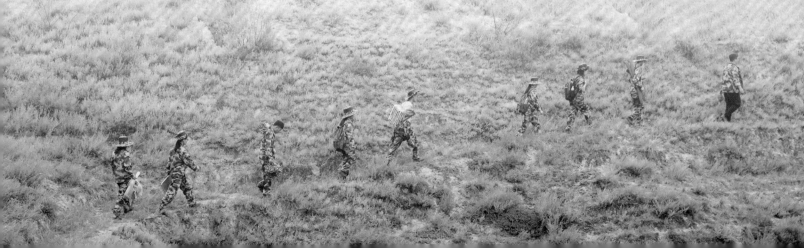

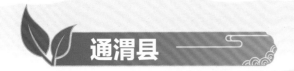

通渭县

通渭县普查工作2018年启动，由甘肃中医药大学马晓辉担任普查队队长。

通渭县地处黄土高原丘陵沟壑区，境内多黄土梁、峁和河谷阶地，属温带半湿润半干旱性季风气候。华家岭至新景梁沿线风力资源丰富，获批陇中地区唯一一个百万千瓦级风电基地。境内发现的古遗址和彩陶属"马家窑""齐家"文化；也是"中国书画艺术之乡""中国书法之乡"。

野生中药材有党参、柴胡、麻黄、秦艽、板蓝根、甘草、黄芪、黄芩、地黄、防风等；栽培药材主要有党参、黄芪、黄芩、柴胡、党参、板蓝根等，自2017年开始，通渭县在试种成功的基础上，大力推广种植金银花，使其成为该县农户脱贫增收的主导产业。

普查到野生药用植物326种，其中有蕴藏量的22种；栽培中药材18种，中药材栽培面积12万亩，养殖药用动物1种；调查到中药材企业4家。走访名老中医15人，收集单（复）方21份。新记录种2个。

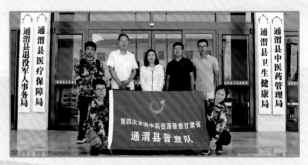

与县卫健局对接合影

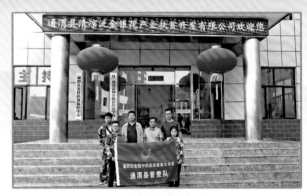

走访清凉沅金银花公司

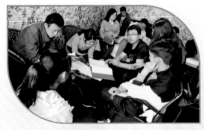

传统知识调查前室内培训

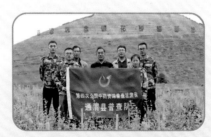

走访金银花种植基地

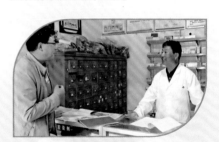

走访当地中医大夫

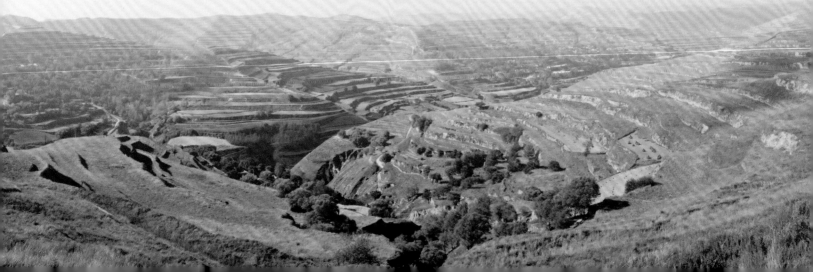

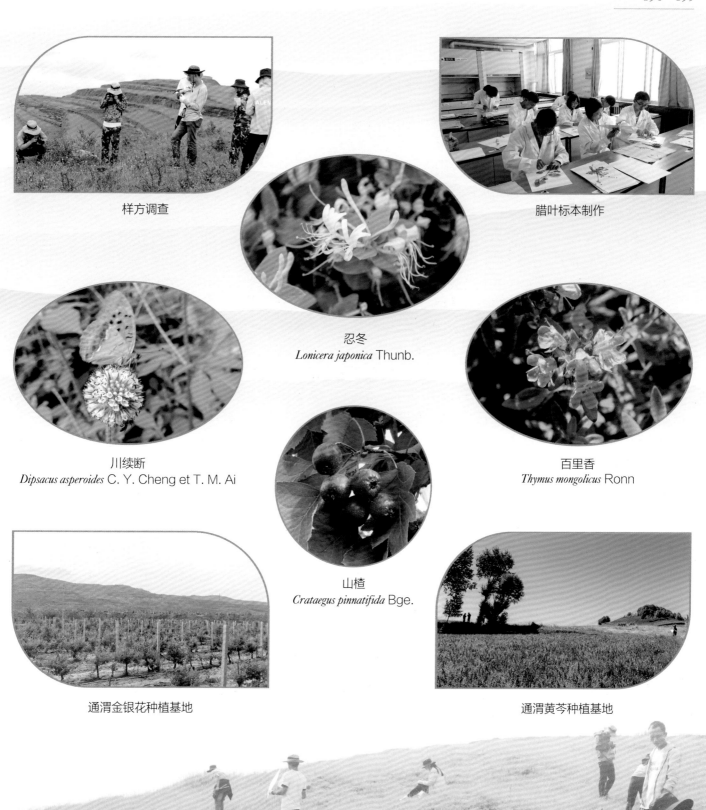

样方调查

腊叶标本制作

忍冬
Lonicera japonica Thunb.

川续断
Dipsacus asperoides C. Y. Cheng et T. M. Ai

百里香
Thymus mongolicus Ronn

山楂
Crataegus pinnatifida Bge.

通渭金银花种植基地

通渭黄芩种植基地

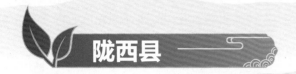

陇西县

陇西县普查工作2012年启动，由甘肃中医药大学杨扶德担任普查队队长。

陇西县位于甘肃省东南部，渭河上游，地处陇中黄土高原中部，地貌构成南山、城川、北山三块条状狭长地带，地势西北高、东南低；属温带大陆性季风气候，四季分明，日照充足，气候温和。陇西中药材资源丰富，是全国重要、西北最大的中药材种植、仓储基地和交易中心，素有"千年药乡""天下药仓"和"西部药都"之美称。

境内主要分布的野生中药材有麻黄、萹蓄、瞿麦、铁线莲、乌头、白头翁、三颗针、地榆、黄芩、泽漆、远志、沙棘、柴胡、秦艽、充蔚子等；栽培药材主要有党参、黄芪、红芪、甘草、柴胡、地骨皮等，并有一定种植历史和规模。

普查到野生药用植物156种，其中有蕴藏量的44种；栽培中药材36种；调查企业40余家。走访名老中医2人。共采集药材样品30份，采集种子30份。

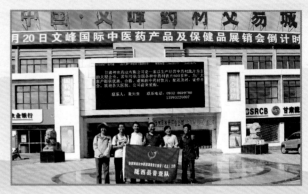

走访文峰药材交易城

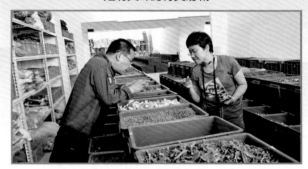

现场讲解药材鉴别

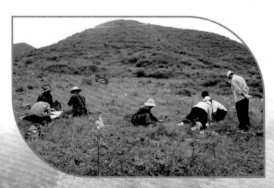

样方调查

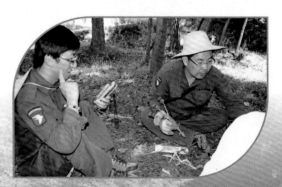

讲解药用植物鉴别特征

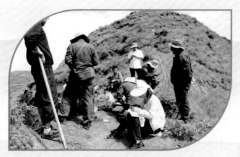

完善标本记录信息

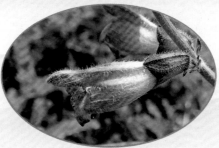

甘西鼠尾草
Salvia przewalskii Maxim.

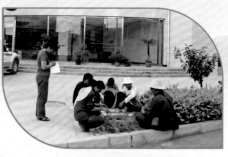

现场压制标本

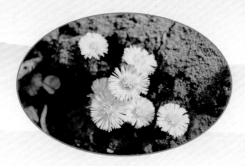

款冬
Tussilago farfara L.

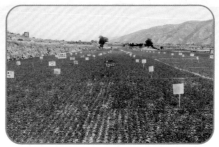

陇西黄芪育苗基地

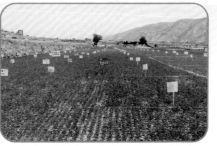

蒙古黄芪
Astragalus membranaceus（Fisch.）Bunge var.
mongholicus（Bunge）P. K. Hsiao

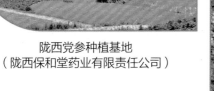

陇西党参种植基地
（陇西保和堂药业有限责任公司）

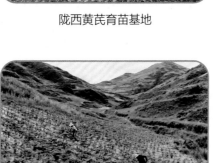

陇西当归种植基地
（陇西奇正药材有限责任公司）

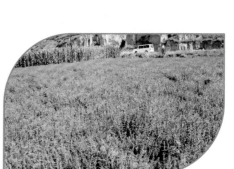

陇西黄芩种植基地

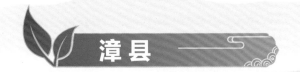

漳县

漳县普查工作2012年启动，由兰州大学杨永建担任普查队队长。

漳县位于定西市南部，地处西秦岭和陇中黄土高原过渡地带，地势东北低、西南高；属大陆性季风气候，光照充足，雨热同季，降水四季分配不均，气候温凉、湿润，气象灾害繁多。漳县物产丰富，被中国特产之乡评定委员会评定为"中国蚕豆之乡""中国沙棘之乡"等。

漳县地形地貌及气候类型复杂多样，为多种植物的生长创造了条件，树种主要有云杉、冷杉、桦、椴、油松、杨、柳、榆、椿、漆等。主要分布的野生中药材有铁线蕨、骨碎补、中麻黄、单叶细辛、石竹、瞿麦、桃儿七、淫羊藿、京大戟等；栽培药材主要有当归、党参、黄芪、红芪等。

普查到野生药用植物446种，其中有蕴藏量的83种；栽培中药材10种；调查到中药材市场流通品种7个，企业11家。走访名老中医19人，收集单（复）方20余份，民间中药效验应用10种。

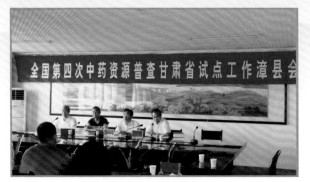

漳县中药资源普查启动会

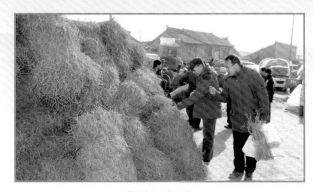

药材市场调查

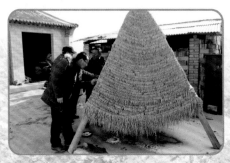

深入种植户调查党参种植情况

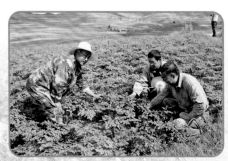

栽培调查

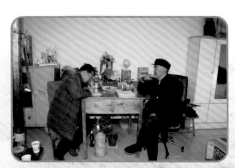

采访老中医

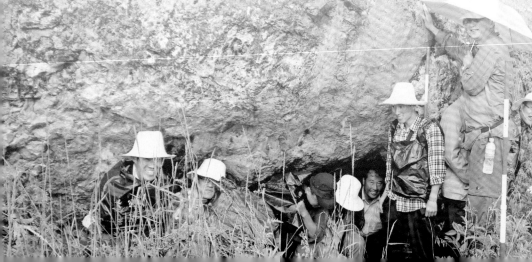

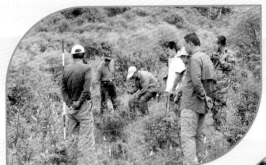

样方调查

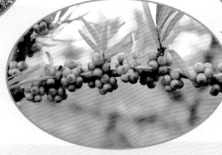

中国沙棘
Hippophae rhamnoides L. subsp. *sinensis* Rousi

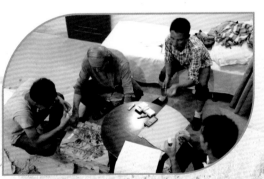

压制标本

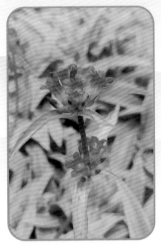

秦艽
Gentiana macrophylla Pall.

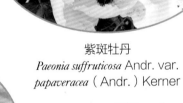

紫斑牡丹
Paeonia suffruticosa Andr. var.
papaveracea（Andr.）Kerner

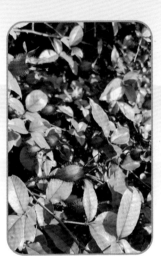

金樱子
Rosa laevigata Michx.

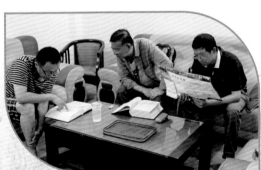

查阅资料

鉴定标本

渭源县

渭源县普查工作2012年启动，由甘肃中医药大学杜弢担任普查队队长。

渭源县位于甘肃省中部，地处青藏高原和黄土高原连接处，地势西南高而东北低；属温带大陆性气候，全县分为南部高寒阴湿区、中部浅山河谷川（塬）区、北部黄土梁峁沟壑干旱区三种类型，其中南部高寒阴湿，中部河谷区气候温和、光照充足，北部干旱少雨。渭源县所产马铃薯品种多、产量高、品质优，是"中国马铃薯良种之乡"，也是"中国党参之乡"，素有"千年药乡"的美誉。

渭源县境内自然植被类型以林地和高山草甸为主。境内主要分布的野生中药材有桃儿七、川赤芍、唐古特大黄、升麻、甘肃黄芩、黄芪、党参等；栽培药材主要有当归、党参、红芪、黄芪等。

普查到野生药用植物397种，其中有蕴藏量的32种；栽培中药材11种；企业12家。走访名老中医15人。

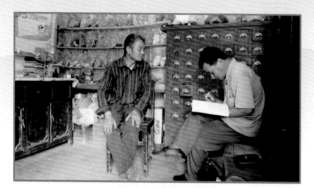

走访民间中医

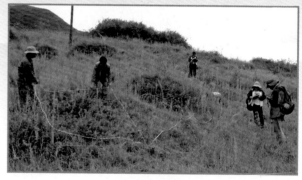

样方调查

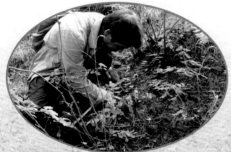

植物采集

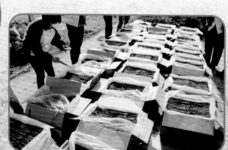

药材市场调查

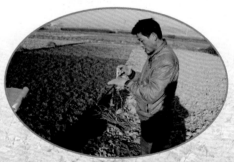

栽培普查

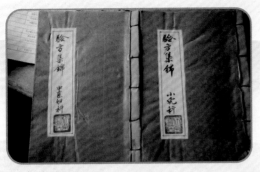

验方集锦——中医妇科、小儿科

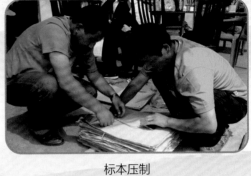

标本压制

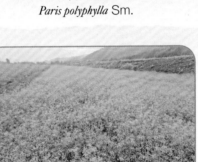
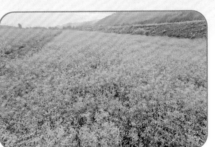

七叶一枝花
Paris polyphylla Sm.

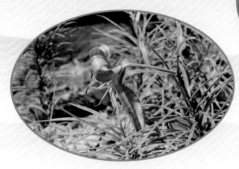

兰州百合
Lilium davidii var.
willmottiae（E. H. Wilson）Raffill

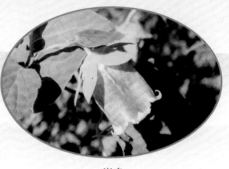

党参
Codonopsis pilosula（Franch.）Nannf.

渭源柴胡种植基地

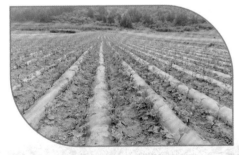

渭源当归种植基地

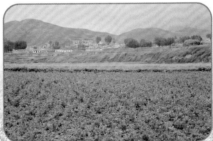

渭源兰州百合种植基地

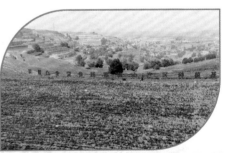

渭源党参种植基地

岷县

岷县普查工作2012年启动，由甘肃农业大学陈垣担任普查队队长。

岷县位于甘肃省南部，洮河中游，地处青藏高原东麓与西秦岭陇南山地接壤区，全境地形属高原形态，地势西南面和东部山区较高；属于温带半湿润向高寒湿润气候过渡带，高寒阴湿。岷县盛产当归、红芪、黄芪等中药材，其中以"岷归"最为闻名，是"中国当归之乡"。

岷县森林植被属冷温带针叶林和针阔叶混交林。境内主要分布的野生中药材有凹叶瑞香、巴天酸模、白花前胡、白芷、扁蕾、薄荷、侧柏、川赤芍、粗茎鳞毛蕨、大车前、单叶细辛、当归、党参、地榆、独行菜等；栽培药材主要有当归、黄芪、党参、大黄、黄芩、柴胡、羌活。

普查到野生药用植物344种，其中有蕴藏量的42种；栽培中药材8种，其中主流栽培5种，中药材栽培面积95 965亩；调查到中药材市场流通品种16个，企业124家。走访名老中医20人。

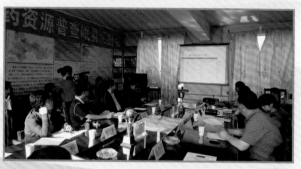
国家专家组组长黄璐琦一行听取岷县普查工作进展汇报

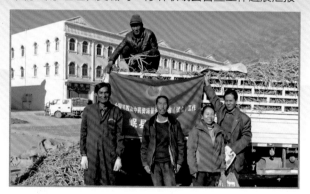
市场调查

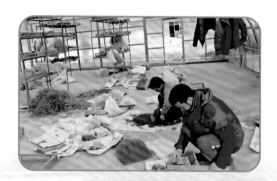
普查药材的晾晒

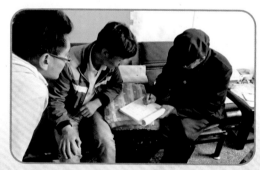
采访申都乡老中医

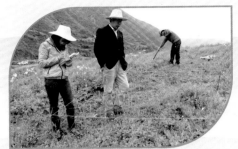

样方调查

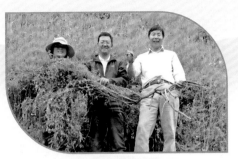

采挖药材的喜悦

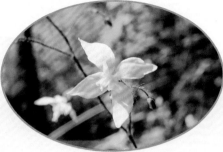

淫羊藿
Epimedium brevicornu Maxim.

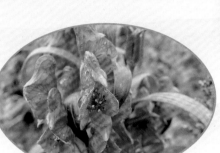

乌头
Aconitum carmichaelii Debx.

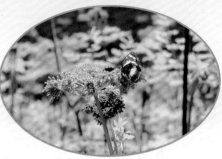

当归
Angelica sinensis（Oliv.）Diels

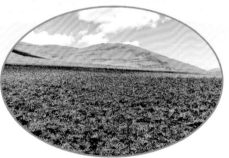

岷县当归种植基地

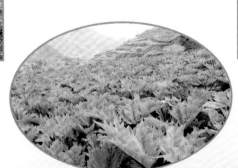

岷县当归育苗基地
（岷县大河追溯农产品基地有限公司）

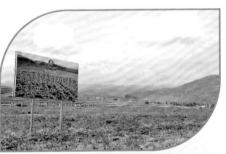

岷县当归种植基地
（九州天润中药产业有限公司）

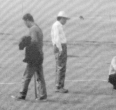

岷县掌叶大黄种植基地

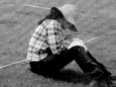

临洮县

　　临洮县普查工作2012年启动，由甘肃省食品药品研究院宋平顺担任普查队队长。

　　临洮县位于甘肃省中部，洮河下游，地处黄土高原与青藏高原的交会地带，属温带大陆性气候，干燥少雨。临洮是黄河古文化重要发祥地之一，素有"彩陶之乡""文化县"之称；举世闻名的马家窑文化、寺洼文化、辛店文化均因首先发现于境内而得名。

　　境内自然植被类型主要有高山草甸、亚高山草甸。主要分布的野生中药材有甘肃贝母、党参、玉竹、黄精、甘肃黄芩、大秃马勃、款冬花、川芍药等；栽培药材主要有柴胡、当归、黄芪、黄芩、党参、牛蒡子、款冬花等，川芎变异较大，市场难于接受，不宜开展种植。

　　普查到野生药用植物291种，其中有蕴藏量的38种；栽培中药材23种，其中主流栽培6种，中药材栽培面积77 636.7亩，养殖药用动物2种；中药材市场流通品种56个，企业40多家。走访名老中医21人，收集单（复）方18份。新记录种14个。

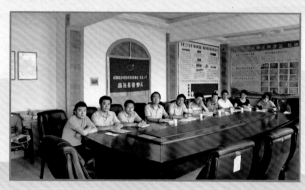

普查工作动员

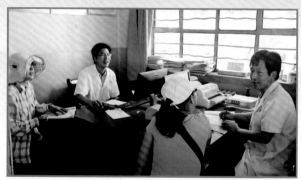

在龙门镇卫生院调研

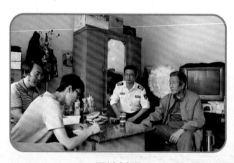

采访村医

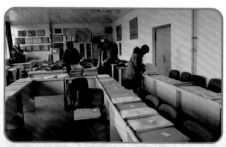

标本分科、属

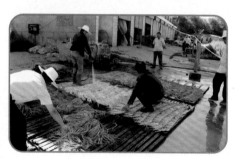

窑店农贸市场加工党参

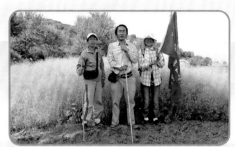

柴胡栽培调查

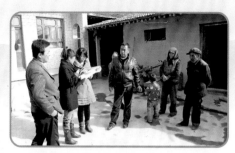

走访药材种植户

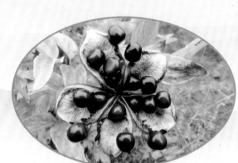

芍药
Paeonia lactiflora Pall.

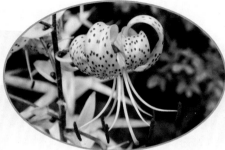

卷丹
Lilium lancifolium Thunb.

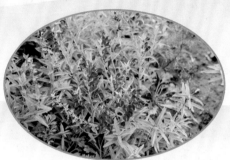

黄芩
Scutellaria baicalensis Georgi

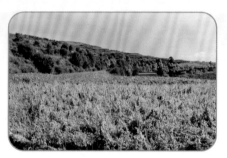

临洮党参种植基地

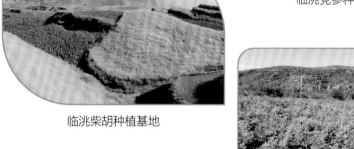

临洮柴胡种植基地

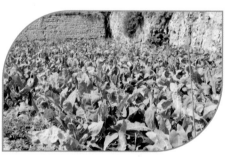

临洮板蓝根种植基地

临洮当归种植基地

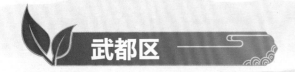

武都区

武都区普查工作2013年启动，由西北师范大学陈学林担任普查队队长。

武都区位于甘肃省东南部，白龙江中游，地处长江流域嘉陵江中游，属北亚热带半湿润气候，地处秦巴山地结合部，素有"巴蜀咽喉、秦陇锁钥"之称。被誉为"中国花椒之乡""中国油橄榄之乡"；"米仓红芪"饮誉中外，有"千年药乡"之美誉。

境内植被类型水平分布，属北亚热常绿阔叶、落叶阔叶混交林带。野生中药材主要有赤芝、冬虫夏草菌、卷柏、石韦、草麻黄、萹蓄、虎杖、何首乌、掌叶大黄、牛膝、玉兰、厚朴、乌头、升麻、川赤芍、毛茛等；栽培药材主要有山茱萸、杜仲、天麻、柴胡、黄芪等，黄芩、款冬、宽叶羌活等，均为农户零星种植，未形成规模。

普查到野生药用植物766种，其中有蕴藏量的107种；栽培中药材20种，其中主流栽培14种，中药材栽培面积63.5万亩；中药材企业6家。走访名老中医12人，收集单（复）方16份。

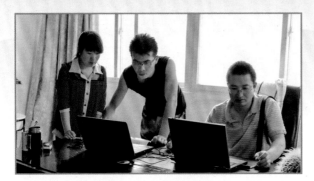

向区林业局咨询调查路线

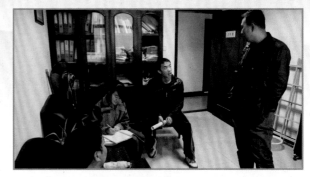

走访区中药材服务中心

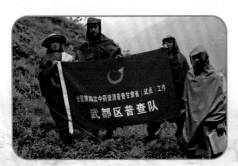

雨中样方调查

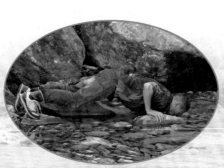

豪饮山泉

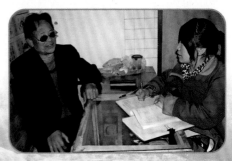

走访外纳乡名老中医赵雪雯

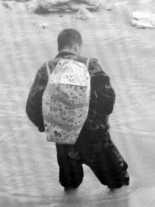

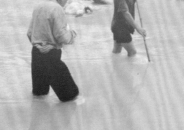

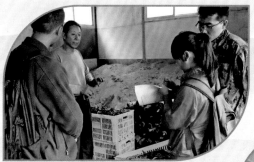

走访裕河乡阳坝村白沙沟天麻栽培基地

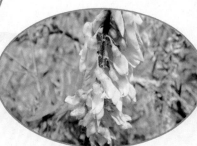

多序岩黄芪（红芪）
Hedysarum polybotrys Hand.-Mazz.

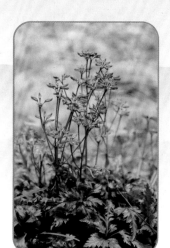

采挖灵芝

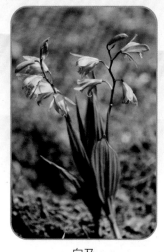

白及
Bletilla striata（Thunb. ex A. Murray）Rchb. f.

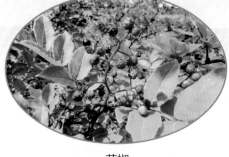

花椒
Zanthoxylum bungeanum Maxim.

黄连
Coptis chinensis Franch.

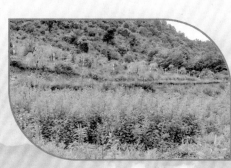

武都红芪种植基地

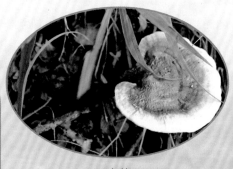

赤芝
Ganoderma lucidum（Leyss. ex Fr.）Karst.

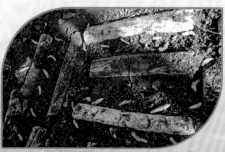

武都天麻种植基地

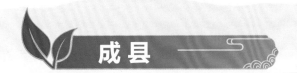

成县

成县普查工作2012年启动，由西北师范大学孙坤担任普查队队长。

成县位于甘肃省东南部，属嘉陵江水系，地貌南北为山地，中部为丘陵，地势西北高东南低；属暖温带半湿润气候，四季分明，冷暖适宜。成县铅锌矿品位高，储藏浅，易开采，是国内第二大铅锌矿。

成县境内药用植物资源主要以多年生草本为主，其次为灌木或半灌木，主要有唇形科、伞形科、菊科、毛茛科等。野生中药材有甘肃贝母、卷丹、黄芪、杜仲、川续断、大戟、苦参、蒙古黄芪、猪苓、款冬等；栽培药材主要有桔梗、黄芩、半夏、柴胡、苦参、杜仲、牛蒡子、麻仁、连翘、板蓝根等，有些乡镇对辛夷也有零星种植，但未形成规模。

普查到野生药用植物225种，其中有蕴藏量的53种；栽培中药材18种，其中主流栽培12种，中药材栽培面积3.42万亩；调查到中药材市场流通品种7个，企业8家。走访名老中医8人，收集单（复）方5份。

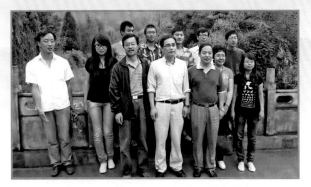

国家专家组组长黄璐琦一行来成县检查普查工作

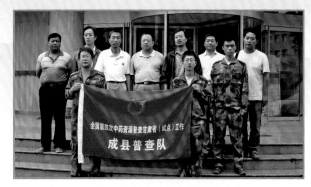

成县中药资源普查启动会

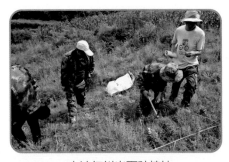

走访红川半夏种植地

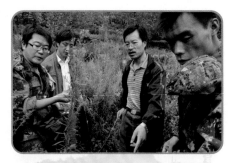

队长带部分队员在红川实地踏查

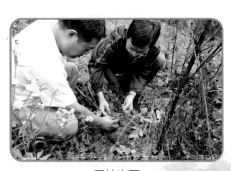

采挖半夏

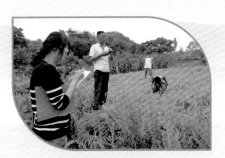

成县半夏种植基地

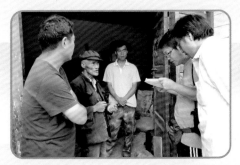

走访小川关山村药材收购个体户

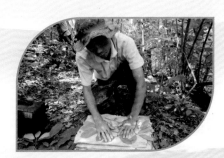

野外压标本

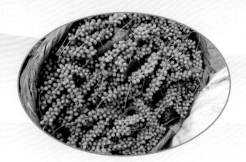

五味子
Schisandra chinensis（Turcz.）Baill.

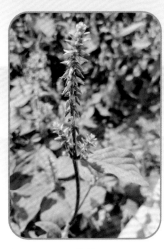

牛膝
Achyranthes bidentata Blume

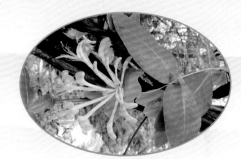

盘叶忍冬
Lonicera tragophylla Hemsl.

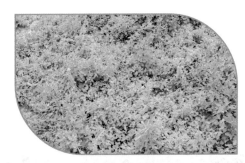

成县党参种植基地

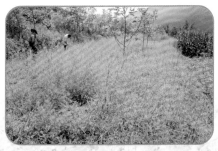

成县柴胡种植基地

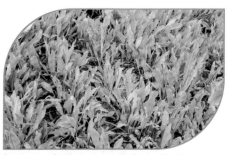

成县板蓝根种植基地

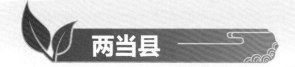

两当县

两当县普查工作2015年启动，由陇南师范高等专科学校黄兆辉担任普查队队长。

两当县地处陕甘川交界的秦岭山区，属长江上游嘉陵江水系，地势南北高、中部低；属暖温带大陆性季风气候。主产核桃、食用菌、中药材，有"狼牙蜜乡"之称；两当兵变纪念馆被列为"全国第四批爱国主义教育基地"。

境内自然植被类型有常绿阔叶、落叶混交林、针阔混交林、针叶林带等，主要有豆科、百合科、菊科、毛莨科、蔷薇科、唇形科。野生中药材有玉竹、七叶一枝花、大叶三七、黄精、天麻、通脱木、七叶树、杜仲等；栽培药材有柴胡、桔梗、苦参、黄芩、丹参、丹皮、云木香、款冬、黄芪、大黄、苍术、重楼、连翘、猪苓、天麻等。

普查到野生药用植物412种，其中有蕴藏量的55种；栽培中药材24种，其中主流栽培3种；调查到中药材市场流通品种7个，企业3家。走访名老中医8人，收集单（复）方9份。

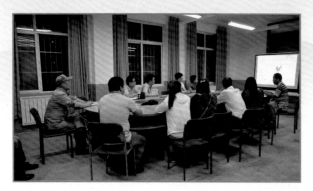

普查队和县卫计局接洽会

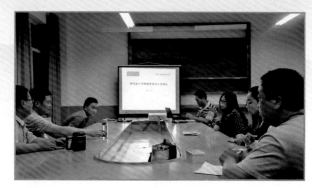

培训普查队员

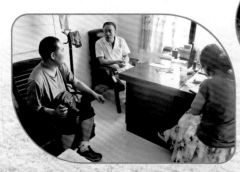

走访县中医院中医马延平

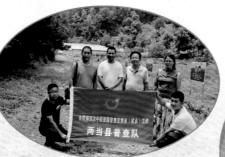

走访中药材栽培示范基地

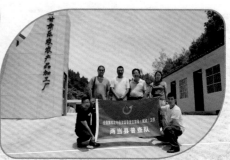

走访中药材企业

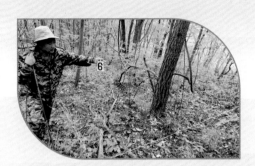

样方调查

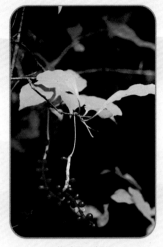

华中五味子
Schisandra sphenanthera Rehd. et Wils.

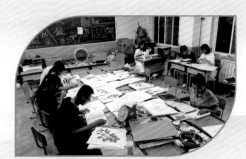

制作标本

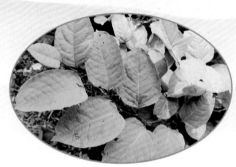

虎杖
Reynoutria japonica Houtt.

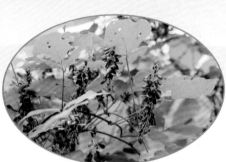

葛
Pueraria lobata（Willd.）Ohwi

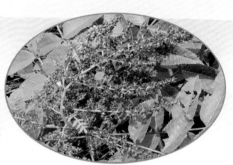

盐肤木
Rhus chinensis Mill.

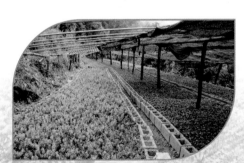

两当红豆杉育苗基地

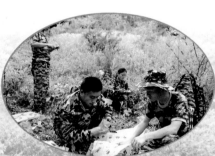

压制标本

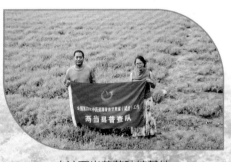

走访两当黄芩种植基地

射 干

［别称］乌扇、乌蒲、夜干、
乌吹、草姜
［功效］解毒利咽、清热化痰、
散热消结
［主治］治喉痹咽痛，咳逆上气，痰涎壅盛，瘰疬结核，疟母，妇女经闭，痈肿疮毒

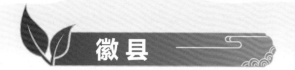

徽县

徽县普查工作2012年启动，由西北师范大学王一峰担任普查队队长。

徽县位于甘肃省东南部，地处秦岭山脉南麓、嘉陵江上游秦巴山地中的徽成盆地，地貌南北为山地，中部为浅山丘陵，整个地形由北向南呈"凹"字形倾斜；属北亚热带湿润气候区向暖温带过渡带，为典型的大陆性季风气候，四季分明，气候宜人。徽县风景秀美，物产丰饶，素有"陇上江南"和"金徽县"之美誉，金徽酒标志荣获"中国驰名商标"，被认定为"国家地理标志保护产品"；获得"国家珍贵树种培育示范县""国家侧柏良种基地"荣誉称号。

境内主要分布的科有唇形科、豆科、菊科、毛茛科、蔷薇科、伞形科等。野生中药材主要有沙棘、乌头、侧柏、细辛、川赤芍、牛膝、远志、地榆、升麻、五味子等；栽培药材主要有金银花。

普查到野生药用植物240种，其中有蕴藏量的120种；调查到中药材企业2家。走访名老中医15人。

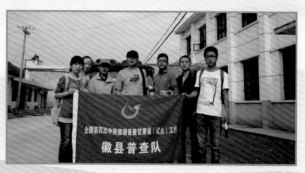

普查工作启动仪式

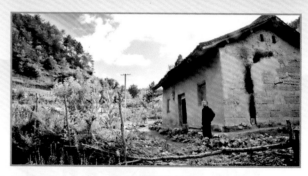

走访药材种植户

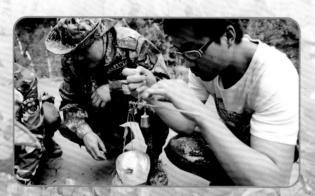

药材称重

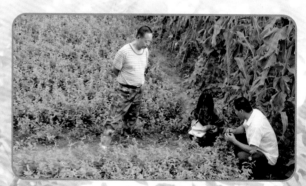

走访徽县金银花种植基地

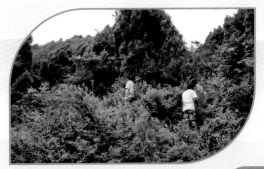

样方调查

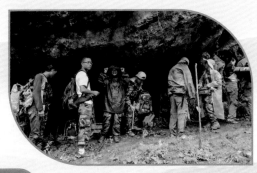

冒雨挺进大三滩样地

徽县红豆杉育苗基地

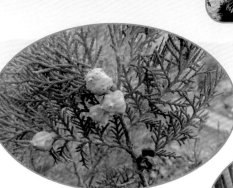

侧柏
Platycladus orientalis（L.）Franco

菖蒲
Acorus calamus L.

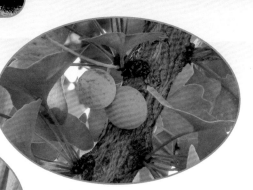

银杏
Ginkgo biloba L.

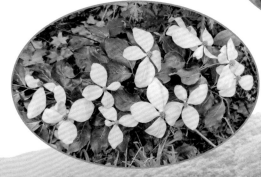

四照花
Dendrobenthamia japonica（DC.）Fang var.
chinensis（Osborn.）Fang

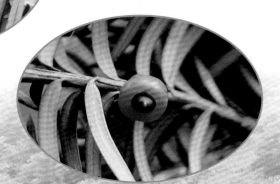

红豆杉
Taxus chinensis（Pilger）Rehd.

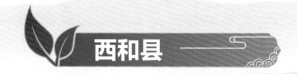

西和县

西和县普查工作2013年启动，由甘肃中医药大学孙少伯担任普查队队长。

西和县位于甘肃省东南部，地处西秦岭南侧、长江流域嘉陵江水系西汉水上游，地势由西北向东南倾斜；属暖温带半湿润性气候，气候湿润，四季分明。西和县自然资源富集，是全省最适宜马铃薯生长的地区之一，也是名副其实的"半夏之乡"。

境内自然植被类型有草原、草甸、灌丛、阔叶林、针叶林等。主要分布的野生中药材有艾、白花前胡、败酱、半夏、北重楼、蝙蝠葛、草芍药、柴胡、垂盆草、刺五加、大戟、大麻、党参、地榆、独角莲、独行菜、杜仲、防风等；栽培药材主要半夏，其他种类均为农户零星种植，未形成规模。

普查到野生药用植物293种，其中有蕴藏量的31种；栽培中药材10种，其中主流栽培1种，中药材栽培面积632.8亩；调查到中药材市场流通品种3个。走访名老中医24人。

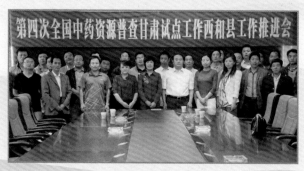

普查工作推进会

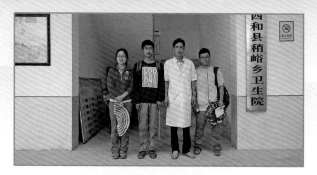

走访稍峪乡卫生院

走访当地名中医

半夏栽培信息调查

样方调查

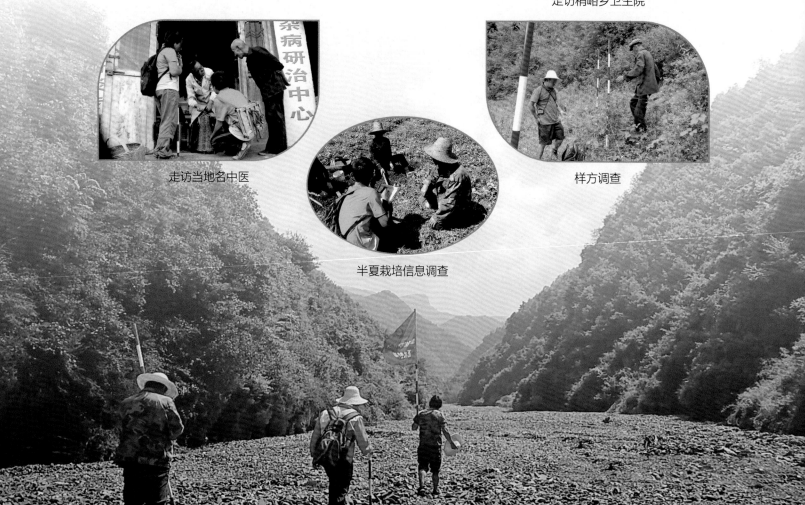

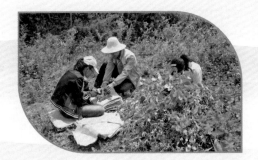

压标本

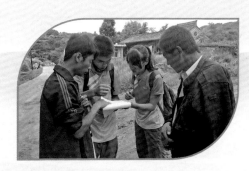

认真记录

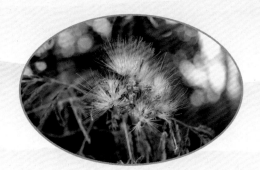

合欢
Albizia julibrissin Durazz.

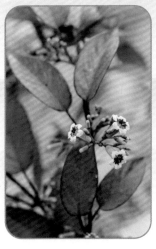

鸡矢藤
Paederia scandens（Lour.）Merr.

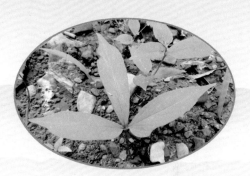

半夏
Pinellia ternata（Thunb.）Breit.

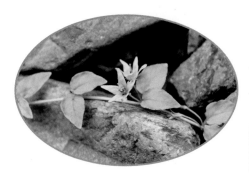

过路黄
Lysimachia christinae Hance

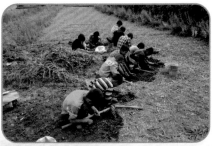

西和半夏种植基地（采挖）

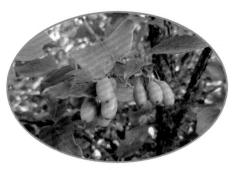

山茱萸
Cornus officinalis Sieb. et Zucc.

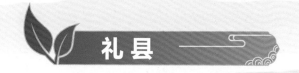

礼县

礼县普查工作2013年启动，由西北师范大学王一峰担任普查队队长。

礼县位于甘肃省东南部，地处中秦岭华力西期及印支期褶皱带，地势处西北向东南倾斜；属温带大陆性季风气候，冬季寒冷干燥，夏季炎热多雨，冬长夏短，春秋适中。礼县的大黄是中药材优良品种，因主产于该县铨水乡又称"铨水大黄""铨黄"；也是秦族、秦文化的发祥地，素有"秦皇故里"之称。

礼县自然植被主要由柳灌、栎灌、杂灌和草本植物组成，具有植物种类贫乏、群落组成简单的明显旱生形态特征。主要分布的野生中药材有大黄、红芪、当归、党参、半夏、柴胡、甘草、商陆、五加、远志、益母草、川赤芍、平车前、独活等；栽培药材主要有前胡、大黄、红芪、当归、党参、半夏、柴胡、甘草等。

普查到野生药用植物230种，其中有蕴藏量的32种；调查到中药材企业1家。走访名老中医15人。

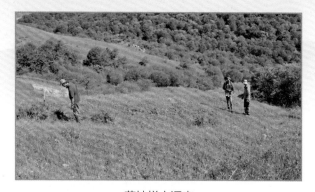

草地样方调查

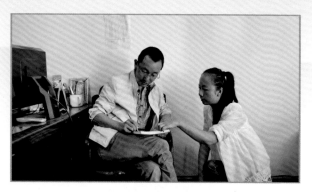

走访大黄种植户

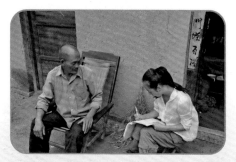

走访湫山乡老中医

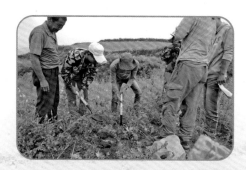

采挖黄芪

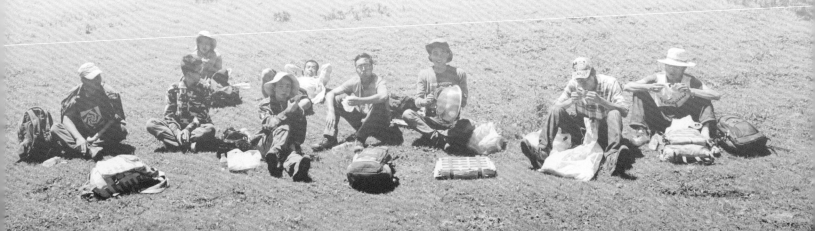

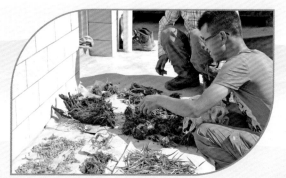

晾晒药材

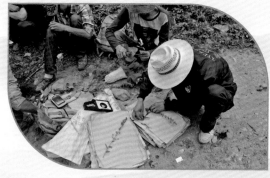

标本压制

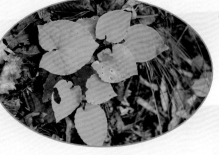

淫羊藿
Epimedium brevicornu Maxim.

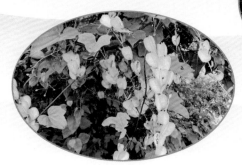

穿龙薯蓣
Dioscorea nipponica Makino

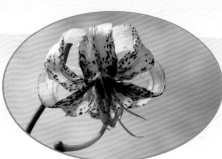

宝兴百合
Lilium duchartrei Franch.

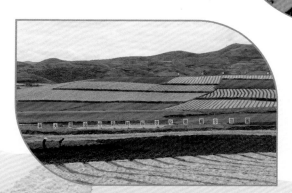

礼县掌叶大黄育苗基地

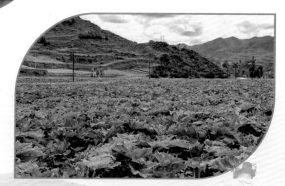

礼县掌叶大黄种植基地

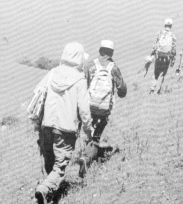

掌叶大黄
Rheum palmatum L.

康县

康县普查工作2015年启动，由西北师范大学陈学林担任普查队队长。

康县位于嘉陵江上游，西汉水之滨，地处西秦岭南侧陇南山中，为昆仑秦岭地槽褶皱地带；属亚热带向暖温带过渡区域，雨量充沛，气候湿润。康县是"中国有机茶之乡""中国核桃之乡""中国黑木耳之乡""中国食用菌之乡"，还是"中国绿色名县""中国最佳生态宜居旅游目的地""中国最美绿色生态旅游名县"。

境内自然植被类型有灌丛、针叶林、阔叶林，主要有豆科、菊科、蔷薇科、百合科、唇形科、伞形科、忍冬科。野生中药材有猴头菌、贯众、刺柏、红豆杉、北马兜铃、何首乌、商陆、川赤芍、三叶木通、厚朴、薤莨等；栽培药材有防风、杜仲、天麻、猪苓、黄芩、柴胡、黄芪、党参、苦参、白及、半夏。

普查到野生药用植物573种；栽培中药材11种；调查到中药材企业5家。走访名老中医10人，收集单（复）方50份。

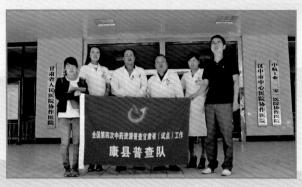

走访县医院

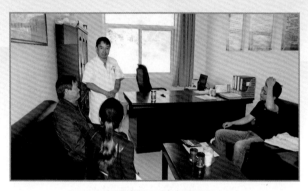

走访岸门口镇老中医

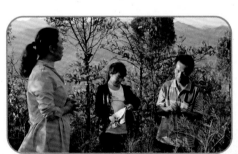

苦参栽培信息调查

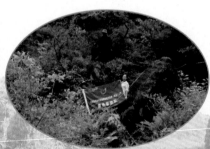

样方调查

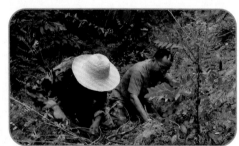

采挖药材

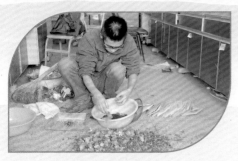

净选曼陀罗种子

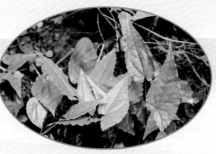

柔毛淫羊藿
Epimedium pubescens Maxim.

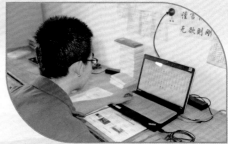

数据库填报

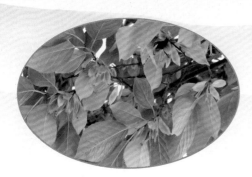

杜仲
Eucommia ulmoides Oliver

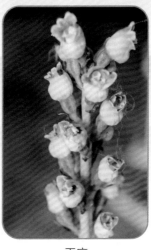

天麻
Gastrodia elata Bl.

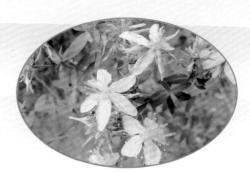

贯叶连翘
Hypericum perforatum L.

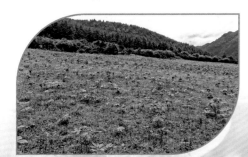

康县桃儿七野生抚育基地

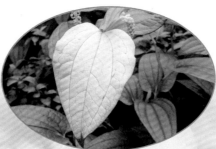

三白草
Saururus chinensis（Lour.）Baill.

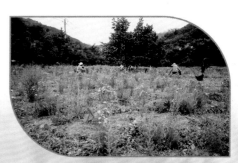

康县贯叶连翘仿野生种植基地

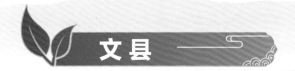

文县

文县普查工作2013年启动，由甘肃农业大学孙学刚担任普查队队长。

文县位于甘肃省最南端，地处秦巴山地，为中高山地和河川谷地地貌，地势西高东低；属亚热带北缘山地气候，夏无酷暑，冬无严寒。文县先后荣获"中国民间文化艺术之乡""中国白马人民俗文化之乡""甘肃省文明县"等称号。

境内植被类型有针阔叶混交林、温带落叶阔叶林、亚热带常绿落叶阔叶混交林和亚热带针叶林。野生中药材主要有猪苓、问荆、贯众、光石韦、石蕨、马尾松、胡桃、尖叶栎、杜仲、大麻等；栽培药材主要是纹党，兼种木香、杜仲、枣皮、天麻等小杂药，天麻和猪苓目前只是零星种植，未形成规模。

普查到野生药用植物1168种，其中有蕴藏量的14种；栽培中药材9种，其中主流栽培1种，中药材栽培面积12.5万亩；调查到中药材市场流通品种20个，企业5家。中药材传统知识16项。发现新记录属9个，新记录种43个。

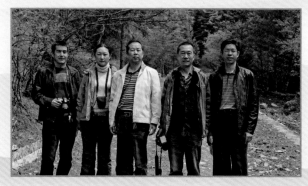

赴铁楼藏族乡邱家坝林区踏查

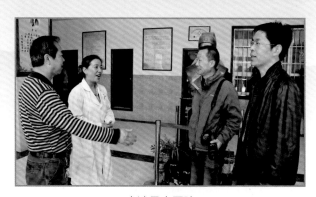

走访县中医院

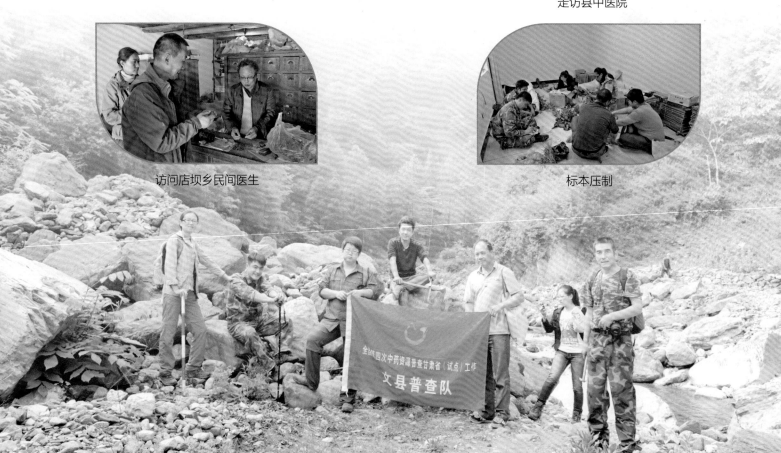

访问店坝乡民间医生

标本压制

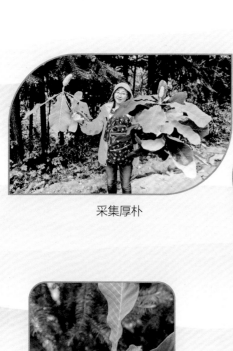

采集厚朴

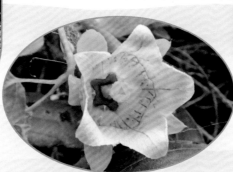

素花党参（纹党）
Codonopsis pilosula（Franch.）Nannf. var.
modesta（Nannf.）L. T. Shen

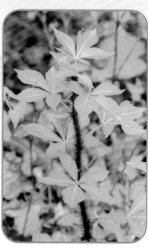

挖射干

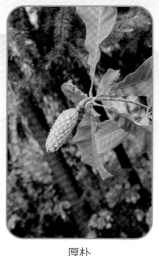

厚朴
Magnolia officinalis Rehd. et Wils.

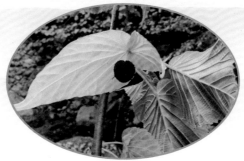

珙桐
Davidia involucrata Baill.

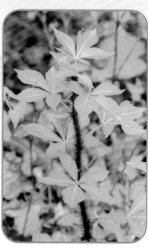

红毛五加
Acanthopanax giraldii Harms

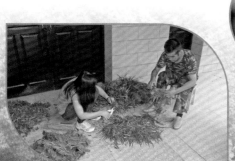

整理药材石菖蒲

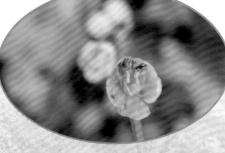

鹿蹄草
Pyrola calliantha H. Andr.

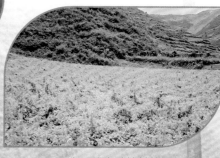

文县纹党种植基地

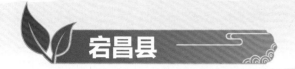

宕昌县

宕昌县普查工作2013年启动，由甘肃农业大学陈垣担任普查队队长。

宕昌县位于甘肃省南部，地处青藏高原边缘和西秦岭、岷山两大山系支脉的交错地带，地势由西北向东南倾斜；属温带大陆性季风气候，温和湿润。宕昌县素有"千年药乡""天然药库"美誉，是甘肃省道地中药材的最佳适生区之一。

宕昌县药用植物植物种类主要以被子植物为主。主要分布的野生中药材有石松、卷柏、问荆、无花果、药用大黄、何首乌、萹蓄、雪灵芝、金莲花、川赤芍、金露梅等；栽培药材主要有当归、党参、黄芪、大黄、红芪、柴胡、板蓝根、黄芩、羌活等。

普查到野生药用植物446种，其中有蕴藏量的59种；栽培中药材15种，其中主流栽培6种，中药材栽培面积39万亩；调查到中药材市场流通品种5个，企业11家。走访名老中医8人，收集单（复）方231份。

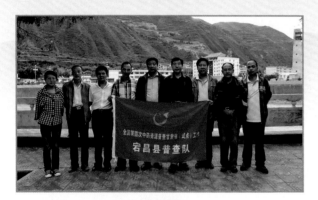

前期踏查

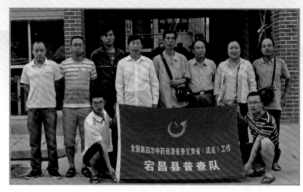

省普查办检查指导

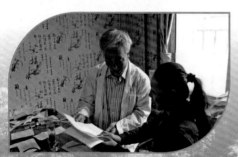

中医药传统知识调查

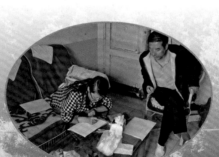

市场走访调查

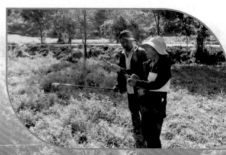

栽培走访调查

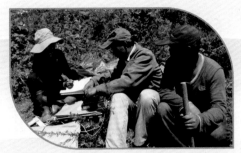

记录药用植物信息

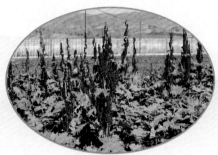

掌叶大黄
Rheum palmatum L.

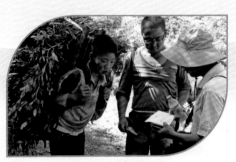

了解药材采收情况

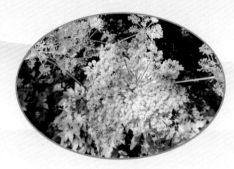

宽叶羌活
Notopterygium forbesii de Boiss.

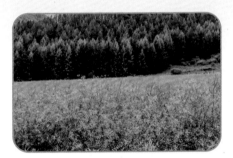

宕昌柴胡种植基地

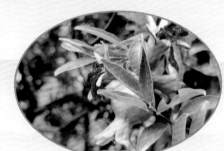

石榴
Punica granatum L.

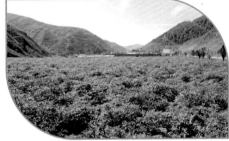

宕昌羌活种植基地

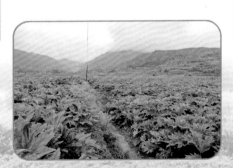

宕昌掌叶大黄种植基地

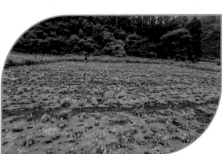

宕昌淫羊藿驯化基地

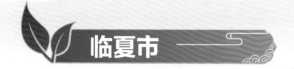

临夏市

临夏市普查工作2018年启动，与东乡县、广河县合并调查，由甘肃中医药大学孙少伯担任普查队队长。

临夏市地处黄河上游，地势西南高、东北低，呈狭长性地形，是典型的河谷地带。地处丝绸之路经济带甘肃黄金段上的重要节点，是西部地区的重要商埠，素有"茶马互市"、西部"旱码头"和"河湟雄镇"之称。

普查区域境内自然植被类型以高原荒漠为主，主要常见的田间杂草有菊科、豆科、蔷薇科、蓼科、毛茛科等。主要分布的中药材有黄芩、远志、柴胡、龙芽草、杠柳、款冬、党参等。

普查到野生药用植物166种，其中有蕴藏量的11种；调查到企业1家。

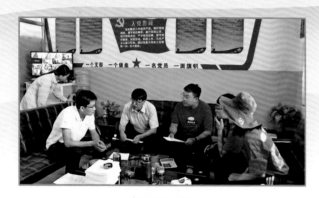

与临夏市接洽

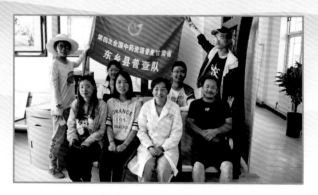

走访关卜乡卫生院

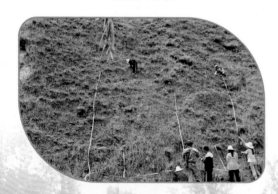

样方调查

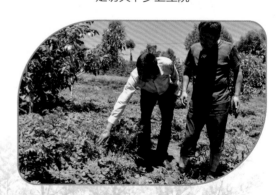

与农技人员探讨当归栽培方法

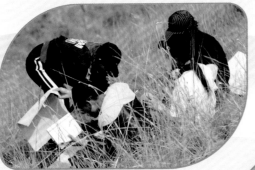

记录标本采集信息

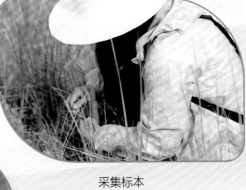

采集标本

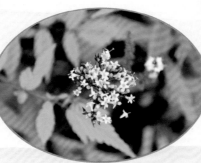

缬草

Valeriana officinalis L.

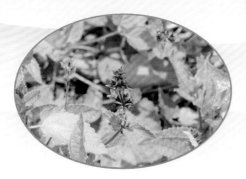

甘露子

Stachys sieboldii Miq.

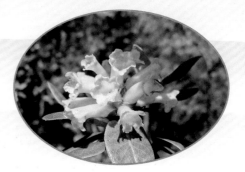

烈香杜鹃

Rhododendron anthopogonoides Maxim.

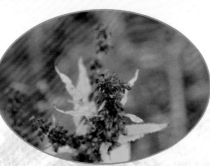

齿果蓼

Rumex dentatus L.

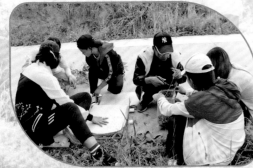

压制标本

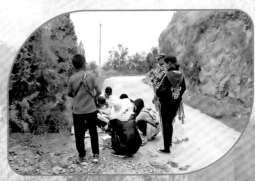

工作中小憩

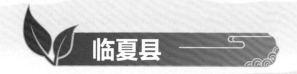

临夏县

临夏县普查工作2015年启动，由甘肃中医药大学马毅担任普查队队长。

临夏县位于黄河上游，地处黄土高原与青藏高原的过渡地带，境内多山沟，兼有塬、川；属温带半湿润和高寒湿润区的过渡地带。临夏县是古丝绸之路南道要冲和唐蕃古道、茶马互市的重要驿站，境内世界非物质文化遗产"花儿"独具特色。

境内自然植被类型以草甸、草原、灌丛和阔叶林为主，主要有百合科、唇形科、豆科、蓼科、菊科、毛茛科、蔷薇科、伞形科等。野生中药材有祖师麻、乌头、芍药、细辛、龙芽草、景天三七、瞿麦、甘肃贝母等；栽培药材有当归、火麻仁、党参、花椒、牡丹皮、赤芍、射干等，其中当归、桃仁、花椒稍具规模，其余均为零星种植。

普查到野生药用植物332种，其中有蕴藏量的13种；栽培中药材10种，其中主流栽培4种，中药材栽培面积4059亩；调查到中药材市场流通品种28个。收集单（复）方18份。

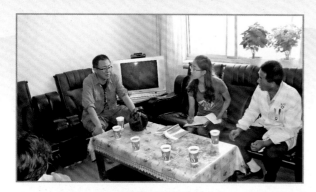

走访营滩乡卫生院

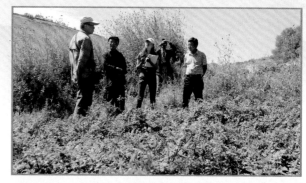

栽培调查

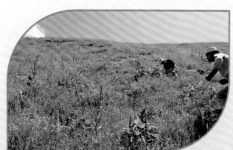

样方调查

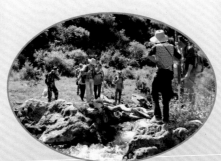

过独木桥去样地

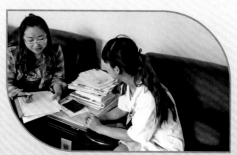

传统知识调查

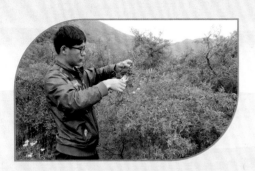

采集中国沙棘

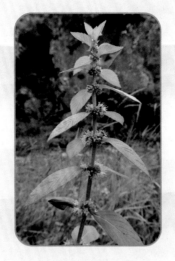

薄荷
Mentha haplocalyx Briq.

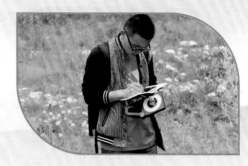

记录样方信息

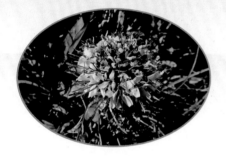

空桶参
Soroseris erysimoides（Hand.-Mazz.）Shih

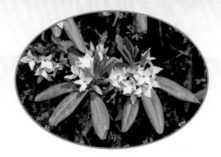

凹叶瑞香
Daphne retusa Hemsl.

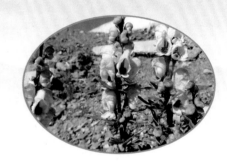

高乌头
Aconitum sinomontanum Nakai

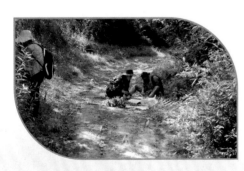

压制标本

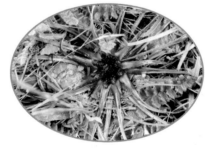

星状雪兔子
Saussurea stella Maxim.

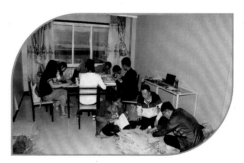

内业整理

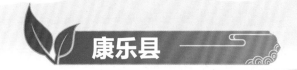

康乐县

康乐县普查工作2012年启动，由西北师范大学孙坤担任普查队队长。

康乐县位于甘肃省中南部，地处黄土高原向青藏高原过渡的农牧交会地带，境内河谷纵横，群峰迭翠，地势平缓，属温带季风气候。康乐是丝绸之路、唐蕃古道之要冲，各民族"茶马互市"的活跃区，素有"胭脂三川米粮川"之美称。

康乐县药用植物种类丰富，绝大多数为被子植物中的双子叶植物，少数为被子植物中的单子叶植物、真菌类植物、蕨类植物和裸子植物。主要分布的野生中药材有马勃、掌叶大黄、升麻、淫羊藿、独行菜、远志、膜荚黄芪、中国沙棘等；栽培药材主要有黄芪、当归、柴胡、党参、牛蒡等。

普查到野生药用植物257种，其中有蕴藏量的48种；栽培中药材12种，其中主流栽培4种，中药材栽培面积4.5万亩；调查到中药材市场流通品种7个，企业1家。走访名老中医5人，收集单（复）方1份。

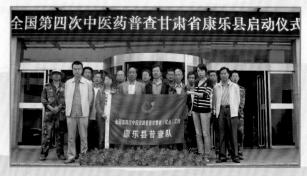

康乐县普查工作启动会

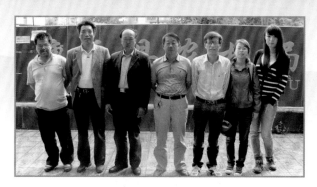

走访县农林牧局

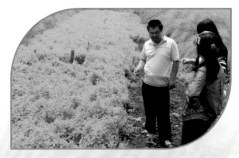

走访康乐党参种植基地

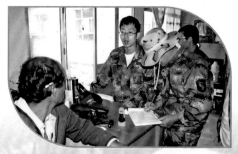

向当地药农了解药材信息

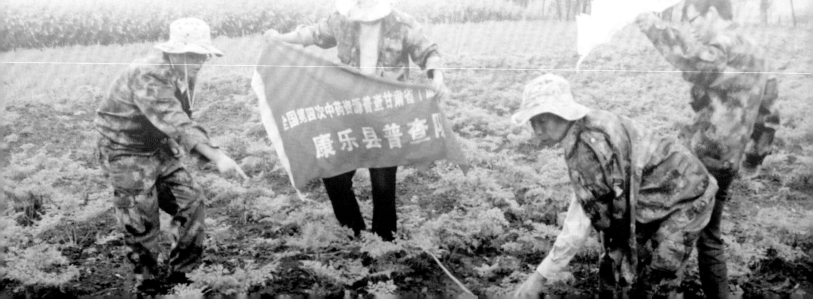

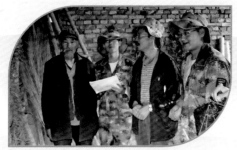

走访药材收购农户

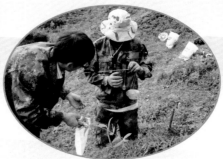

药材称重

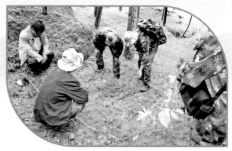

样方调查

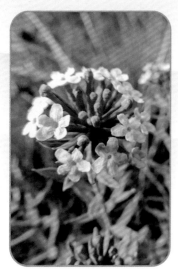

狼毒
Euphorbia fischeriana Steud.

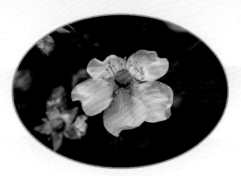

银露梅
Potentilla glabra Lodd.

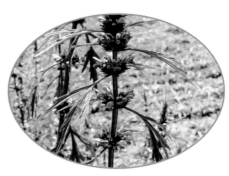

益母草
Leonurus artemisia（Laur.）S. Y. Hu

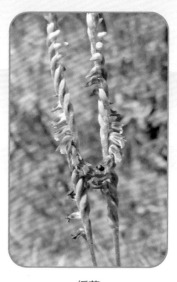

绶草
Spiranthes sinensis（Pers.）Ames

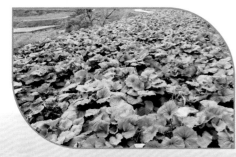

康乐款冬种植基地

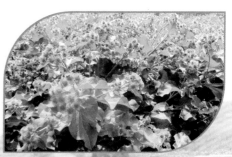

康乐牛蒡种植基地

广河县

广河县普查工作2018年启动，与临夏市、东乡县合并调查，由甘肃中医药大学孙少伯担任普查队队长。

广河县地处黄土高原丘陵沟壑地带，是我国新石器时代与夏商过渡期典型文化——齐家文化的发祥地，有马家窑文化遗址和丰富的古动物化石遗迹，有"齐家文化摇篮"之美称，有全国唯一一座以齐家文化命名的博物馆，陈列有中华第一镜、玉琮等各类文物3600多件。

普查区域境内自然植被类型以高原荒漠为主，主要常见的田间杂草有菊科、豆科、蓼科、毛茛科等。主要分布的中药材有黄芩、龙芽草、杠柳、款冬、党参等；栽培药材主要有金银花，截至2020年，全县栽培面积达到2万亩，产值达1亿元人民币。

普查到野生药用植物125种，其中有蕴藏量的15种；栽培中药材1种，其中主流栽培1种，中药材栽培面积1万亩；调查到企业1家。

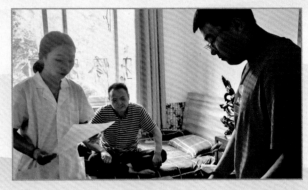

传统知识调查

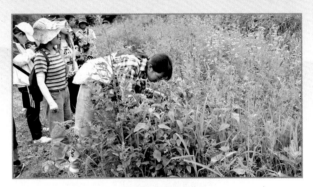

走访药材种植地

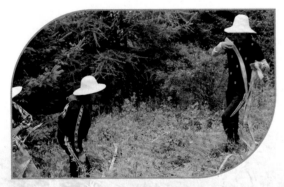

样方调查

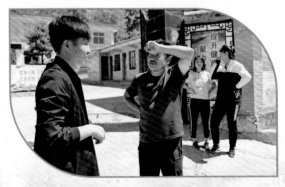

走访卫生院喜遇校友

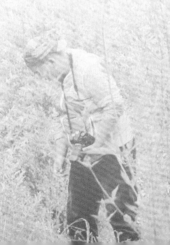

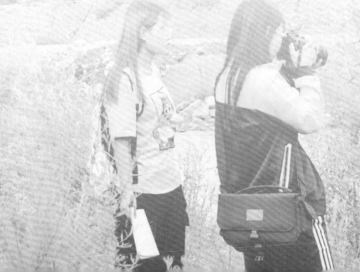

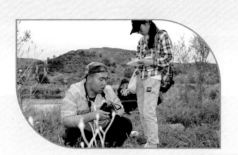

记录标本信息

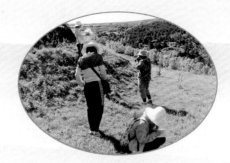

数量统计

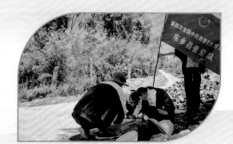

压制腊叶标本

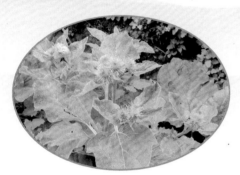

牛蒡
Arctium lappa L.

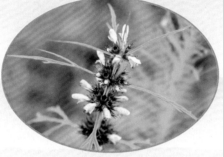

细叶益母草
Leonurus sibiricus L.

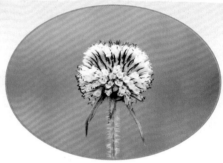

川续断
Dipsacus asperoides C. Y. Cheng et T. M. Ai

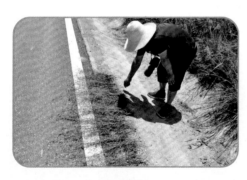

晾晒药材

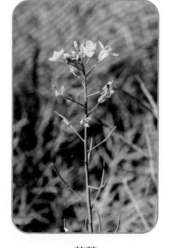

芸苔
Brassica campestris L.

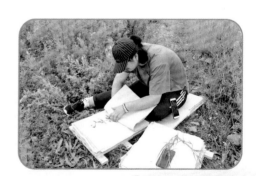

压制标本

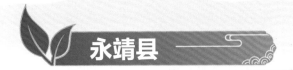

永靖县

永靖县普查工作2017年启动，由甘肃中医药大学马毅担任普查队队长。

永靖县位于黄河上游，地处青藏高原和黄土高原过渡地带，有河谷阶地、黄土丘陵和石质山地；属温带半干旱偏旱气候。境内有世界上目前发现的最大恐龙足印化石；刘家峡水电站是新中国水电事业的摇篮、西北重要的水电能源基地。

境内自然植被主要为干草原植被，主要有菊科、豆科、蔷薇科、唇形科、蓼科、毛茛科、百合科等。野生中药材有银粉背蕨、麻黄、大麻、萹蓄、酸模叶蓼、马齿苋、兴安石竹、细叶石头花、地肤、高乌头、芍药、紫斑牡丹等；栽培药材主要有黄芪、川贝母、当归、羌活、党参等，百合为大面积种植，其余均为零星种植。

普查到野生药用植物305种，其中有蕴藏量的14种；栽培中药材7种，其中主流栽培2种，中药材栽培面积580亩。走访名老中医6人，收集单（复）方10份。发现疑似新记录种2个。

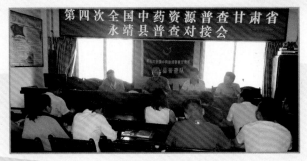

普查工作对接会

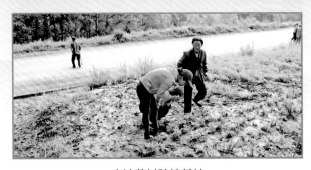

走访药材种植基地

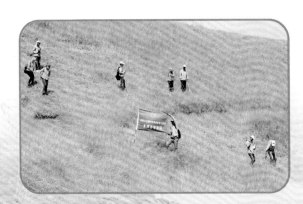

样方调查

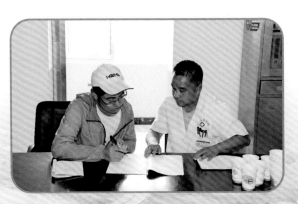

走访岘塬镇中医

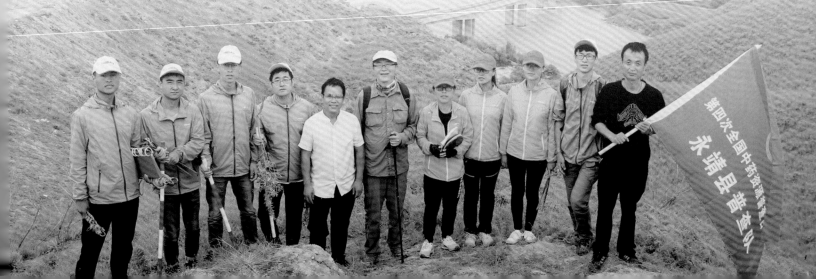

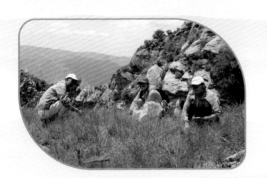

采集麻黄果实

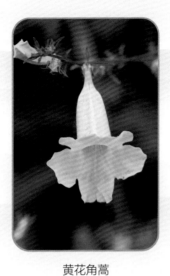

黄花角蒿
Incarvillea sinensis Lam. var.
przewalskii（Batalin）C. Y. Wu et W. C. Yin

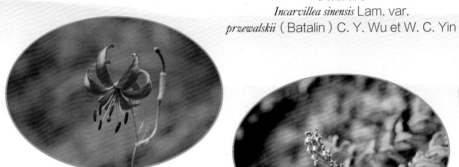

记录样方信息

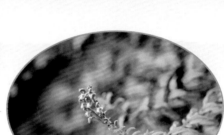

山丹
Lilium pumilum DC.

甘肃黄芩
Scutellaria rehderiana Diels

夏枯草
Prunella vulgaris L.

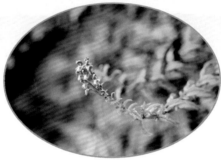

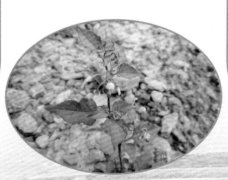

翻山越岭去样地

龙葵
Solanum nigrum L.

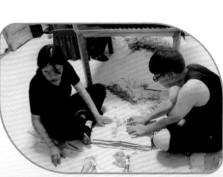

内业整理

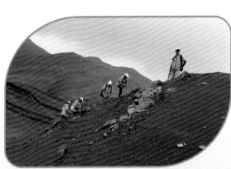

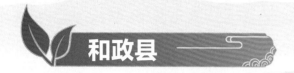

和政县

和政县普查工作2012年启动，由兰州大学冯虎元担任普查队队长。

和政县位于临夏回族自治州南部，地势南高北低；属北温带大陆性气候，春季多雨雪，夏季短而少高温，并多暴雨和冰雹，秋季降温快而又多连阴雨，冬季长而干燥。和政县古动物化石富集，因此被誉为"东方瑰宝、高原史书""古动物化石之乡"。

境内植被丰富，具有南北差异大、植物种类多、药用植物广的特点。境内主要分布的野生中药材有桃儿七、党参、一把伞南星、淫羊藿、蒲公英等；栽培药材主要有款冬花、当归、防风、柴胡、丹参、黄芪、大黄等。

普查到野生药用植物188种，其中有蕴藏量的42种；栽培中药材7种，其中主流栽培3种，中药材栽培面积4500余亩。调查到中药材市场流通品种10个，企业3家。走访名老中医20人，收集单（复）方10份。

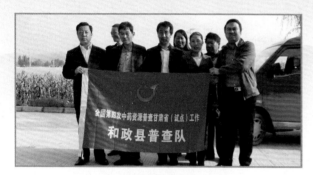

与县上对接

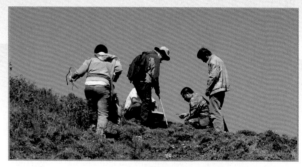

发现贝母

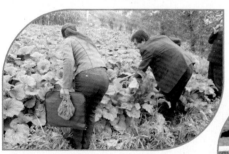

款冬花栽培调查

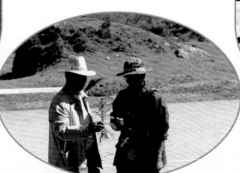

咨询药材分布情况

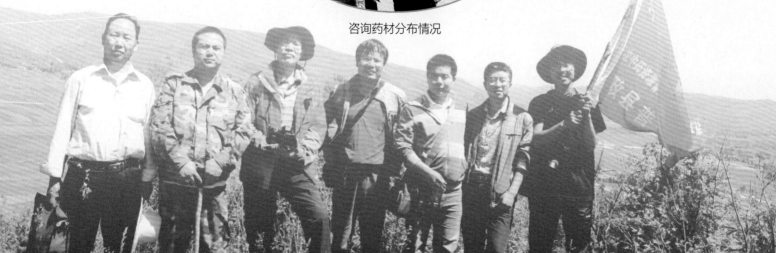

走访民间中医王锟

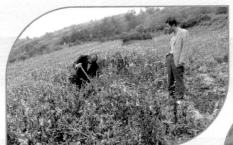

走访和政丹参种植基地

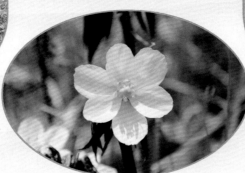

桃儿七
Sinopodophyllum hexandrum（Royle）Ying

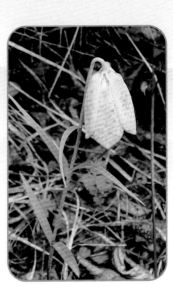

前往样地

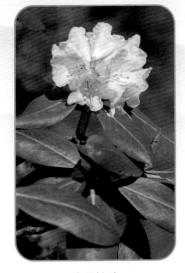

陇蜀杜鹃
Rhododendron przewalskii Maximowicz

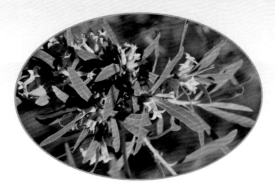

黄瑞香
Daphne giraldii Nitsche

甘肃贝母
Fritillaria przewalskii Maxim. ex Batal.

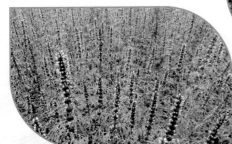

和政益母草种植基地

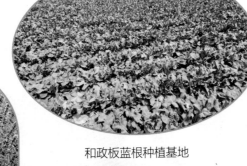

和政板蓝根种植基地

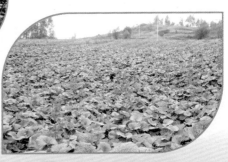

和政款冬种植基地

东乡族自治县

东乡县普查工作2018年启动，与临夏市、广河县合并调查，由甘肃中医药大学孙少伯担任普查队队长。

东乡族自治县地形中间高、四周低，属温带大陆性气候、温带半干旱气候区；黄河、洮河、大夏河环县奔流，水利水电能源富集。有丰富的马家窑、齐家、辛店、下王家等新石器时代彩陶文化遗存；林家遗址出土的铜刀是我国迄今为止发现最早的铜铸器物，被誉为"中华第一刀"。

普查区域境内自然植被类型以高原荒漠为主，主要常见的田间杂草有菊科、豆科、蓼科等。主要分布的中药材有远志、龙芽草、杠柳、党参等。

普查到野生药用植物150种，其中有蕴藏量的40种；栽培中药材1种，其中主流栽培1种，中药材栽培面积1万亩。

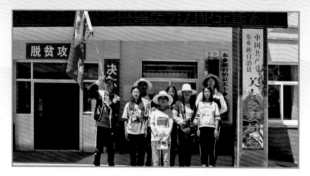

深入乡镇调查中药材种植情况

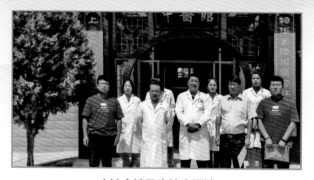

走访乡镇卫生院中医馆

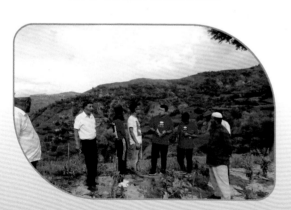

刚起步的金银花种植

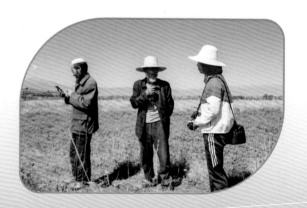

与当地药农探讨当归栽培方法

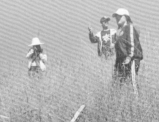

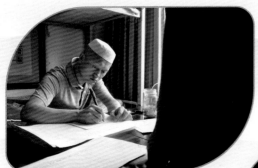

认真的东乡族医生

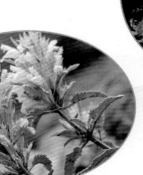

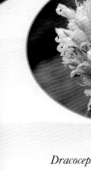

白花枝子花
Dracocephalum heterophyllum Benth.

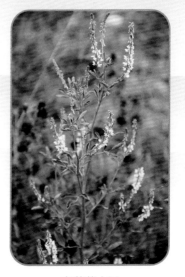

调查当归栽培信息

香蒲
Typha orientalis Presl

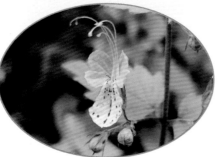

三花莸
Caryopteris terniflora Maxim.

白花草木犀
Melilotus albus Medic. ex Desr.

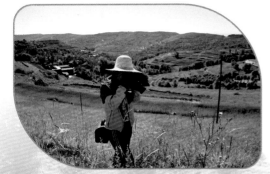

全神贯注拍摄

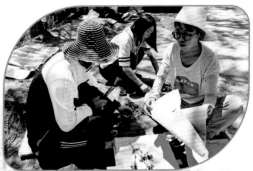

压制标本

积石山保安族东乡族撒拉族自治县

积石山县普查工作2013年启动，由甘肃中医药大学杨韬担任普查队队长。

积石山县位于甘肃省西南部，地处青藏高原和黄土高原镶嵌地带，地势由西南向东北倾斜，西南高、东北低；属典型的大陆性季风气候区，冬春季干燥，夏秋季湿润，干湿季节分明、四季分明。积石山县是全国唯一的保安族聚居地。

积石山县野生药用植物资源区域主要有4个，分别为草甸、常绿灌丛、落叶灌丛、落叶阔叶林。主要分布的野生中药材有玉竹、七叶一枝花、单子麻黄、杜松、柴胡、百里香、薄雪火绒草、甘青铁线莲、委陵菜、甘青乌头、升麻、甘西鼠尾草、铁棒锤、金露梅等；在实际普查工作中发现，积石山县无较大面积中药材种植，极个别零散套种药材品种不具统计意义。

普查到野生药用植物152种，其中有蕴藏量的52种；企业3家。走访名老中医8人，收集单（复）方16份。

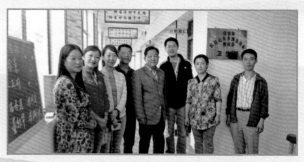

与县卫生局对接

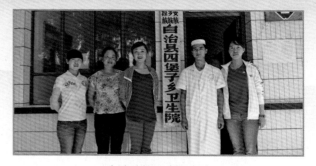

走访四堡子乡卫生院

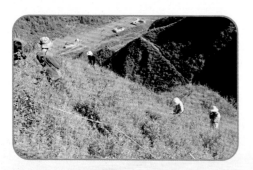

样方调查

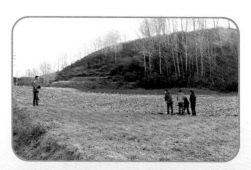

走访积石山款冬种植基地

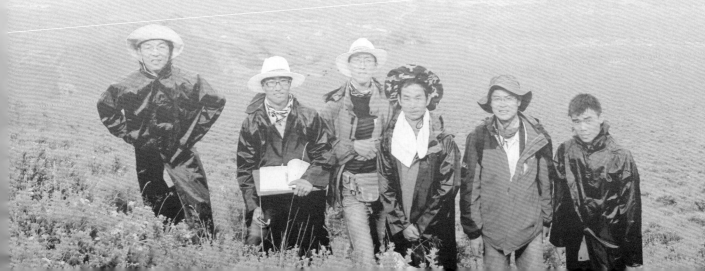

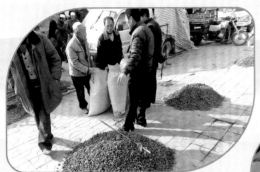

走访药材交易市场

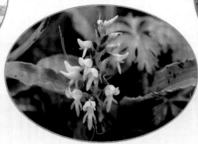

二叶兜被兰
Neottianthe cucullata（L.）Schltr.

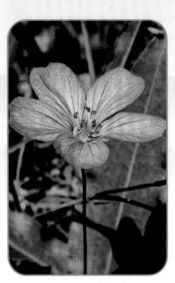

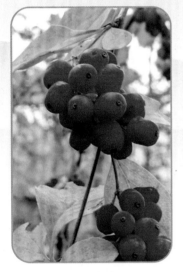

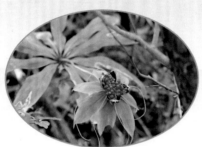

七叶一枝花
Paris polyphylla Sm.

收集种质

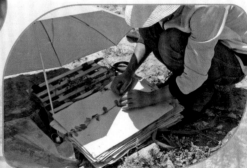

甘肃小檗
Berberis kansuensis Schneid.

甘青老鹳草
Geranium pylzowianum Maxim.

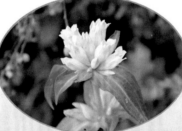

黄管秦艽
Gentiana officinalis H. Smith

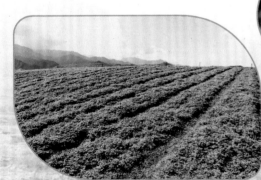

积石山当归育苗基地

压制标本

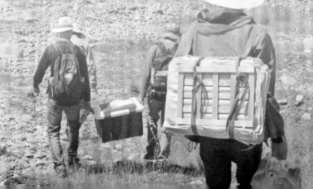

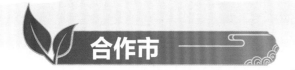

合作市

合作市普查工作2013年启动，由西北师范大学孙坤担任普查队队长。

合作市位于甘南藏族自治州北部，地处青藏高原的东北边缘；属高原大陆性季风气候，冷季长，暖季短，寒冷湿润。合作市是以牧业为主的高原城市，也是甘南州农畜产品集散中心，被中国乳制品工业协会命名为"中国牦牛乳都"。

合作市药用植物中被子植物中的双子叶植物占绝大多数，而被子植物中的单子叶植物、真菌类植物等所占的比例较小。主要分布的野生中药材有火绒草、瞿麦、线叶龙胆、秦艽、黑柴胡、黄蔷薇、狼毒、尖头叶藜、香薷等；栽培药材主要有翼首草、掌叶大黄和麻花艽，在合作市的7个乡镇仅在卡加曼乡有不同程度的种植。

普查到野生药用植物225种，其中有蕴藏量的25种；栽培中药材中主流栽培3种，中药材栽培面积2300亩。调查到中药材市场流通品种5个，企业1家。走访名老中医5人，收集单（复）方1份。

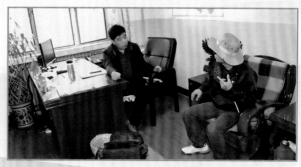

与合作市接洽普查事宜

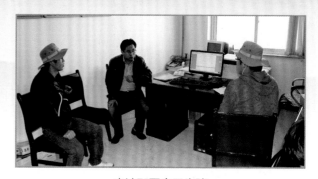

走访那吾乡卫生院

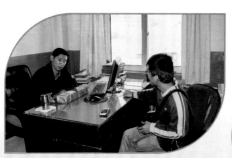

走访甘南藏医研究院的医师桑老

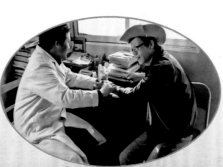

著名藏医为普查队员把脉

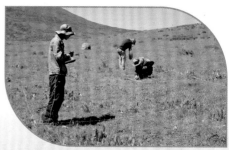

样方调查

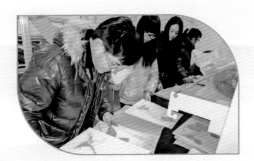

标本分科、分装

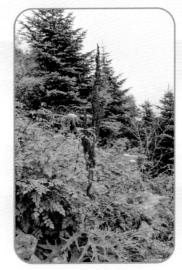

鸡爪大黄
Rheum tanguticum Maxim. ex Regel

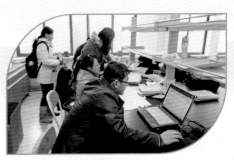

数据上传入库

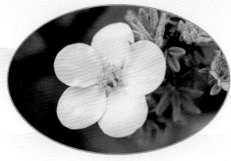

金露梅
Potentilla fruticosa L.

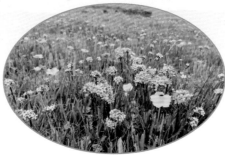

合作甘松野生居群

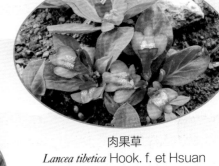

肉果草
Lancea tibetica Hook. f. et Hsuan

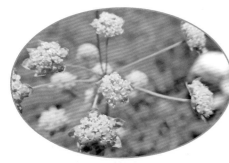

黑柴胡
Bupleurum smithii Wolff

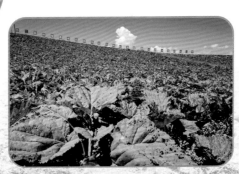

合作大黄种植基地

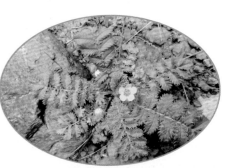

蕨麻
Potentilla anserina L.

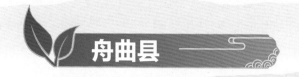

舟曲县

舟曲县普查工作2012年启动,由甘肃农业大学孙学刚担任普查队队长。

舟曲县位于甘肃南部,地处陇南山区,为秦岭山脉的西延部分,地势西北高,东南低;属温带季风气候,冬无严寒,夏无酷暑。舟曲县被国家楹联学会授予"中国楹联文化县",成为全国涉藏县第一个、少数民族地区第二个、西北五省第一个国家级楹联文化县。

舟曲县有草甸草场、灌丛草甸草场、林缘草原草场三大类型草场。主要分布野生中药材有松萝、猪苓、卷柏、石韦、银杏、麻黄、泽泻、天南星、天门冬、甘肃贝母等;栽培药材主要有板蓝根、柴胡、黄芩、半夏、牛蒡等,其中牛蒡、党参、当归、唐古特大黄规模较大,其余均为零星种植。

普查到野生药用植物418种,其中有蕴藏量的38种;栽培中药材10种,其中主流栽培6种,中药材栽培面积600余亩。调查到中药材市场流通品种6个。收集到舟曲县主要栽培药材纹党的传统知识1项。

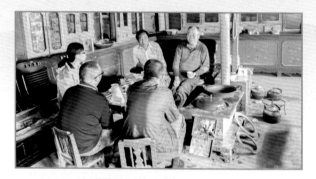

走访茶岗村药材采收和用药情况

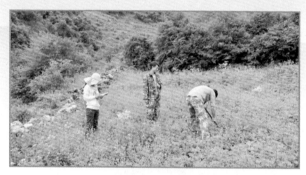

舟曲红柴胡种植地

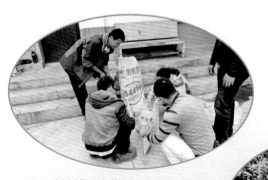

走访博峪乡药材采集和收购市场

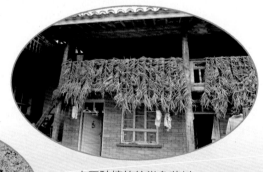

人工种植的纹党参药材

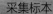

采集标本

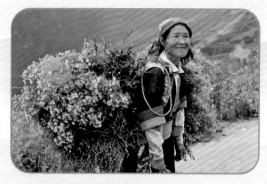

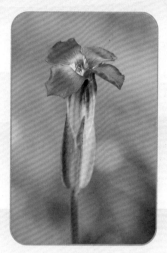

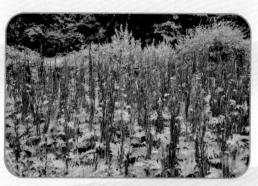

收获的喜悦（舟曲县藏族采药女采集贯叶连翘时的表情，孙学刚拍摄，全国中药资源普查试点工作交流大会优秀作品评选获摄影作品二等奖）

舟曲鸡爪大黄种植基地

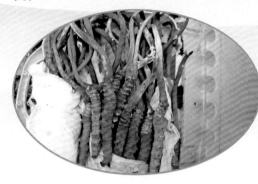

湿生扁蕾
Gentianopsis paludosa（Hook. f.）Ma

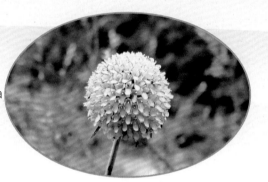

冬虫夏草
Cordyceps sinensis（Berk.）Sacc.

川续断
Dipsacus asper Wallich ex Candolle

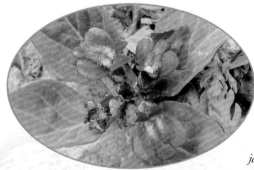

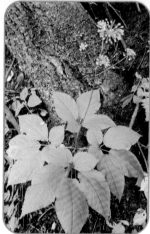

大叶三七
Panax pseudoginseng Wall. var. *japonicus*（C. A. Mey.）Hoo et Tseng

肉果草
Lancea tibetica Hook. f. et Hsuan

猪苓
Polyporus umbellaru（Pers.）Fr.

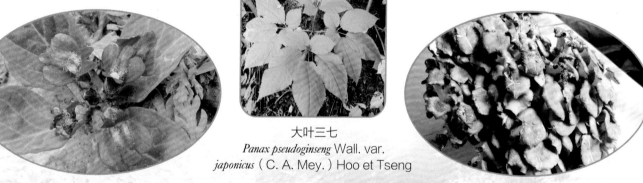

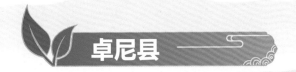

卓尼县

卓尼县普查工作2015年启动，由甘肃中医药大学杨韬担任普查队队长。

卓尼县位于青藏高原东部，地处青藏高原向黄土高原的过渡带；境内以高原丘陵为主，大部分为中低山地形；属高原性大陆气候。境内有土司历史、藏传佛教、洮砚产业、民俗、生态文明等五大地域特色文化，素有"藏王故里·秘境卓尼"的美誉。

境内自然植被有高山灌丛、常绿针叶林、落叶阔叶林、草甸、草原，主要有杜鹃花科、蔷薇科、菊科、伞形科、毛茛科、豆科、蓼科等。野生中药材有柴胡、党参、大黄、川贝、狼毒、铁棒锤、赤芍、萹蓄等；栽培药材有柴胡、当归、黄芪、大黄、党参等，柴胡稍具规模，其余均为零星种植。

普查到野生药用植物512种，其中有蕴藏量的150余种；栽培中药材25种，其中主流栽培6种，中药材栽培面积11 000余亩。调查到中药材市场流通品种36个，企业9家。走访名老中医6人，收集单（复）方13份。

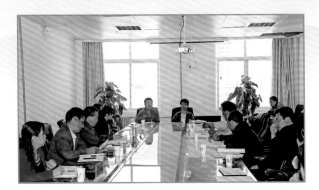

和县上对接普查工作

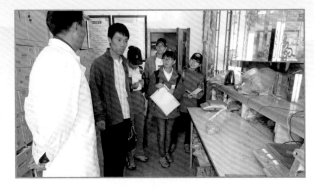

走访县中医院

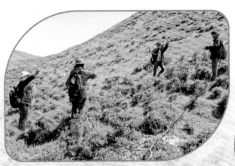

样方调查

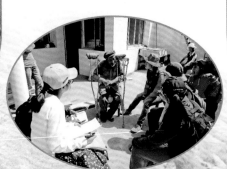

走访木耳镇村医

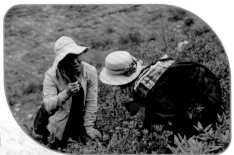

向药农询问药材分布情况

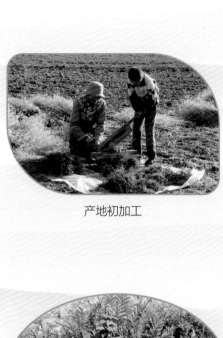

产地初加工

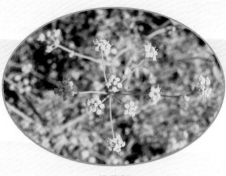

北柴胡
Bupleurum chinense DC.

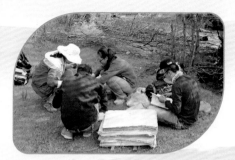

压制标本

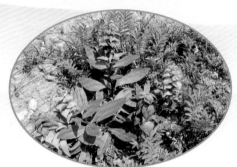

白苞筋骨草
Ajuga lupulina Maxim.

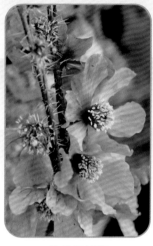

总状绿绒蒿
Meconopsis racemosa Maxim.

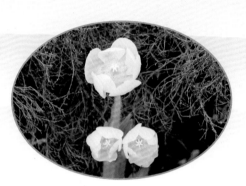

全缘叶绿绒蒿
Meconopsis integrifolia（Maxim.）Franch.

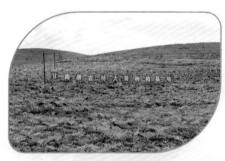

卓尼鸡爪大黄种植基地
（甘南百草生物科技开发有限公司）

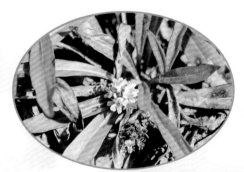

短筒兔耳草
Lagotis brevituba Maxim.

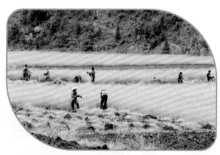

卓尼柴胡种植基地

临潭县

临潭县普查工作2015年启动，由甘肃中医药大学崔治家担任普查队队长。

临潭县地处青藏高原东北边缘，是农区与牧区的结合部，境内多为低山深谷，沟壑纵横；大部分气候属高寒干旱区，寒冷、阴湿。临潭是茶马交易的重要通道；境内有国家AAAA级风景区冶力关、黄涧子国家级森林公园、莲花山国家级自然保护区。

境内自然植被类型有草甸草原、阔叶林、灌丛、针叶林，主要有唇形科、豆科、菊科、蓼科、龙胆科、毛茛科、玄参科等。野生中药材有祖师麻、狼毒、乌头、升麻、萹蓄、三颗针、珠芽蓼、桃儿七、瞿麦、柴胡等；栽培药材有当归、党参、黄芪、柴胡、黄芩、马棘、大黄等。

普查到野生药用植物375种，栽培药用品种9种。走访中医药企业、合作社10家。发表学术论文5篇，授权实用新型专利4项。采访民间中医6名，收集验方6个；制定了临潭县中药材发展区划和发展规划。

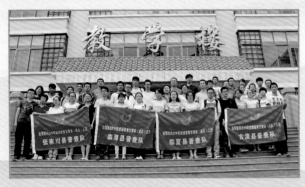

联合培训普查队员

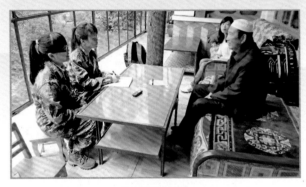

传统知识调查

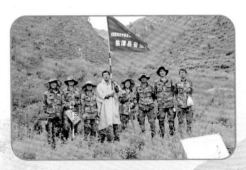

卓沙乡新庄村样方调查

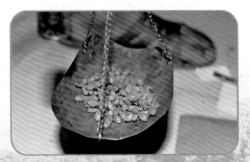

药材称重

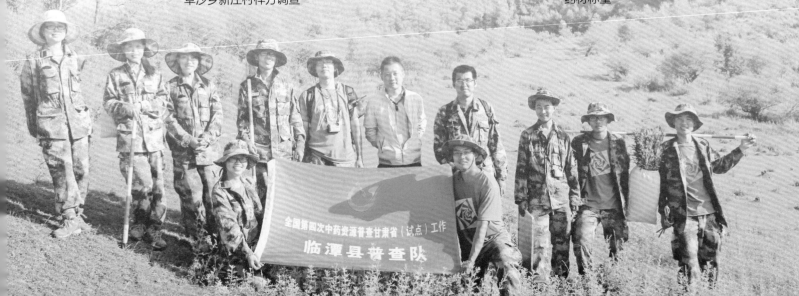

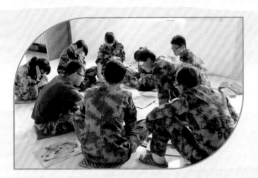

标本制作

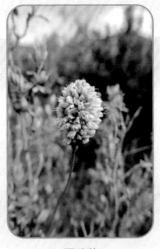

圆穗蓼
Polygonum macrophyllum D. Don

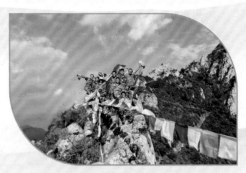

胜利登顶

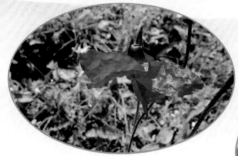

红花绿绒蒿
Meconopsis punicea Maxim.

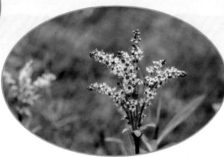

窄叶鲜卑花
Sibiraea angustata（Rehd.）Hand.-Mazz.

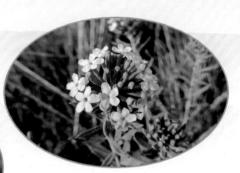

狼毒
Stellera chamaejasme Linn.

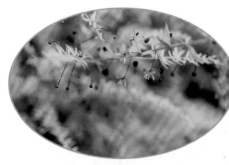

羊齿天门冬
Asparagus filicinus D. Don

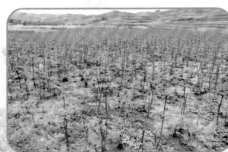

临潭药材种植基地

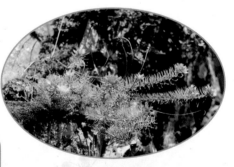

小丛红景天
Rhodiola dumulosa（Franch.）S. H. Fu

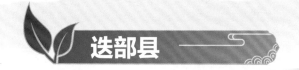

迭部县

迭部县普查工作2015年启动，由甘肃农业大学孙学刚担任普查队队长。

迭部县位于青藏高原东部边缘甘川交界处，地处南秦岭西延岷、迭山系之间白龙江中游高山峡谷之中；全境山高谷深，沟壑纵横，地形崎岖；处于大陆气候与海洋性气候的过渡带。迭部是迄今为止甘川地区保存最好的原始森林区；腊子口战役纪念地是举世闻名的革命遗址。

境内自然植被类型有寒温性针叶林、温性针阔混交林、高山草原等，主要有松科、毛茛科、豆科、龙胆科、忍冬科、菊科等。野生中药材有淫羊藿、羌活、川赤芍、升麻、蕨麻、唐古特大黄、红花绿绒蒿等；栽培药材有当归、柴胡、党参、掌叶大黄、宽叶羌活、川赤芍等，仅当归和黄芪稍具规模。

普查到野生药用植物961种，其中有蕴藏量的16种；栽培中药材13种，其中主流栽培2种，中药材栽培面积11 140亩。调查到中药材市场流通品种7个。新记录种33个。

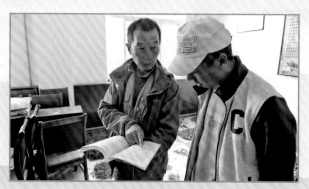

与迭部县卫生局商榷普查工作

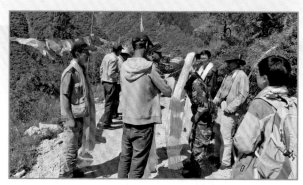

普查队进驻措美峰野外营地

样方调查

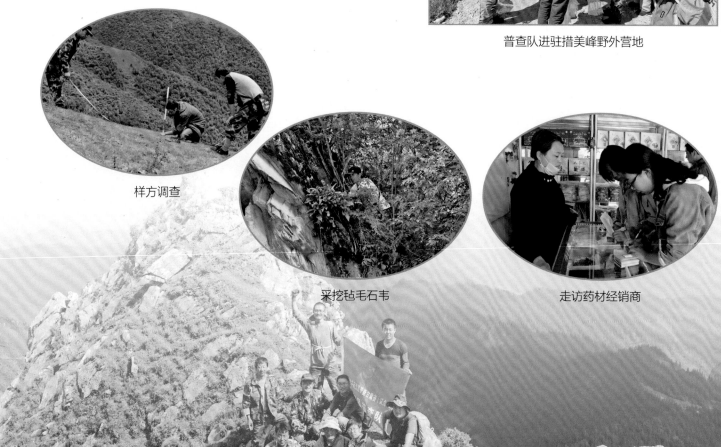

采挖毡毛石韦

走访药材经销商

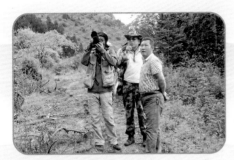

踏查调查路线

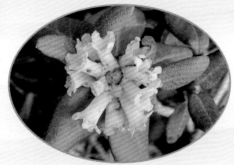

烈香杜鹃
Rhododendron anthopogonoides Maxim.

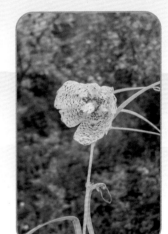

整理药材样品

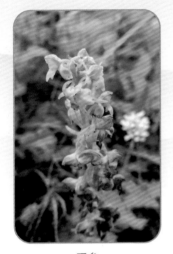

手参
Gymnadenia conopsea（L.）R. Br.

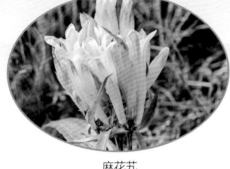

麻花艽
Gentiana straminea Maxim.

川贝母
Fritillaria cirrhosa D. Don

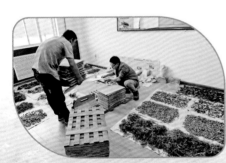

压制标本

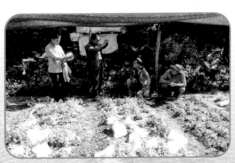

迭部淫羊藿种植基地

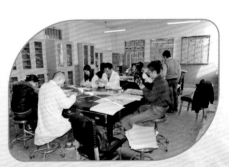

制作标本

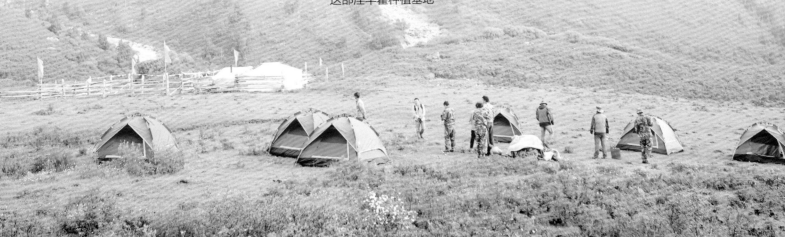

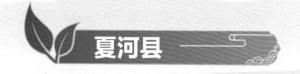

夏河县

夏河县普查工作2013年启动，由甘肃农业大学孙学刚担任普查队队长。

夏河县位于甘肃省西南部，甘南藏族自治州西北部，地处青藏高原东北部边缘，地势由西北向东南倾斜；属寒冷湿润类型，高原大陆性气候特点比较明显。拉卜楞寺被誉为"中国拉卜楞·世界藏学府"；2019年夏河丹尼索瓦人遗址被评为世界十大考古发现之一。

境内自然植被类型主要有高寒草甸草原、暖温带针阔叶混交林、温带落叶阔叶林、亚高山阔叶灌丛和亚高山针叶林。主要分布的野生中药材有萹蓄、瞿麦、露蕊乌头、赤芍、葶苈子、薤莫、蓝布正、狼毒、柴胡、唐古特青兰、甘松、党参、一把伞南星等。当地藏族居民主要以放牧为主，主要种植的是粮食作物、油料和饲料作物，而药材方面没有种植。

普查到野生药用植物541种，其中有蕴藏量的45种。获得中药材传统知识45项。新记录种2个。

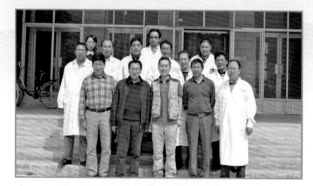

走访县藏医医院

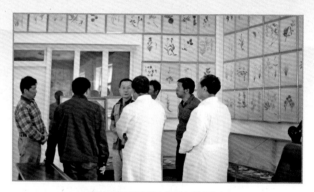

参观藏医院药材标本陈列室

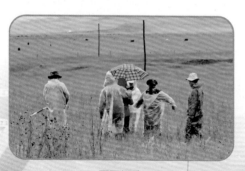

冒雨调查

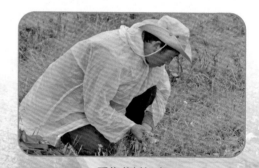

采集药材标本

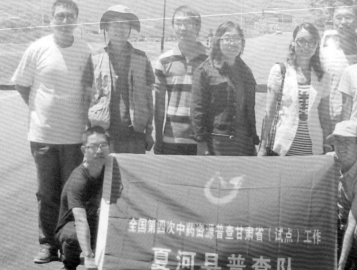

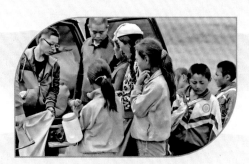

与藏族同胞交流

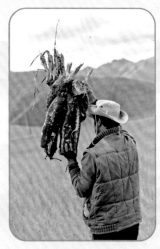

山莨菪（根）
Anisodus tanguticus（Maxim.）Pascher

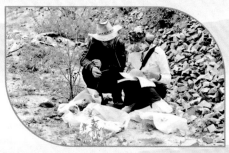

记录标本信息

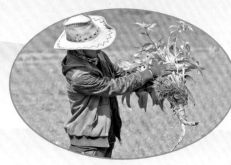

黄管秦艽
Gentiana officinalis Harry

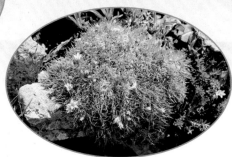

甘肃雪灵芝
Arenaria kansuensis Maxim.

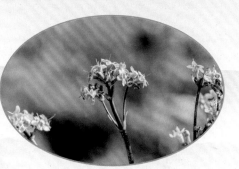

甘松
Nardostachys chinensis Bat.

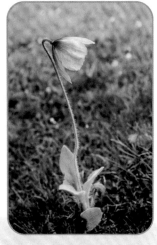

五脉绿绒蒿
Meconopsis quintuplinervia Regel

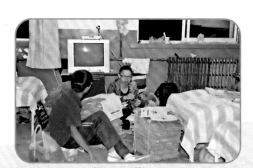

整理标本

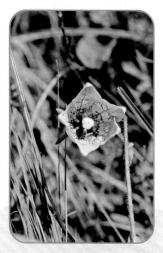

脉花党参
Codonopsis nervosa（Chipp）Nannf.

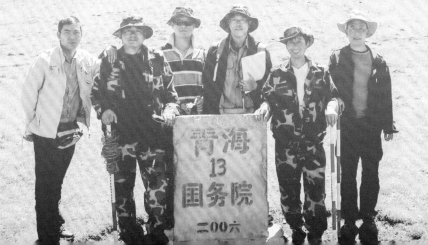

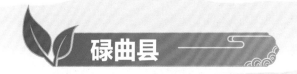

碌曲县

碌曲县普查工作2012年启动，由西北师范大学陈学林担任普查队队长。

碌曲县位于甘肃省西南部，青藏高原东部边缘，境内峰峦叠嶂，河谷相间，山川错交；属高寒湿润性气候，高寒、湿润。被誉为"东方小瑞士"和中国"魅力名镇"的郎木寺，因寺院郎木寺而得名；碌曲是河曲马、阿万仓牦牛、欧拉羊和河曲藏獒四大优良畜种的产地。

境内植被种类组成以适应高寒半湿润气候的草本和灌木为主，主要有莎草科、禾本科、蓼科、菊科、毛茛科等。野生中药材主要有冬虫夏草、问荆、小大黄、掌叶大黄、甘肃雪灵芝、红花绿绒蒿等；栽培药材主要有掌叶大黄、黄芪、当归等。

普查到野生药用植物328种，其中有蕴藏量的45种；栽培中药材12种，其中主流栽培4种，中药材栽培面积789亩；企业1家。走访名老中医5人，收集单（复）方36份。新记录种2个。

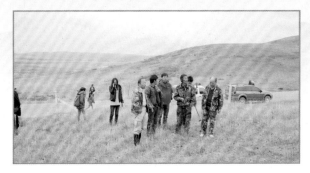

与尕海则岔自然保护区商洽普查事宜

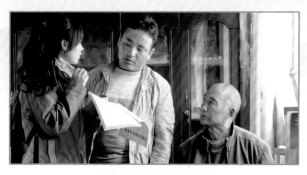

走访资深藏医旦正甲

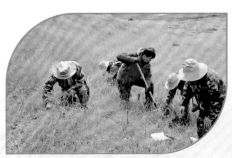

采挖药材

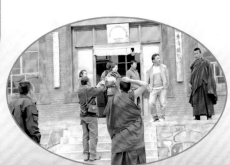

走访西仓寺藏医院

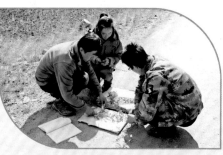

压制标本

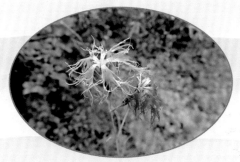

瞿麦
Dianthus superbus L.

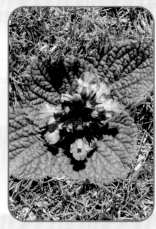

独一味
Lamiophlomis rotata（Benth.）Kudo

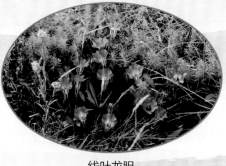

线叶龙胆
Gentiana farreri Balf. f.

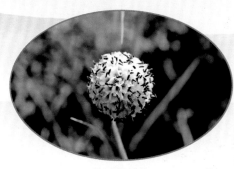

匙叶翼首花
Pterocephalus hookeri（C. B. Clarke）Hock.

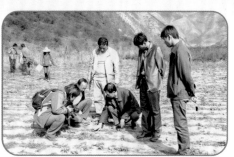

走访碌曲羌活种植基地

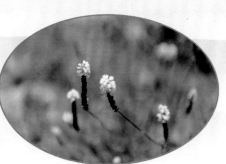

珠芽蓼
Polygonum viviparum L.

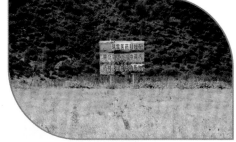

碌曲柴胡种植基地

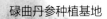

碌曲丹参种植基地

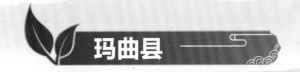

玛曲县

玛曲县普查工作2015年启动，由西北师范大学陈学林担任普查队队长。

玛曲县位于青藏高原东端，甘南藏族自治州西南部，地处甘青川三省结合部，境内巅嵘峨起伏，重峦峭拔，沟壑纵横，河流湍急；属高原大陆性高寒湿润区，高寒多风雨（雪）。"天下黄河第一弯""世界最大最美湿地草场""格萨尔发祥地""中国赛马之乡""藏民歌弹唱故里"等享誉海内外，素有"中华水塔""地球之肾"和"天然蓄水池"的美称。

玛境内自然植被类型有草原、灌丛、沼泽、草甸，主要有百合科、报春花科、唇形科、豆科、菊科、柳叶菜科、龙胆科等。野生中药材有大黄、展毛翠雀、川赤芍、乌头、金露梅、狼毒、羌活、独一味、甘松、甘肃贝母、手参等；玛曲县是纯牧区县域，无栽培药材。

普查到野生药用植物390种，其中有蕴藏量的35种；调查到中药材企业4家。走访名老中医13人，收集单（复）方29份。

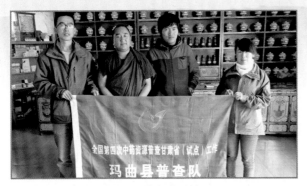

走访玛曲县藏医院

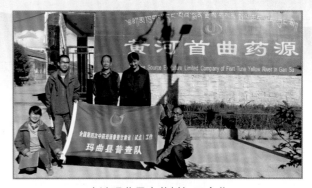

走访玛曲县中药材加工企业

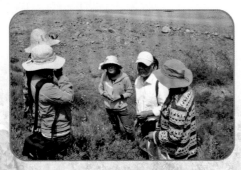

专家讲解药用植物鉴别知识

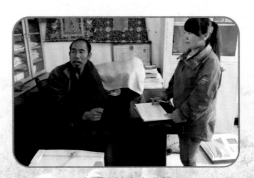

走访当地有名藏医

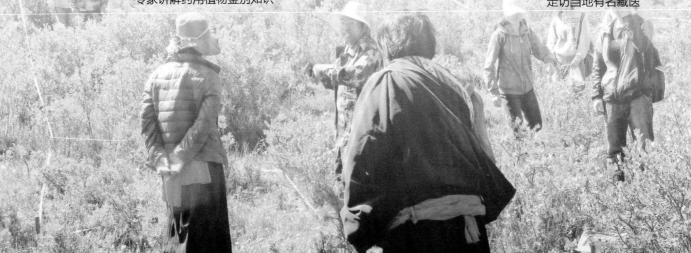

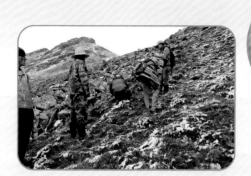

样地调查

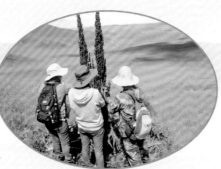

收集种子

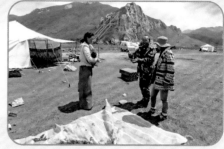

向药农了解羌活分布情况

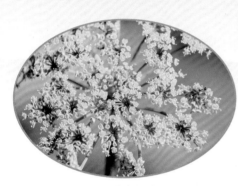

羌活
Notopterygium incisum Ting ex H. T. Chang

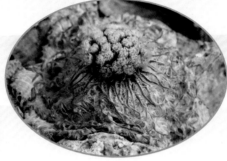

水母雪兔子
Saussurea medusa Maxim.

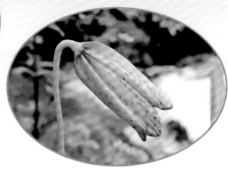

甘肃贝母
Fritillaria przewalskii Maxim. ex Batal.

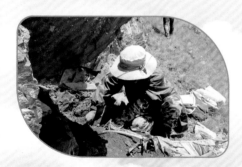

采挖药材

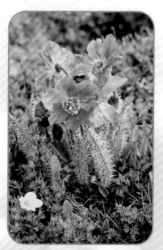

多刺绿绒蒿
Meconopsis horridula Hook. f. et Thoms.

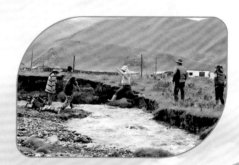

跨过溪流去样地

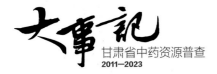

大事记 甘肃省中药资源普查
2011—2023

2011年 ●

　　8月24日，甘肃省中药资源普查技术负责人晋玲教授和甘肃省中药资源普查办公室（以下简称省普查办）工作人员林丽赴安徽大别山白马尖霍山参加第四次全国中药资源普查试点工作培训会，此次会上称所有参与普查工作人员为"伙计"。

2012年 ●

　　2月3日，甘肃省人民政府决定成立甘肃省中药资源普查试点工作领导小组，将甘肃省中药资源普查试点工作纳入《2012年甘肃省中医药工作要点》。

　　3月5日，在甘肃中医学院召开第四次全国中药资源普查任务协调和动员工作会，针对甘肃省中药资源普查试点工作技术负责人任务分解做了详细说明。

　　3月9日，甘肃省卫生厅向各试点县印发了《关于开展全省中药资源普查试点工作的通知》。

　　3月13日，国家中医药管理局在北京市医药教育培训中心举办中药资源普查技术骨干培训班（第一期），对"中药资源普查信息管理系统"和"野外调查数据采集软件"使用方法进行了培训。

　　4月12日，成立甘肃省中药资源普查试点工作专家委员会。

　　4月13日至16日，在兰州举办第四次全国中药资源普查甘肃省试点工作培训会。

　　4月15日，确定2012年中医药行业科研专项"我国代表性区域特色中药资源保护利用"项目（甘肃省第一批）18个试点县技术负责人。

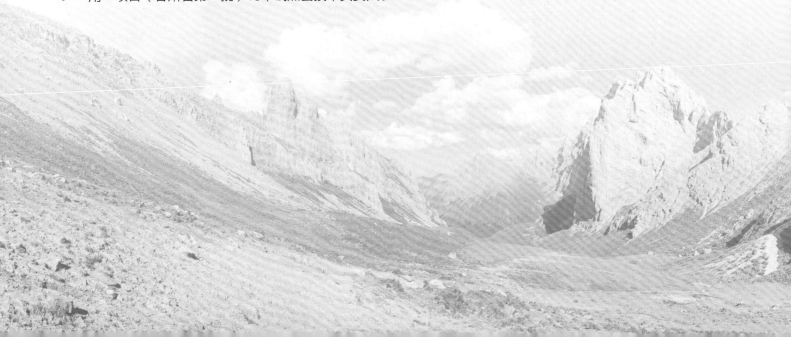

5月11日，甘肃省中药资源普查核心工作人员参加全国中药资源普查技术骨干集中培训。

6月2日，在兰州召开2012年中医药行业科研专项"我国代表性区域特色中药资源保护利用"项目（甘肃省第一批）甘肃省工作启动会。

6月8日，省普查办编制了第四次全国中药资源普查甘肃省（试点）工作办公室工作制度、人员待遇及出差规定相关制度。

8月20日，国家中医药管理局科技司副司长、第四次全国中药资源普查试点工作专家指导组组长黄璐琦到甘肃省陇南市对成县、徽县普查队现场督查指导。

9月22日，在兰州召开2012年中医药行业科研专项"我国代表性区域特色中药资源保护利用"项目（甘肃省第一批）甘肃省工作中期汇报会。

2013年

3月1日，甘肃省中药资源普查试点工作各试点县开展早春采集和踏查工作。

3月23日，在兰州召开2012年中医药部门公共卫生专项"国家基本药物所需中药原料资源调查和监测项目"（甘肃省第二批）甘肃省县级实施方案审定会。

3月28日，在兰州召开国家基本药物所需中药材种子种苗繁育基地建设甘肃省项目启动会。

5月23日，甘肃省卫生健康委员会组织召开2012年中医药部门公共卫生专项"国家基本药物所需中药原料资源调查和监测项目"（甘肃省第二批）甘肃普查工作启动会议。

6月9日，在陇南召开2012年中医药部门公共卫生专项"国家基本药物所需中药原料资源调查和监测项目"（甘肃省第二批）甘肃省工作推进会。

10月21日，在庆阳召开2012年中医药部门公共卫生专项"国家基本药物所需中药原料资源调查和监测项目"（甘肃省第二批）甘肃省工作推进暨中期汇报会。

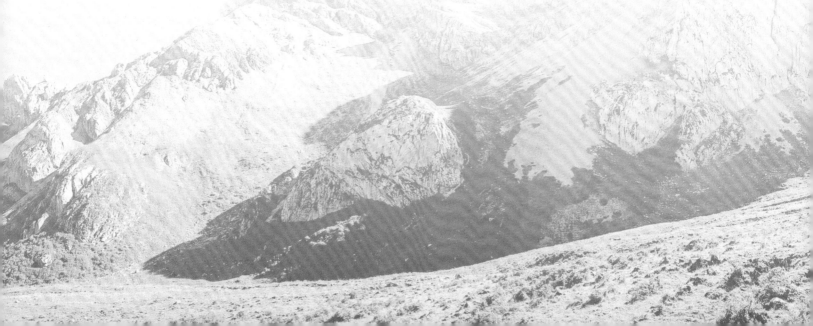

2014年

1月11日，在兰州召开甘肃省2013年中药资源普查工作年终总结大会。

3月2日，确定康县、迭部县为第四次全国中药资源普查甘肃省2014年普查县。

4月2日至3日，甘肃省督察组专家朱俊儒主任药师到平凉高等专科学校检查庄浪县普查队内业整理工作。

6月9日，第四次全国中药资源普查甘肃省（试点）工作动态监测站——陇西站正式运行。

8月17日至20日，国家中医药管理局规划财务司长武东副司长、第四次全国中药资源普查试点专家组组长黄璐琦研究员一行五人来甘肃开展督导，对我省中药资源普查收集到的数据、标本和甘草、苦豆子种子种苗生产基地进行考察。

11月7日至15日，在甘肃中医学院举办数据校验员集中培训，采取现场实机操作，人人上机考核。

11月17日至21日，甘肃省中药资源普查验收专家组对甘肃省第一批普查县上交的实物标本进行验收，对存在的问题进行总结梳理和反馈。

11月29日，甘肃省中医药管理局在甘肃中医学院组织召开第四次全国中药资源普查甘肃省试点工作验收部署会议，对甘肃省第一批普查县验收和第二批普查县上交实物的时间节点做了具体要求。

12月6日，甘肃省中药资源普查成果编辑委员会正式成立，并部署相关编写任务。

2015年

1月21日，在兰州召开2014年中医药部门公共卫生服务补助资金项目"中药原料质量监测体系建设项目"（甘肃省第三批）甘肃省普查县技术负责人分工会议。

3月12日，在兰州召开2014年中医药部门公共卫生服务补助资金项目"中药原料质量监测体系建设项目"（甘肃省第三批）甘肃省县级实施方案审定会议。

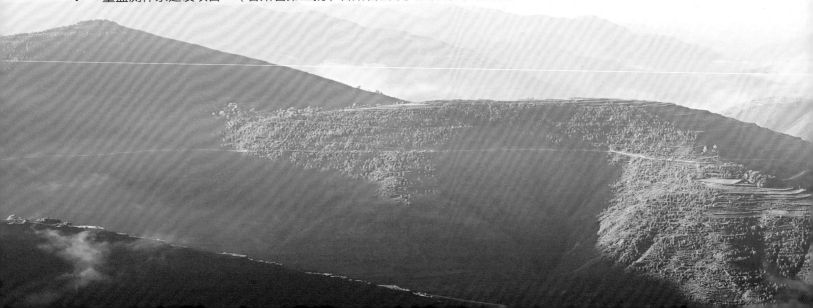

4月18日，召开《全国中药资源普查试点工作验收标准》征求意见及普查验收工作部署会议。

5月20日，甘肃省中药资源普查试点工作领导小组研究决定，对甘肃省中药资源普查试点工作专家指导委员会成员进行调整，会上委员们对甘肃省后期普查工作及成果整理提出了建设性意见和建议。

5月29日，根据《教育部关于同意甘肃中医学院更名为甘肃中医药大学的函》（教发函〔2015〕79号），省政府决定，即日起在甘肃中医学院基础上组建甘肃中医药大学，撤销甘肃中医学院建制。

6月12日至14日，在甘南迭部召开2014年中医药部门公共卫生服务补助资金项目"中药原料质量监测体系建设项目"（甘肃省第三批）甘肃省普查县技术负责人野外培训和普查队阶段性工作汇报会议，对数据库填报、样方调查、技术规范知识问答等进行全面培训。

9月11日，在兰州召开2014年中医药部门公共卫生服务补助资金项目"中药原料质量监测体系建设项目"（甘肃省第三批）甘肃省普查县野外工作中期汇报会议。

2016年

1月15日，在兰州召开2014年中医药部门公共卫生服务补助资金项目"中药原料质量监测体系建设项目"（甘肃省第三批）甘肃省普查县年终汇报会议。

2月29日，省普查办崔治家、马晓辉带领甘肃第一批普查队赴北京大兴整理普查实物（腊叶标本、药材、种质）和数据入库。

3月7日，甘肃省中药原料质量监测技术服务中心主任晋玲教授一行赴浙江丽水参加省级中药原料质量监测技术服务中心及监测站建设运行交流会。

4月18日，省普查办数据管理人员崔治家、刘立赴北京参加中药资源普查数据核查系统、全国中药资源成果展示平台公测讨论会。

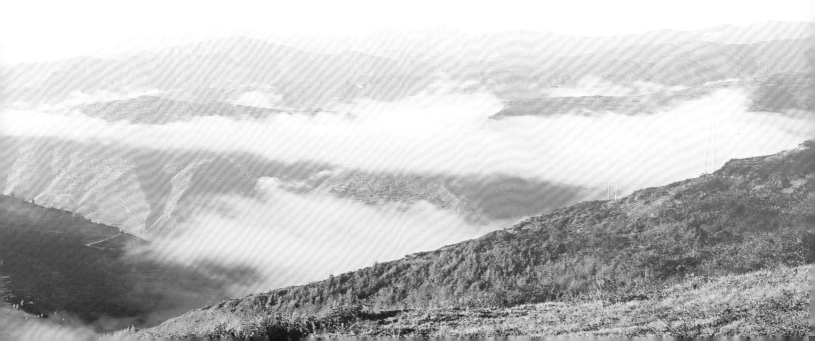

8月11日，省普查技术负责人晋玲教授带领甘肃中医药大学普查"伙计"赴西安参加首届中药资源大会。

10月，甘肃省普查办公室组织专家对甘肃省第二批20个普查市、县（区）实物进行预验收。

10月14日，国家中医药管理局科技司中医处处长王思成、第四次全国中药资源普查办公室副主任张小波一行四人来兰州督导甘肃省第三批普查市、县（区）工作进展。

11月28日，第四次全国中药资源普查甘肃省第一批普查（试点）县（区）省级验收会在甘肃张掖召开，甘肃省第一批（试点）县技术负责人做了验收汇报，第二批、第三批（试点）市、县（区）技术负责人做了项目阶段性进展汇报。

2017年

4月7日，在甘肃中医药大学召开"甘肃省生产适宜技术系列丛书"编写工作会议，会上确定了甘肃省编写生产适宜技术的中药材种类，分配了编写任务。

6月9日，在兰州召开甘肃省第一批普查县（区）国家验收意见反馈会，会上反馈了国家对甘肃省第一批普查（试点）县（区）验收意见，安排部署了第二批、第三批普查（试点）市、县（区）的验收工作。

7月15日，省普查办崔治家、刘立参加《全国中药资源普查技术规范》修订会议，国家普查办征集了各省的修订意见。

7月17日，省普查办工作人员刘立在北京参加《中国中药资源大典·中国中药资源调查史》编研工作会，会上审阅、讨论了各章节的部分书稿，提出编写要求，统一了书稿体例，根据会议共识，增加和调整了相关章节的顺序和内容。

11月3日，重庆市中药资源普查办公室负责人瞿显友教授来甘肃中医药大学交流中药资源普查工作，就各自的普查工作经验进行了深入交流。

11月10日，在兰州召开2017年中医药公共卫生服务补助专项"全国中药资源普查项目"（甘肃省第四批）普查县（区）县级实施方案审核会议。

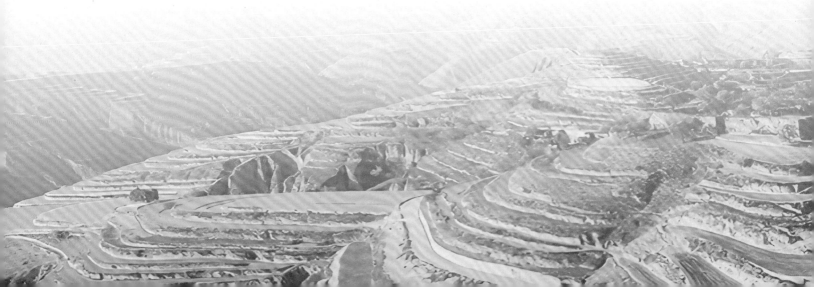

12月28日，在北京参加2012年中医药部门公共卫生专项"国家基本药物所需中药原料资源调查和监测项目"甘肃省普查项目验收会，甘肃省第二批普查市、县（区）顺利通过验收。

2018年

1月25日，甘肃省第二批20个普查市、县（区）普查工作验收会议在兰州召开，会上第四次全国中药资源普查专家组肯定了甘肃省取得的成果，指出了存在的问题并提出了开展后续工作的重要建议。

4月2日，2018年中医药公共卫生服务补助专项"全国中药资源普查项目"（甘肃省第五批）普查市、县（区）普查工作视频启动会在甘肃省卫生计生委召开，对2018年普查工作做了安排部署。

4月2日下午，甘肃省第四批普查县（区）中药资源普查工作开工会在兰州召开，会上各队围绕实施方案完善情况、与县上的对接情况及工作计划做了汇报，会议强调与县上做好对接、熟悉方案和做好中药资源普查宣传工作的重要性。

4月21日，甘肃省第四批普查县（区）人员技术培训会在天水召开，项目负责人郑贵森总结了甘肃普查工作开展以来存在的问题，对甘肃省普查工作提出了新的要求，对普查各环节进行了全面培训，并分组进行了野外实地演练和无人机野外操作培训。

7月25日，甘肃省第三批普查（试点）市、县（区）第一次省级验收会议在兰州召开，通过实物验收的6位技术负责人做了现场汇报，专家组要求进一步凝练标志性成果，进一步完善验收材料。

9月26日，甘肃省第四批县（区）普查工作进展汇报会议在兰州召开，各队汇报了目前的工作，会议要求加快工作进度争取年底验收，配合省普查办尽快梳理成果。

11月23日，甘肃省第三批普查（试点）市、县（区）第二次省级验收会议在兰州召开，6个市、县（区）顺利通过验收，会议要求各队认真修改文字材料，为县域做好发展规划，把握好效率和效果。

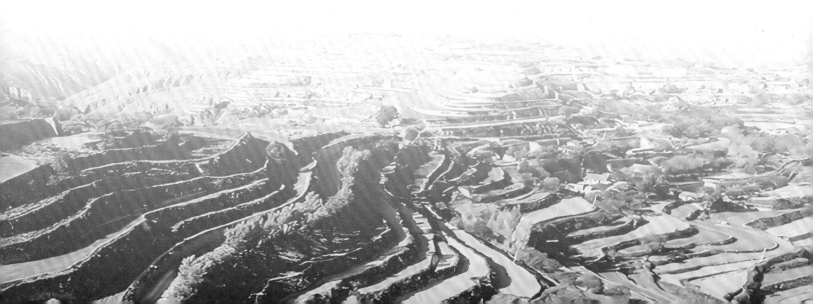

2019年

4月13日，甘肃省第五批普查市、县（区）县级实施方案审定会议在兰州召开，各队分别汇报了项目实施方案、工作计划，会议要求各县域和专项做好调查工作，将甘肃省中药资源普查补充完整，严格按照时间节点和工作安排完成任务。

6月11日，甘肃省第五批普查市、县（区）人员技术培训会在成县召开，对新承担任务的技术负责人围绕单品种调查方案、植物标本采集和制作、中药区划进行了培训。

10月10日，国家中医药管理局第四次全国中药资源普查调研督导专家组南京中医药大学段金廒教授一行四人来甘肃省督导普查工作，督导专家组肯定了甘肃省普查工作开展以来获得的成果，深度挖掘数据、成果，做出有创新、服务于社会的成果。

11月8日，甘肃省第四批市、县（区）普查工作省级验收会议在兰州召开，12个市、县（区）全部通过专家组验收。

2020年

1月11日，甘肃省第五批市、县（区）普查工作进展汇报会议在兰州召开，会议要求各技术负责人抓紧梳理成果，按时间节点高质量完成任务。

1月14日，第四次全国中药资源普查2015—2017年试点作验收会在北京召开，甘肃省第四批普查试点市、县（区）顺利通过验收。

7月16日，2020年第四次全国中药资源普查技术负责人研讨会在咸阳召开，会议对普查工作数据库、样地、经费、资源生态保护、专业人员调度、工作延续性、考核评价标准、传统知识整理、扶贫工作对接、成果整理等方面达成统一认识。

11月29日，甘肃省第五批市、县（区）普查工作验收会议在兰州召开，25个普查市、县（区）顺利通过验收。

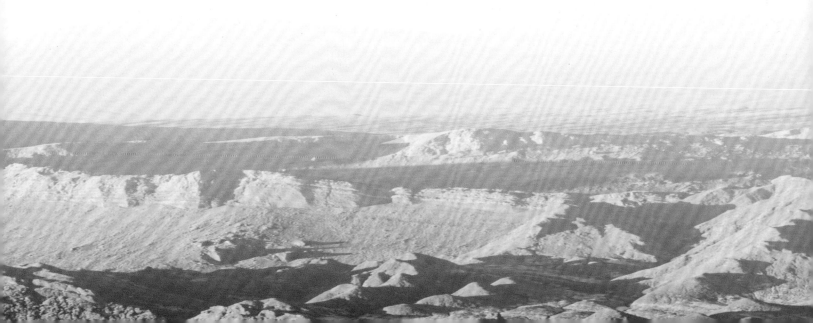

2021年

6月11日，第四次全国中药资源普查项目甘肃省成果梳理研讨会议在兰州召开，会议要求，按照国家要求高质量完成《中国中药资源大典·甘肃卷》，专家团队继续精诚合作，高质量产出我省中药资源普查的系列成果。

7月5日，2021年第四次全国中药资源普查技术负责人研讨会在合肥召开，本次大会明确了中药资源普查进入收官阶段。

2022年

1月13日，2017、2018年甘肃省中药资源普查专项工作暨成果梳理研讨会在兰州召开，会议指示各单位总结经验、教训，凝练成果，突显特色，深度挖掘成果；培养、固化人才；认真规划制定药材标准，将资源优势变成经济优势。

9月25日，2022年中药资源普查工作验收及普查工作总结会议因疫情影响在线上召开，会议要求各省、市尽快成果清单、证明材料，补充完善数据、实物和有关验收报告等材料，及时提交第四次全国中药资源普查甘肃省（区、市）工作总结报告（2011—2022年）。

9月29日，第四次全国中药资源普查甘肃省成果展示馆揭牌仪式在甘肃中医药大学五里铺校区举行。

2023年

2月12日，甘肃省中药资源普查试点工作领导小组办公室副主任郑贵森一行五人赴安徽六安参加第四次全国中药资源普查总结汇报会。

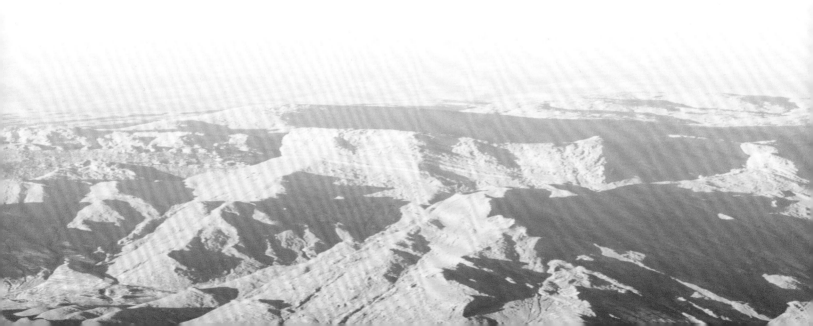

热情洋溢 "我们采撷健康" 王国强词

责任使命。 （一） 卞留念曲

$\underline{3 \cdot 4 \mid 5 \ 3 \cdot 1 \ 6 \cdots \mid 5 \cdots \mid 6 \ 4 \ 7 \mid 1 \cdot 6 \ 5 \cdot 1}$

古老 神奇的东 方， 百草生长的天堂

寻访 神秘的山 川， 采撷中医药宝藏

$5 \cdots \mid 6 \cdot 5 \mid 3 \ 5 \cdot 1 \ 2 \cdots \mid 6 \cdots \mid 5 \ 4 \mid 2 \ 6 \ 5 \mid$

山川 蕴藏灵 气， 大地赋予神奇

百草 葱茏的山 川， 先人走过的地

$3 \cdots \ 3 \cdots \mid 2 \cdots \mid 2 \ 2 \ 3 \mid 5 \ 3 \mid 6 \cdots \mid 2 \ 1 \ 3 \ 7 \ 6 \mid$

堂， 悬壶济生的圣 贤， 古贤传授的良

方， 春风吹落千秋雨， 朗朗笑看花正

$6 \cdots \mid 6 \cdots \mid 6 \cdot 7 \mid 6 \ 5 \ 3 \mid 2 \ 3 \mid 6 \cdots \mid 5 \ 6 \mid 2 \ 2 \mid$

方， 寒热温凉调阴阳 但愿苍生得安

香， 神农百方圆一 梦 但使天下永安

1=3

$1 \cdots \mid \cdots \| \underline{\cdots} \ \underline{\cdots} \| \ 3 \cdot 5 \mid 2 \ 2 \ 1 \mid 5 \cdots \ 5 \cdots \mid$

康。 踏遍万水千山

康。

$5 \ 3 \mid 6 \ 3 \ 6 \mid 5 \cdots \ 5 \cdots \mid 5 \cdot 6 \mid 2 \ 2 \mid$

我们采撷健康。 走过每一方

"秋心采摘健康"

6· —ʸ6·· | 6̇5̇6 | (二) ̇6̇ ̇ ̇1 2̇· —ʸ2̇· —1 3 —5 |
他 我们 播种希望 唱遍

2̇ 2̇· | 3̇· —ʸ6̇·· | 2̇ —5 | 2̇ 2̇· | 6· —ʸ6·· |
天下南北. 我们 采摘健康.

2̇· 0 | 1̇ 5̇ 0 | 6̇ 6̇ 5 | 3 — — | 5 5 6̇· |
沉得 丰华 三晃 心. 舒倓杏林

2̇ — 6̇· | 6̇·· —ʸ6̇·· || coda 6̇· 0 | 6̇ 5 0 |
吏芳芳. 沉得 丰华.

6̇ 6̇ 5 | 3 — — | 5 5 6̇· | 2̇· —ʸ6̇·· —ʸ
三晃 心. 舒倓杏林 吏

3̇· 0 0 | 6· · 0 0 | 6̇·· —ʸ6̇·· —ʸ6̇·· —ʸ6̇·· —ʸ6̇··· ||
芳芳.

2012·5·19
山子 临洛

后 记

　　第四次全国中药资源普查工作的开展，为甘肃省中药资源的全面调查研究搭建了信息化、数字化时代的崭新平台，是对甘肃中药资源进行系统梳理的一次历史性总结，也是新一代甘肃中药人开启未来的序幕。从黄河之滨到白龙江畔，从太子山下到瓜州戈壁，处处都有新一代甘肃中药人的足迹；从课堂、实验室、图书馆，到深山老林、田间地头、种植园区，都有新一代甘肃中药人在辛勤耕耘。让我们回顾历史，总结经验，展望未来，奋力前行，在中华民族伟大复兴的道路上，共同努力奋斗，创造甘肃中医药一个更加辉煌的未来。

编者

2024年7月1日